腕和手运动损伤影像诊断

主　编　白荣杰　殷玉明　袁慧书

副主编　杨　勇　宫丽华　潘诗农

编　者（以姓氏笔画为序）

王乃利（中国医学科学院基础医学研究所）

王金娥（北京积水潭医院）

王崧铭（北京积水潭医院）

叶　薇（北京积水潭医院）

白荣杰（北京积水潭医院）

李文婷（中国医学科学院基础医学研究所）

李亚雄（北京积水潭医院）

李新民（北京积水潭医院）

杨　勇（北京积水潭医院）

张　伟（北京积水潭医院）

张　恒（北京积水潭医院）

张慧博（首都医科大学附属北京朝阳医院）

宫丽华（北京积水潭医院）

袁慧书（北京大学第三医院）

都继成（温州市中心医院）

钱占华（北京积水潭医院）

殷玉明（美国得克萨斯州古博市放射诊断影像中心）

詹惠荔（北京积水潭医院）

潘诗农（中国医科大学附属盛京医院）

人民卫生出版社

·北　京·

图书在版编目（CIP）数据

腕和手运动损伤影像诊断/白荣杰，殷玉明，袁慧书主编. —北京：人民卫生出版社，2022.1
ISBN 978-7-117-32771-8

Ⅰ.①腕… Ⅱ.①白…②殷…③袁… Ⅲ.①腕关节-运动性疾病-关节损伤-影像诊断②手-运动性疾病-关节损伤-影像诊断 Ⅳ.①R684.704

中国版本图书馆 CIP 数据核字（2022）第 000447 号

| 人卫智网 | www.ipmph.com | 医学教育、学术、考试、健康，购书智慧智能综合服务平台 |
| 人卫官网 | www.pmph.com | 人卫官方资讯发布平台 |

腕和手运动损伤影像诊断

Wan he Shou Yundong Sunshang Yingxiang Zhenduan

主　　编：白荣杰　殷玉明　袁慧书
出版发行：人民卫生出版社（中继线 010-59780011）
地　　址：北京市朝阳区潘家园南里 19 号
邮　　编：100021
E - mail：pmph @ pmph.com
购书热线：010-59787592　010-59787584　010-65264830
印　　刷：北京盛通印刷股份有限公司
经　　销：新华书店
开　　本：787×1092　1/16　　印张：16
字　　数：399 千字
版　　次：2022 年 1 月第 1 版
印　　次：2022 年 2 月第 1 次印刷
标准书号：ISBN 978-7-117-32771-8
定　　价：128.00 元

打击盗版举报电话：010-59787491　E-mail：WQ @ pmph.com
质量问题联系电话：010-59787234　E-mail：zhiliang @ pmph.com

主 编 简 介

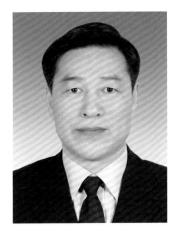

白荣杰

医学博士,主任医师,北京大学教授,博士生导师,北京积水潭医院放射科副主任。

现任中华医学会放射学分会骨关节学组委员,中国医师协会放射医师分会运动损伤专业委员会副主任委员,中国生物医学工程学会医学影像工程与技术分会常务委员,中国医学救援协会影像分会常务理事,中国医学影像整合联盟常务理事兼骨关节专业委员会副主任委员,中国医学装备协会普通放射装备专业委员会委员,中国医学装备协会磁共振应用专业委员会委员,北京市卫生健康委员会医学影像质量控制和改进中心专家组委员。《中华放射学杂志》《中国医学影像技术杂志》《临床放射学杂志》《国际医学放射学杂志》编委。

主要研究方向为骨骼与肌肉系统疾病影像学、运动医学影像学。主持国家自然科学基金4项、北京市自然科学基金3项和首都卫生发展科研专项1项。参与"十二五"国家科技支撑计划项目2项。以第一和通讯作者发表中文核心期刊及SCI论著60余篇。已授权发明专利1项,授权实用新型专利1项。主译《实用骨科影像学》《骨质疏松症影像学》第2版。副主编/参编影像学专著10余部。

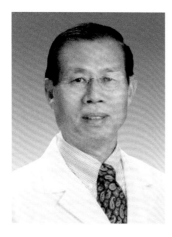

殷玉明

美国得克萨斯州古博市放射诊断影像中心 CT 与磁共振部主任。北美放射学会会员；美国放射学会会员；美国 CT、磁共振协会会员；美国骨放射学会会员；国际骨关节炎研究学会会员。*European Journal of Radiology* 骨关节部分的编辑。北京积水潭医院、南方医科大学第三附属医院、杭州师范大学附属医院客座教授。

1983 年毕业于北京医科大学。后工作于北京积水潭医院骨科。1989 年毕业于北京创伤骨科研究所，获放射病理学硕士学位。后工作于北京积水潭医院放射科。1992 年后学习、就职于美国华盛顿大学医学中心 Mallinckrodt 放射研究所。从事骨关节影像诊断方面的研究。2005 年后工作于美国得克萨斯州古博市放射诊断影像中心。

参与国家自然科学基金项目 2 项，发表骨关节影像诊断方面的 SCI 论著 60 余篇。曾与国际著名骨放射学专家 Louis A. Gilua 教授合著《手与腕关节影像学》一书。参与了著名国际手外科专家 Kirk Watson 所著《腕关节》一书的编写。主编《骨与关节损伤影像诊断学》第 2 版。主译《实用骨科影像学》，参编中英文影像学专著多部。

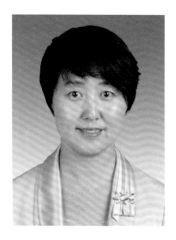

袁慧书

医学博士，主任医师，教授，博士生导师，北京大学第三医院放射科主任，疼痛科副主任。现任中华医学会放射学分会常务委员，中华医学会放射学分会骨关节学组组长，北京医学会放射学分会副主任委员。

长期从事影像医学一线临床、科研、教学与管理工作，擅长骨关节系统疾病的影像诊断、CT 介入、人工智能。作为第一和通讯作者在 *European Radiology*、*Journal of Magnetic Resonance Imaging* 等 SCI 收录期刊发表文章 30 余篇，发表国内核心期刊文章百余篇，研究结果得到了业界的肯定。承担国家自然科学基金项目、北京市首都医学发展科研基金等多项科研课题。两次获得教育部科学技术进步奖二等奖。担任《中华放射学杂志》编委、《中国医学影像技术杂志》常务编委、《临床放射学杂志》骨肌栏目主编、《中国 CT 和 MRI 杂志》常务编委、《实用放射学杂志》编委、《磁共振成像杂志》编委。主编及参编多部骨肌系统影像学著作。

副主编简介

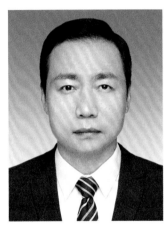

杨　勇

医学博士,北京积水潭医院手外科主任医师,北京大学副教授。现任北京医学会手外科学分会青年委员会副主任委员,中华医学会手外科学分会秘书,中国医师协会显微外科医师分会北京积水潭医院显微外科培训中心教学主任,国际腕关节研究学组(IWIW)正式会员,亚太腕关节学会(APWA)正式会员等。

教学方面主要负责全国骨科进修班和手外科专科进修班学员的显微外科培训工作。主编《手外科临床思路及手术图解》,担任副主译或参编医学专著 10 部,发表中、英文论著 35 篇。主持国家级和省部级科研项目 7 项,其中智能仿生手和外骨骼的相关研究获得国家自然科学基金、国家重点研发计划"智能机器人"重点专项和军科委基础加强计划重点基础研究项目支持。

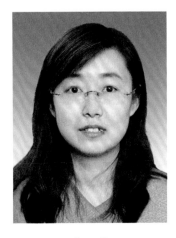

宫丽华

医学博士,北京积水潭医院病理科副主任医师。2003 年于华中科技大学同济医学院获硕士学位,2006 年于北京大学医学部获博士学位。《中华病理学杂志》及 *Histology and Histopathology* 审稿专家,北京医学会病理学分会委员,北京医师协会病理医师分会青年委员,北京肿瘤病理精准诊断研究会常务委员。参与国家自然科学基金和北京市自然科学基金等多项科研项目。以第一作者在国内核心期刊和国外专业学术期刊发表论文 40 余篇,其中 SCI 收录 3 篇。主要研究领域:骨巨细胞瘤恶性转化及治疗后改变;成骨性肿瘤及转移性骨肿瘤;骨与关节相关的淋巴造血系统肿瘤;具有代谢性表现的骨肿瘤或骨病;置换关节翻修术后组织形态学的综合分析。

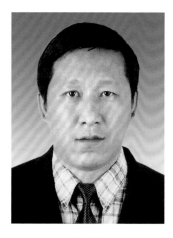

潘诗农

中国医科大学附属盛京医院放射科教授,主任医师,博士生/博士后导师。

曾任中华医学会放射学分会骨关节学组副组长。现任中华医学会放射学分会骨关节学组委员,中国解剖学会运动解剖学分会常务委员。辽宁省医学会骨质疏松与骨矿盐疾病学分会常务委员,沈阳市运动医学会副主任委员,中国医学会医疗事故技术鉴定专家库成员,《中华放射学杂志》《磁共振成像杂志》编委,RSNA 会员,CMJ、Radiology of Infectious Diseases 评论员。

主要研究方向:骨肌系统影像学、运动医学、神经影像。主持/承担国家科技部课题、国家自然科学基金、辽宁省级课题共计 8 项,并担任国家自然科学基金委员会一审、二审专家,发表 SCI 文章、中文核心期刊 100 余篇,担任人民卫生出版社、科学出版社书籍主编、副主编书籍 8 部,获辽宁省科技奖项 3 项。教学工作:中国医科大学医学影像系骨肌专业主讲教师,率先在国内影像专业开展"翻转课堂教学",并发表教学 SCI 论文、核心杂志文章 3 篇。

前　　言

　　腕和手解剖结构复杂精细,其功能的复杂性和稳定性的发挥是以精细解剖结构为基础的。腕和手损伤在临床上常见,且以肌腱韧带及其支持结构损伤最常见,这些损伤导致腕和手不同程度的疼痛、关节不稳定和功能障碍。而早期肌腱韧带损伤常难以发现而延误诊断和治疗,严重影响患者的功能恢复,导致生活质量下降。因此,如何早期发现、精准诊断和治疗是影像诊断和外科治疗亟待解决的医学难题。而正确全面掌握腕和手指精细解剖结构,明确损伤的影像学表现和发生机制,对损伤的早期诊断、治疗和功能恢复至关重要。因此,熟悉腕和手的精细解剖结构和损伤的影像学表现,对影像诊断、外科治疗和术后追踪随访具有重要的临床应用价值。

　　关于腕和手运动损伤方面的影像诊断学专著,国内外相关书籍较少。本书详细介绍了腕和手的正常断层解剖和影像解剖、影像检查技术及常见损伤和治疗后的影像学表现,旨在帮助影像科医师和骨科医师熟悉掌握腕和手精细解剖结构及损伤的影像学表现,为临床早期诊断和精准治疗提供有价值的影像学依据,同时帮助临床医生了解各种影像学检查的适应证,选择最恰当的影像学检查方法,并加深对腕和手解剖及损伤影像表现的认识。

　　本书的特点是:①解剖方面除了介绍正常影像解剖,还增加了新鲜标本的断层解剖与磁共振影像对照;②影像诊断方面除了介绍损伤的影像学表现,还增加了损伤术后或治疗后随访的影像学表现;③增加了临床诊断、治疗和预后的介绍,以满足临床和影像诊断医生的不同需求。

　　全书从解剖结构入手,介绍各种损伤首选的影像检查方法及成像技术,最后重点介绍损伤的影像表现,内容全面且结构清晰。本书在介绍理论知识的同时,配有清晰的图像,并以高分辨磁共振图像为主,同时配有相关解剖示意图,更易于理解和记忆。所有图像的解剖结构和病变部位,都用不同的符号加以标注,便于读者理解解剖、病变和影像学表现的相关性,方便在临床工作中进行查阅对照,加深对影像学表现的认识,减少漏诊和误诊,进一步提高腕和手损伤的早期诊断和治疗水平,为腕和手损伤的诊断和治疗提供了一部实用的影像诊断工具书。

　　我们相信这本图文并茂的专著,必将成为医学生、放射科医生、骨科医生和运动医学医生等临床医师的良师益友,对其他专业的医生和医学生,也是一本实用的参考书。

　　本书在编写过程中,各位编者及相关同道提出了许多宝贵的意见和建议,并提供了典型的病例和图像。詹惠荔和钱占华医生在查阅文献、病例采集、书稿撰写及图像编辑制作等方面做了大量工作。此外,夏伟工程师为本书断层解剖标本进行了精心细致的摄影和图像编辑制作,柳锐设计师为本书解剖线图进行了详细地绘图和美术编辑,正是编者们精益求精的工作作风和严谨科学的治学态度,才使得本书顺利完成。值此专著出版之际,谨向本书所有编者、参与和支持本书编写的所有人员表示衷心的感谢!

　　由于经验和水平有限,有些内容可能不及临床和影像诊断学的发展,纰漏之处在所难免,敬请读者批评指正,以使这本专著不断完善。

白荣杰

2021 年 9 月

目 录

第一篇　腕关节运动损伤

腕关节功能的灵活性和完整性是建立在其精细复杂的解剖基础上的,因此,研究腕关节的解剖结构是损伤的诊断和鉴别诊断,以及明确损伤机制的基础。腕关节的损伤在临床上常见,包括创伤性和过度使用性损伤,可累及骨性结构、韧带、肌腱和神经血管,这些损伤均会导致腕部不同程度的疼痛、关节不稳定,甚至腕部畸形和功能障碍,严重影响患者的生活质量。而对正常解剖结构的认识不足,常常会导致误诊,对损伤的影像表现认识不足则会导致漏诊,从而延误治疗。因此,熟悉腕关节正常解剖结构及损伤和修复的影像学特点,能够早期、准确诊断腕部结构的损伤,从而为临床治疗提供精准科学的影像学依据,不断提高患者的生活质量。

第一章　解剖与影像检查方法

第一节　腕关节解剖

腕关节的解剖结构精细复杂并常有变异,会对损伤的诊断造成一定困难,因此熟练掌握腕关节解剖是影像学正确诊断腕关节损伤、临床选择恰当治疗方案的基础。腕关节包括骨性结构(尺、桡骨远端、腕骨、掌骨)、韧带、三角纤维软骨复合体、肌肉肌腱以及相关的神经血管结构等。

一、骨性结构

腕关节的骨性结构由尺、桡骨远端、8 块腕骨及 5 块掌骨的基底部组成(图 1-1-1-1~图 1-1-1-4),包括远端桡尺关节、桡腕关节、腕中关节、腕骨间关节及腕掌关节。远端桡尺关节,即下尺桡关节,由尺骨远端及桡骨远端乙状切迹组成。桡腕关节由桡骨远端及尺骨远端与近排腕骨,包括舟骨、月骨、三角骨形成关节。桡骨远端有两个关节窝,分别与舟骨及月骨直接相关节;尺骨头与月骨和三角骨通过三角纤维软骨复合体分隔而间接形成关节。此外,豌豆骨在腕部前方与三角骨构成一个滑膜关节,即豆三角关节。远排腕骨,包括大、小多角骨、头状骨及钩骨,与近排腕骨形成腕中关节,其远端与 5 块掌骨的基底部构成腕掌关节。此外,相邻的腕骨之间构成腕骨间关节。

(一)平片

腕关节 X 线片见图 1-1-1-1。

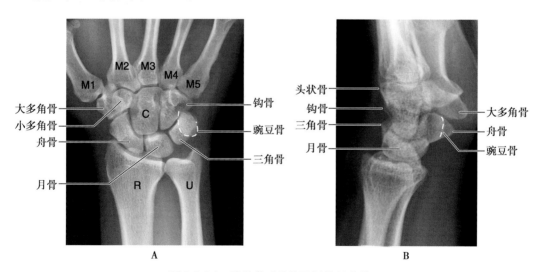

图 1-1-1-1　腕关节后前位及侧位 X 线片

M1,第 1 掌骨;M2,第 2 掌骨;M3,第 3 掌骨;M4,第 4 掌骨;M5,第 5 掌骨;C,头状骨;R,桡骨;U,尺骨

（二）CT

1. 横轴位见图 1-1-1-2。

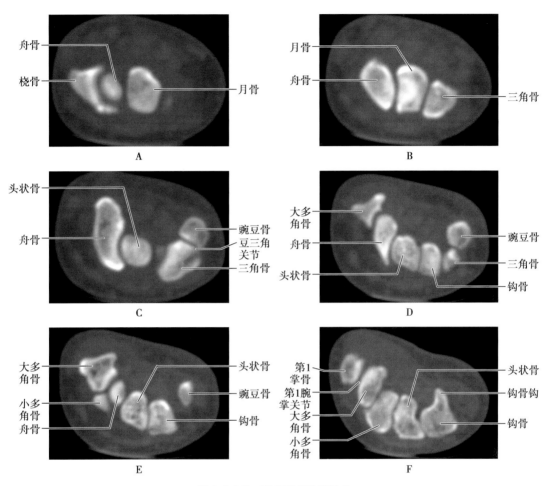

图 1-1-1-2　腕关节 CT 横轴位

2. 冠状位见图 1-1-1-3。

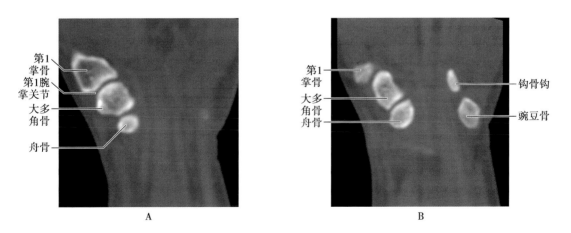

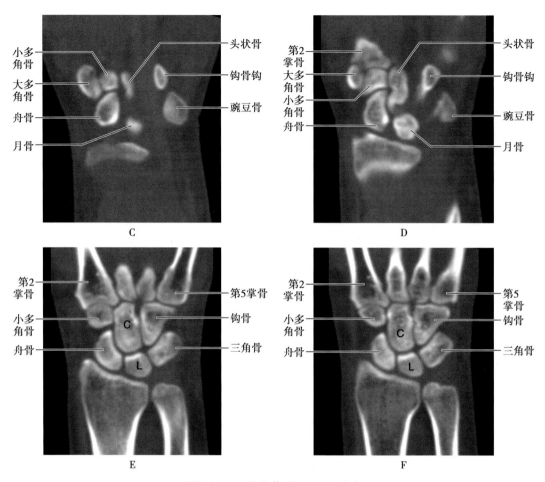

图 1-1-1-3　腕关节 CT 冠状位重建

C,头状骨;L,月骨

3. 矢状位见图 1-1-1-4。

舟骨是近排腕骨中最大的腕骨,是近排腕骨与远排腕骨之间重要的生物力学连接,由近极、腰部及远极组成。舟骨主要由桡动脉分支进入远极逆行供血,而近极完全依靠髓内动脉

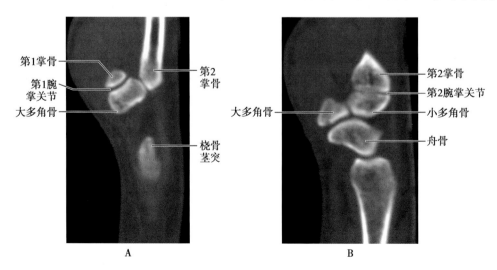

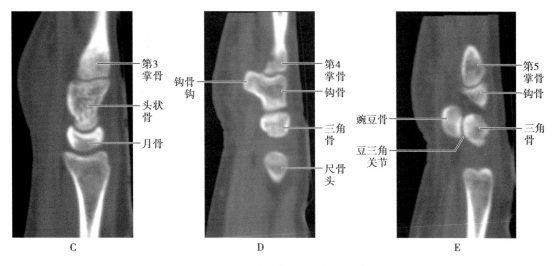

图 1-1-1-4　腕关节 CT 矢状位重建

供血,这种特殊的逆行供血系统使得舟骨骨折后容易发生不愈合以及近极的缺血坏死。月骨近端与桡骨相关节,桡侧及尺侧分别与舟骨及三角骨形成关节,月骨的远端关节面存在解剖变异,可分为两种类型(图 1-1-1-5):1 型月骨远端只与头状骨之间形成关节,而 2 型月骨远端除与头状骨形成关节外,尚存在一个比较小的关节面与钩骨形成关节。在一项尸体研究中,65% 的研究对象可见 2 型月骨,且 2 型月骨具有较高概率会发生钩骨近端软骨下的骨质改变,并引起腕关节尺侧疼痛。

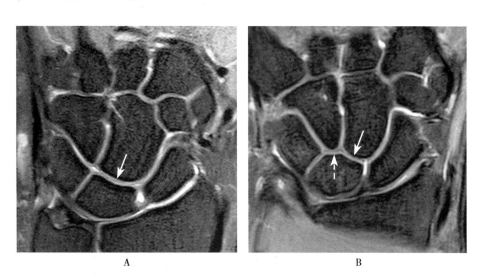

图 1-1-1-5　月骨的解剖形态变异

A.1 型远端只有一个关节面与头状骨形成关节(箭示);B.2 型远端有两个关节面,分别与头状骨和钩骨形成关节(分别为箭示和虚箭示)

二、韧带

腕关节韧带按照解剖部位分为掌侧韧带和背侧韧带,无论是掌侧韧带和背侧韧带,按照韧带起止点可分为内在韧带(intrinsic ligaments)和外在韧带(extrinsic ligaments),二者共同维持腕关节的稳定性。内在韧带是位于腕骨之间的韧带,即韧带的起止点均位于腕骨,分为腕骨间韧带、掌侧内在韧带和背侧内在韧带。内在韧带较柔软,不如外在韧带坚硬,易损伤,但不易发生韧带间撕裂。外在韧带是位于前臂和腕骨之间的韧带,即韧带起自前臂远端,插入腕骨的韧带,可分为掌侧和背侧。外在韧带较内在韧带坚硬脆弱,易发生韧带间撕裂。掌侧外在韧带是维持腕关节稳定的重要结构。

腕骨间韧带又分为近排腕骨间韧带和远排腕骨间韧带(图1-1-1-6),前者包括舟月韧带(scapholunate ligament,SLL)和月三角韧带(lunotriquetral ligament,LTL),后者包括大小多角骨间韧带(trapeziotrapezoid ligament,TTL)、小多角骨头状骨间韧带(trapezocapitate ligament,TCL)、头钩骨间韧带(capitohamate ligament,CHL)。其中最重要的两条内在腕骨间韧带为SLL和LTL,分别连接舟骨与月骨和月骨与三角骨,分隔桡腕关节和腕中关节。月骨通过韧带结构与舟骨和三角骨相连,从而使近排腕骨能够保持同步运动;骨间韧带的中断会导致近排腕骨运动不同步,进而产生腕关节的不稳定。

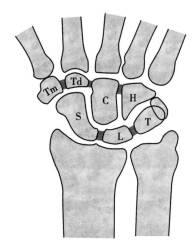

图1-1-1-6　腕骨间韧带解剖示意图
Tm,大多角骨;Td,小多角骨;C,头状骨;H,钩骨;S,舟骨;L,月骨;T,三角骨

SLL是连接于舟骨尺侧和月骨桡侧关节表面的韧带结构,矢状面呈"C"字形,在组织学和功能学上分为掌侧部、背侧部及近侧部(膜部),其中,掌侧部及背侧部为真正的韧带结构,近侧部(膜部)则是由纤维软骨构成。SLL背侧部及掌侧部呈带状,背侧部是重要的稳定结构,远端与背侧腕间韧带融合,而掌侧部相对较薄,其月骨附着端位于长桡月韧带的背侧。近侧部(膜部)连接于舟骨尺侧面与月骨桡侧面的关节软骨,是SLL最薄弱的部分,容易发生退变性穿孔。

相比于SLL,LTL较长,且形态更接近于"V"字形,在解剖上也分为掌侧部、背侧部及近侧部(膜部)。背侧部由横向的纤维束组成,是真正的韧带结构,被背侧桡腕韧带所覆盖;掌侧部由横行的纤维束组成,并且与尺头韧带相互交织,相比于背侧部,掌侧部更厚且具有更重要的功能,也是最重要的稳定结构;膜部也主要由纤维软骨组成。

(一)掌侧韧带

1. 掌侧内在韧带　包括舟月韧带、月三角韧带、远排腕骨间韧带和掌侧骨间韧带(palmar intercarpal ligament)。

掌侧骨间韧带连接近排腕骨与远排腕骨的掌侧,主要包括舟骨大小多角骨韧带(scaphotrapeziotrapezoid ligament)以及呈倒"V"形结构的弓状韧带(arcuate ligament)(图1-1-1-7)。舟骨大小多角骨韧带分别起自舟骨远极的桡侧和尺侧的皮质,分别向远端连接于大多角

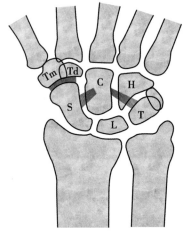

图1-1-1-7　腕关节掌侧骨间韧带解剖示意图
三角钩头韧带和舟头韧带在腕骨间组成桥状连接,称为弓状韧带。Tm,大多角骨;Td,小多角骨;C,头状骨;H,钩骨;S,舟骨;L,月骨;T,三角骨

骨的掌侧、桡侧面形成"V"形的舟骨大多角骨束,以及连接于小多角骨的掌侧面形成线状的舟骨小多角骨束。弓状韧带由舟头韧带(桡侧支)和三角钩头韧带(尺侧支)组成,二者呈桥状连接在腕骨之间,对维持腕中关节的稳定性起重要作用。舟头韧带(schaphocapitate ligament,SCL)起自舟骨远极,向尺侧斜行走行,止于头状骨掌侧的骨皮质,SCL的走行方向平行于桡舟头韧带。三角钩头韧带(triquetrohamatecapitate ligament,THCL)起自三角骨的远端及桡侧,斜行走行,越过钩骨掌侧面,最后插入头状骨尺侧面的骨皮质,也有少数人群中可见部分纤维连接钩骨。月骨与远排腕骨之间没有直接的韧带连接,在掌侧,头状骨、月骨与弓状韧带之间存在一个没有韧带结构的间隙,称为Poirer间隙,为薄弱三角区。月骨和钩骨间没有韧带连接,是月骨掌侧脱位的主要原因。

2. 掌侧外在韧带　掌侧外在韧带可分为深层(deep layer)和浅层(superficial layer)韧带。

(1) 外在韧带深层:包括桡侧的桡舟月韧带(radioscapholunate ligament,RSLL)、短桡月韧带(short radiolunate ligament,SRL)和尺腕侧的尺月韧带(ulnolunate ligament,ULL)及尺三角韧带(ulnotriquetral ligament,UTL)(图1-1-1-8)。

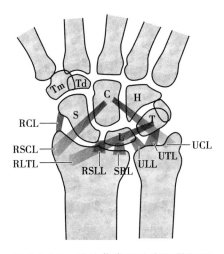

图1-1-1-8　腕关节掌侧外在韧带解剖示意图
掌侧外在韧带深层包括桡舟月韧带(RSLL)、短桡月韧带(SRL)、尺月韧带(ULL)和尺三角韧带(UTL)。掌侧外在韧带浅层包括桡舟头韧带(RSCL)、桡月三角韧带(RLTL)、尺头韧带(UCL)和桡侧副韧带(RCL),桡舟头韧带和尺头韧带构成三角韧带。Tm,大多角骨;Td,小多角骨;C,头状骨;H,钩骨;S,舟骨;L,月骨;T,三角骨

SRL代表一个增厚的掌侧关节囊,起自桡骨远端掌尺侧,远端止于月骨掌侧。RSLL位于RLTL和SRL之间,起自桡骨远端掌侧舟骨窝与月骨窝之间的骨性突起,远端插入舟月韧带近侧掌侧面,根据以往的研究显示,RSLL不是一个真正的韧带结构,不包含韧带组织,而是来自于远端桡动脉弓的神经血管束。

ULL近端主要起自掌侧远端桡尺韧带,远端插入月骨的掌侧面;UTL位于ULL的尺侧(内侧),主要起自掌侧远端桡尺韧带,远端止于三角骨的掌侧面。

(2) 外在韧带浅层:包括桡腕侧的桡舟头韧带(radioscphocapitate ligament,RSCL)、桡月三角韧带(radiolunotriquetral ligament,RLTL,亦称长桡月韧带)和尺侧的尺头韧带(ulnocapitate ligament,UCL)。此外,位于RSCL、RLTL起始部的桡侧还有一条桡侧副韧带(radial collateral ligament,RCL),也称为桡舟韧带(radioscaphoid ligament,RSL),起自桡骨茎突的尖部,远端插入舟骨腰部的桡侧面,也有纤维与关节囊融合、插入大多角骨(图1-1-1-8)。RSCL和RLTL属于关节内、滑膜外结构,RSCL位于最桡侧,起自桡骨茎突的掌侧及桡侧,斜行走行,经过舟骨腰部的下方而未连接于舟骨腰部,连接舟骨远极近端骨皮质,与尺头韧带、掌侧舟三角韧带交叉融合,最终一部分纤维止于头状骨的掌侧面。RSCL作为舟骨屈曲时的支点,在舟骨过伸时拉紧,从而抑制舟骨的过度活动,对维持舟骨的稳定性具有重要作用。RLTL是腕关节中最长的韧带,位于RSCL的尺侧,起自桡骨茎突掌侧面,斜行走行连接桡骨远端的掌侧面与月骨的掌侧面,表浅纤维与月三角韧带融合,远端插入三角骨的掌侧面。

UCL 在掌侧尺腕部的三条外在韧带中位置最表浅,起自尺骨茎突凹的掌侧面,位于 ULL 和 UTL 前方向远端、桡侧走行,与 RSCL 交叉融合构成三角韧带(deltoid ligament),大约 10% 的纤维连接于头状骨的体部。掌侧外在韧带浅层由远端的桡舟头韧带和尺头韧带构成三角韧带。

3. 掌侧混合韧带(miscellaneous ligaments)　包括豆钩韧带(pisohamate ligament)、豆掌韧带(pisometacarpal ligament)和横韧带(transverse carpal ligament)(图 1-1-1-9)。

腕关节所有韧带大都是囊内韧带,除了豆钩韧带、豆掌韧带和横韧带。横韧带即腕管屈肌的横行支持带(flexor retinaculum)。豆钩韧带起源于豆状骨,止于钩骨的钩;豆掌韧带起源于豆状骨,止于第 5 掌骨基底部。尺侧腕屈肌(flexor carpi ulnaris,FCU)、豆钩韧带和豆掌韧带是稳定豆三角关节的重要结构。

(二) 背侧韧带

1. 背侧内在韧带(intrinsic ligaments)　包括舟月韧带、月三角韧带、远排腕骨间韧带、背侧骨间韧带、舟骨大多角骨韧带(scaphotrapezial ligament)。

背侧骨间韧带(dorsal intercarpal ligament,dICL),有时也称为背侧舟三角韧带(dorsal scaphotriquetral ligament,dSTL),起于三角骨的背侧结节,向桡侧斜行走行,止于舟骨的背侧,此外,也可见该韧带有纤维连接于大多角骨近端的背侧(图 1-1-1-10)。

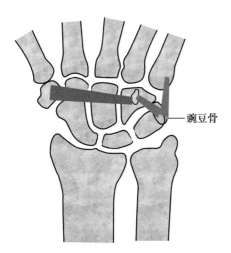

图 1-1-1-9　掌侧混合韧带解剖示意图
掌侧混合韧带包括豆钩韧带、豆掌韧带和横韧带

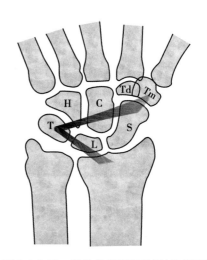

图 1-1-1-10　腕关节背侧韧带解剖示意图
背侧舟三角韧带与背侧桡三角韧带构成一个尖端指向三角骨的"V"形韧带结构。Tm,大多角骨;Td,小多角骨;C,头状骨;H,钩骨;S,舟骨;L,月骨;T,三角骨

2. 背侧外在韧带(extrinsic ligaments)　只有一条韧带,即背侧桡三角韧带(dorsal radiotriquetral ligament,dRTL),又称背侧桡腕韧带(dorsal radiocarpal ligament,dRCL),起自桡骨远端的背侧,斜行走行,经过月骨的背侧面,最终止于三角骨的背侧结节(图 1-1-1-10)。dICL 与 dRCL 构成一个尖端指向三角骨的"V"形韧带结构。

三、三角纤维软骨复合体

三角纤维软骨复合体(triangular fibrocartilage complex,TFCC)分隔尺腕关节及远端桡尺关节,是维持远端桡尺关节及腕关节尺侧稳定的重要结构。主要包括:三角纤维软骨(triangular fibrocartilage，TFC)，类半月板结构，掌、背侧远端桡尺韧带，尺月韧带、尺三角韧带、尺侧腕伸肌腱鞘及尺侧副韧带(图 1-1-1-11)。

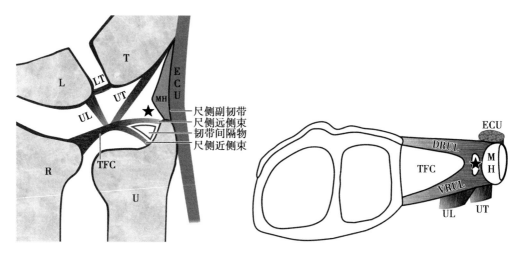

图 1-1-1-11　三角纤维软骨复合体解剖示意图
冠状位及横断面解剖示意图可显示三角纤维软骨复合体的各组成结构。三角纤维软骨(TFC)尺侧通常分成两束，即尺侧近侧束和远侧束，两侧束之间被韧带间隔物所分隔。MH，类半月板结构；ECU，尺侧腕伸肌腱；UT，尺三角韧带；UL，尺月韧带；LT，月三角韧带；VRUL，掌侧远端桡尺韧带；DRUL，背侧远端桡尺韧带；L，月骨；T，三角骨；R，桡骨；U，尺骨；★示茎突前凹

　　TFC 的桡侧连接于桡骨远端乙状切迹的透明软骨，向尺侧大多分成两束，即近侧束和远侧束，又称为三角韧带，分别连接于尺骨茎突凹和尺骨茎突，两侧束之间被一疏松结缔组织，即韧带间隔物所分隔。TFC 位于中央，其掌、背侧边缘分别为掌、背侧远端桡尺韧带，分别起自桡骨远端乙状切迹掌、背侧边缘的骨皮质。类半月板结构主要由疏松纤维组织构成，通常被分成桡尺部、茎突部、侧部和远端插入部；桡尺部与背侧远端桡尺韧带共同起自桡骨远端的背侧，继而沿着背侧远端桡尺韧带的背侧向尺侧及远端走行，与茎突部融合；茎突部是类半月板结构的主要部分，在冠状面常表现为位于尺骨茎突尖端与三角骨尺侧之间，基底沿着尺侧腕伸肌腱鞘，尖端指向桡腕关节的三角形结构，与三角纤维软骨形成一个滑膜间隙，称为茎突前隐窝(或茎突前凹)；茎突部向远端继续延伸，主要止于三角骨尺侧面，也可插入钩骨及第 5 掌骨基底部的尺侧面。尺月韧带及尺三角韧带主要起自掌侧远端桡尺韧带，向远端分别连接于月骨及三角骨的掌侧。尺侧腕伸肌腱鞘位于伸肌支持带深层，在尺骨远端与尺骨沟构成一个纤维骨管结构，固定尺侧腕伸肌腱，部分纤维参与维持三角纤维软骨背侧的稳定性。

四、肌肉和肌腱

　　腕关节肌腱主要分为两类，即伸肌腱和屈肌腱。

(一)　伸肌腱

　　伸肌腱被伸肌支持带固定，并被伸肌支持带和垂直间隔从桡侧至尺侧分成 6 个间室，间室的背侧边界为伸肌支持带，掌侧边界为桡、尺骨远端。

　　第 1 间室容纳拇长展肌腱(abductor pollicis longus，APL)和拇短伸肌腱(extensor pollicis brevis，EPB)，APL 向远端走行止于第 1 掌骨基底部，主要功能是外展和伸直拇指，而 EPB 远端插入拇指近节指骨基底部的背侧，主要作用是伸直拇指近节指骨。有些人第 1 伸肌间室

内的 APL 和 EPB 之间可能会存在一个薄的隔膜,从而将第 1 间室分隔成两个腔室,而有研究表明,这种情况在患有 De Quervain 综合征的患者中更为多见。

第 2 间室容纳桡侧腕长伸肌腱(extensor carpi radialis longus,ECRL)和桡侧腕短伸肌腱(extensor carpi radialis brevis,ECRB),远端分别止于第 2、3 掌骨的基底部。

第 3 间室容纳拇长伸肌腱(extensor pollicis longus,EPL),远端止于拇指远节指骨的基底部,与 EPB 一起,在第 1 腕掌关节和第 1 指间关节水平伸直拇指。第 2 间室和第 3 间室之间被桡骨远端的 Lister's 结节所分隔。

第 4 间室容纳指伸肌腱(extensor digitorum,ED)和示指伸肌腱(extensor indicis,EI),前者起自肱骨远端外上髁,分成四条肌腱,远端分别插入第 2~5 指的中节及远节指骨,主要作用是伸腕和伸指;后者起自尺骨的后方,远端插入示指的中节指骨(指背腱膜),主要作用是伸示指。

第 5 间室容纳小指伸肌腱(extensor digiti minimi,EDM),远端插入第 5 指的中节及远节指骨底。

第 6 间室容纳尺侧腕伸肌腱(extensor carpi ulnaris,ECU),起自肱骨外上髁,远端止于第 5 掌骨的基底部,主要作用是伸腕、使腕内收。

伸肌腱走行过程中发生过两次交叉走行,即近端交叉位于前臂远端 1/3 水平,APL、EPB 与 ECRL、ECRB 之间发生交叉,远端交叉是指位于腕骨水平、第 3 伸肌间室远端,EPL 与 ECRL、ECRB 之间发生的交叉。

(二)屈肌腱

屈肌腱分为腕管内走行及腕管外走行两类。其中走行于腕管内、屈肌支持带深部的屈肌腱包括指浅屈肌腱(flexor digitorum superficialis,FDS)、指深屈肌腱(flexor digitorum profundus,FDP)和拇长屈肌腱(flexor pollicis longus,FPL);走行于腕管外的肌腱包括桡侧腕屈肌腱(flexor carpi radialis,FCR)、尺侧腕屈肌腱(flexor carpi ulnaris,FCU)和掌长肌腱(palmaris longus,PL)。FCR 远端插入第 2 掌骨基底部。FCU 与豌豆骨构成 Guyon 管的尺侧边界,远端插入豌豆骨掌侧面、钩骨及第 5 掌骨基底部。PL 常被取材用于韧带重建,而 25% 的人群中会缺少 PL。

五、神经血管结构

正中神经在腕关节近端走行于 FDS 与 FCR 之间,然后在腕管内伴随指屈肌腱走行。腕管是腕掌侧的一个纤维骨管结构,掌侧边界是屈肌支持带,内侧边界是豌豆骨和钩骨钩,外侧以舟骨和大多角骨为界,背侧边界是腕骨,其内主要包含正中神经、FDS、FDP、FPL。正中神经在腕管内的位置、形状以及与屈肌腱的关系根据腕关节位置的不同而发生变化。

正中神经在手部的感觉神经分布于桡侧半手掌、桡侧三个半手指掌面皮肤及其中节和远节指背皮肤,运动神经支配鱼际肌和第 1、2 蚓状肌。另外,正中神经在进入腕管前或在腕管内出现分叉是一种解剖变异,并且可能和腕管综合征有关,外科医生进行腕管松解术前了解到这种变异非常重要。

尺神经伴随尺动脉走行于 Guyon 管内,在手部发出分支支配手背尺侧半和小指、环指尺侧半背面皮肤以及小鱼际肌、拇收肌、骨间肌及第 3、4 蚓状肌。Guyon 管,也称为尺管,是位于腕关节掌尺侧的一个三角形的纤维骨管结构,前方以浅层腕横韧带为界,后方由深层腕横韧带(或屈肌支持带)为界,内侧以豌豆骨及豆钩韧带为界,外侧及远端以钩骨钩为界。尺神经在尺管内位置表浅,极易受到外在压迫损伤。尺管根据尺神经分叉可分为 3 个区域:1 区,位于尺神经分叉的近端;2 区,尺神经运动支(深支)走行区;3 区,尺神经浅支走行区。

六、腕关节新鲜标本断层解剖与 MR 解剖对照图谱

（一）横断面

腕关节轴位断层解剖与 MR 解剖对照见图 1-1-1-12。

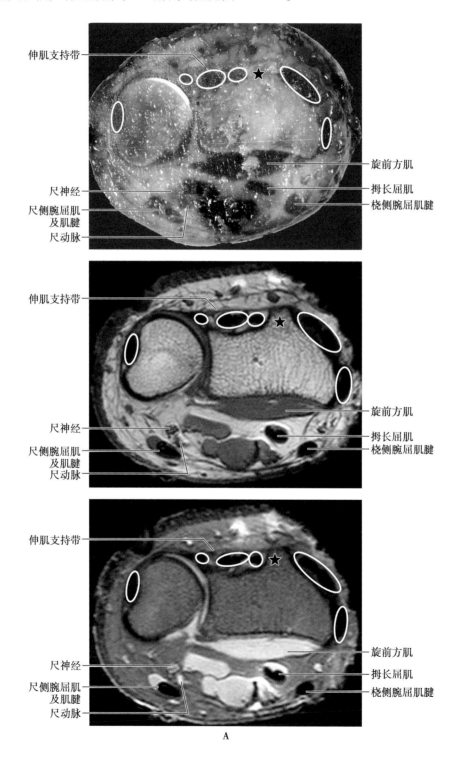

伸肌支持带

尺神经

尺侧腕屈肌
及肌腱

尺动脉

旋前方肌

拇长屈肌

桡侧腕屈肌腱

A

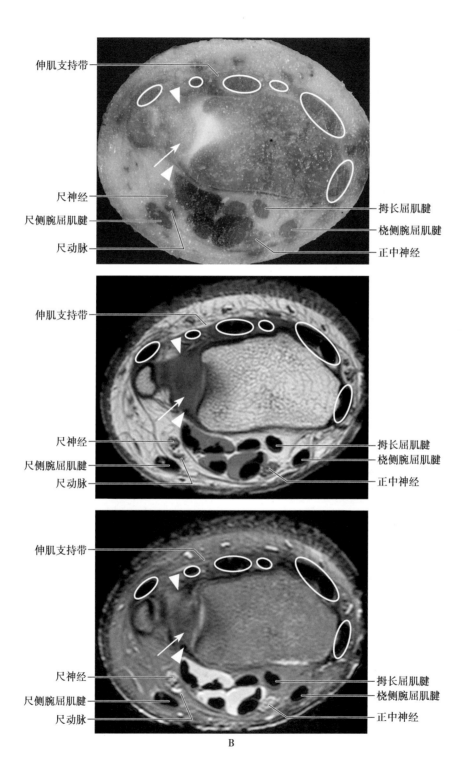

伸肌支持带

尺神经
尺侧腕屈肌腱
尺动脉

拇长屈肌腱
桡侧腕屈肌腱
正中神经

伸肌支持带

尺神经
尺侧腕屈肌腱
尺动脉

拇长屈肌腱
桡侧腕屈肌腱
正中神经

伸肌支持带

尺神经
尺侧腕屈肌腱
尺动脉

拇长屈肌腱
桡侧腕屈肌腱
正中神经

B

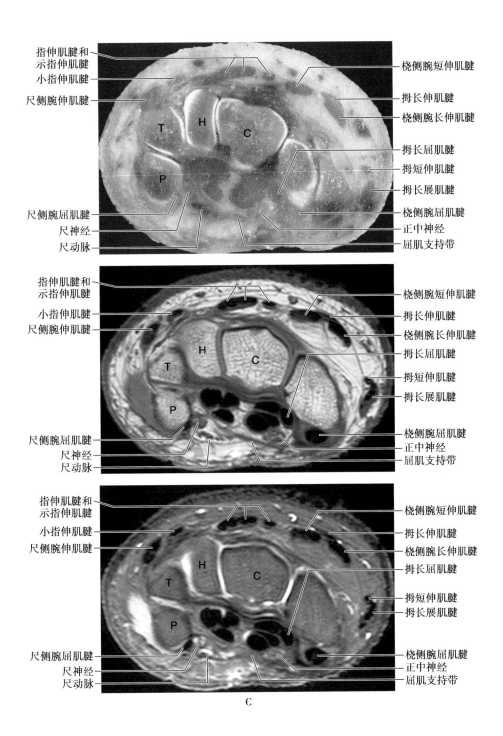

指伸肌腱和
示指伸肌腱
小指伸肌腱
尺侧腕伸肌腱

桡侧腕短伸肌腱
拇长伸肌腱
桡侧腕长伸肌腱
拇长屈肌腱
拇短伸肌腱
拇长展肌腱

尺侧腕屈肌腱
尺神经
尺动脉
桡侧腕屈肌腱
正中神经
屈肌支持带

指伸肌腱和
示指伸肌腱
小指伸肌腱
尺侧腕伸肌腱

桡侧腕短伸肌腱
拇长伸肌腱
桡侧腕长伸肌腱
拇长屈肌腱
拇短伸肌腱
拇长展肌腱

尺侧腕屈肌腱
尺神经
尺动脉
桡侧腕屈肌腱
正中神经
屈肌支持带

指伸肌腱和
示指伸肌腱
小指伸肌腱
尺侧腕伸肌腱

桡侧腕短伸肌腱
拇长伸肌腱
桡侧腕长伸肌腱
拇长屈肌腱
拇短伸肌腱
拇长展肌腱

尺侧腕屈肌腱
尺神经
尺动脉
桡侧腕屈肌腱
正中神经
屈肌支持带

C

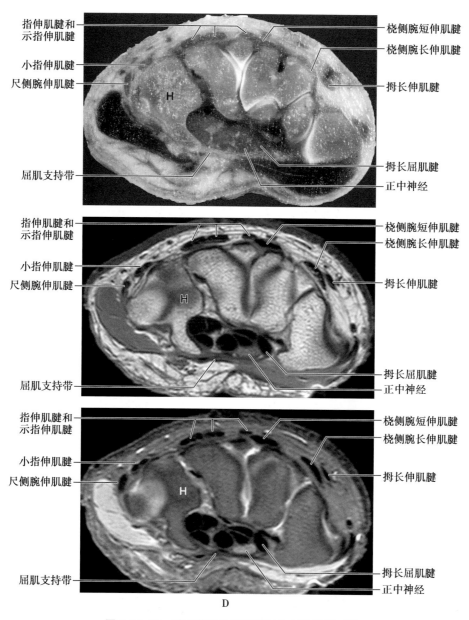

指伸肌腱和示指伸肌腱

桡侧腕短伸肌腱

小指伸肌腱

桡侧腕长伸肌腱

尺侧腕伸肌腱

拇长伸肌腱

H

屈肌支持带

拇长屈肌腱

正中神经

指伸肌腱和示指伸肌腱

桡侧腕短伸肌腱

桡侧腕长伸肌腱

小指伸肌腱

拇长伸肌腱

尺侧腕伸肌腱

H

屈肌支持带

拇长屈肌腱

正中神经

指伸肌腱和示指伸肌腱

桡侧腕短伸肌腱

桡侧腕长伸肌腱

小指伸肌腱

拇长伸肌腱

尺侧腕伸肌腱

H

屈肌支持带

拇长屈肌腱

正中神经

D

图 1-1-1-12　腕关节轴位断层解剖与 MR 解剖对照

A. 远端桡尺关节水平断层解剖标本与 MR 解剖对照图像,可见背侧从桡侧至尺侧分成 6 个伸肌间室,间室的背侧边界为伸肌支持带,第 2、3 间室被桡骨远端的 Lister's 结节(★)所分隔。B. 远端桡尺关节远端水平(三角纤维软骨水平)断层解剖标本与 MR 解剖对照图像,可见三角纤维软骨(箭示)轴位呈三角形,其桡侧连接于桡骨远端乙状切迹的透明软骨处,掌、背侧远端桡尺韧带(箭头示)呈条带状位于其掌、背侧边缘。C. 豆三角关节水平断层解剖标本与 MR 解剖对照图像,P,豌豆骨;T,三角骨;H,钩骨;C,头状骨。D. 钩骨钩水平断层解剖标本与 MR 解剖对照图像,H,钩骨

（二）冠状面

腕关节冠状位断层解剖与 MR 解剖对照见图 1-1-1-13。

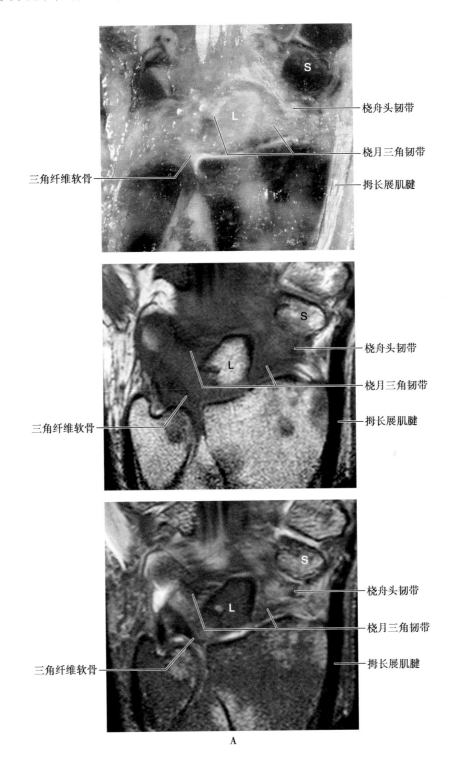

A

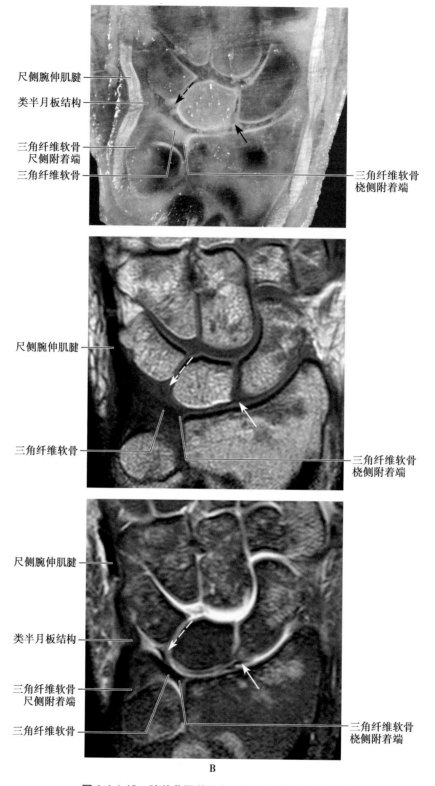

尺侧腕伸肌腱

类半月板结构

三角纤维软骨
尺侧附着端

三角纤维软骨

三角纤维软骨
桡侧附着端

尺侧腕伸肌腱

三角纤维软骨

三角纤维软骨
桡侧附着端

尺侧腕伸肌腱

类半月板结构

三角纤维软骨
尺侧附着端

三角纤维软骨

三角纤维软骨
桡侧附着端

B

图 1-1-1-13　腕关节冠状位断层解剖与 MR 解剖对照

A. 冠状位掌侧层面断层解剖标本与 MR 解剖对照图像,S,舟骨;L,月骨。B. 冠状位中间层面断层解剖标本与 MR 解剖对照图像,可清晰显示舟月韧带(箭示)和月三角韧带(虚箭示)的膜部,以及三角纤维软骨复合体的大部分组成结构

（三）矢状面

腕关节矢状位断层解剖与 MR 解剖对照见图 1-1-1-14。

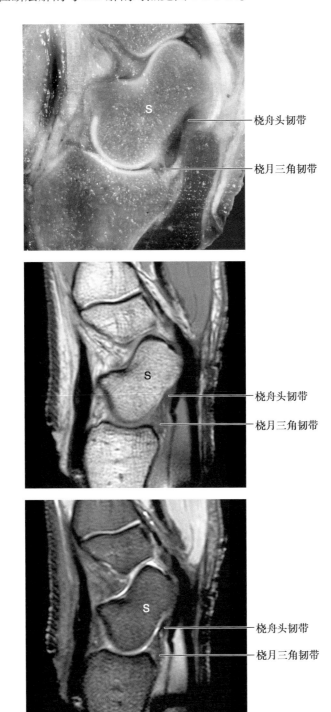

桡舟头韧带

桡月三角韧带

桡舟头韧带

桡月三角韧带

桡舟头韧带

桡月三角韧带

A

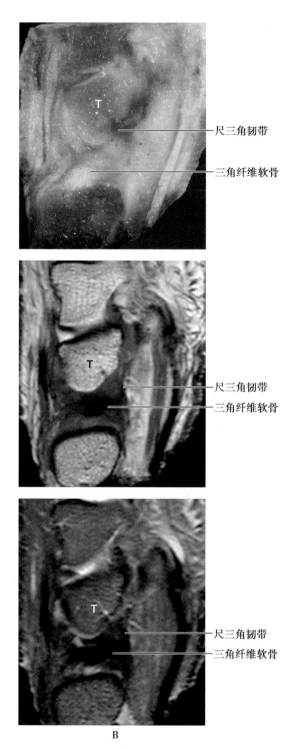

尺三角韧带

三角纤维软骨

尺三角韧带
三角纤维软骨

尺三角韧带

三角纤维软骨

B

图 1-1-1-14　腕关节矢状位断层解剖与 MR 解剖对照
A. 经过舟骨腰部的矢状位断层解剖标本与 MR 解剖对照
图像,S,舟骨。B. 经过三角纤维软骨的矢状位断层解剖
标本与 MR 解剖对照图像,T,三角骨

七、腕关节 MRI 解剖图谱

（一）横断面

腕关节轴位 MRI 解剖见图 1-1-1-15。

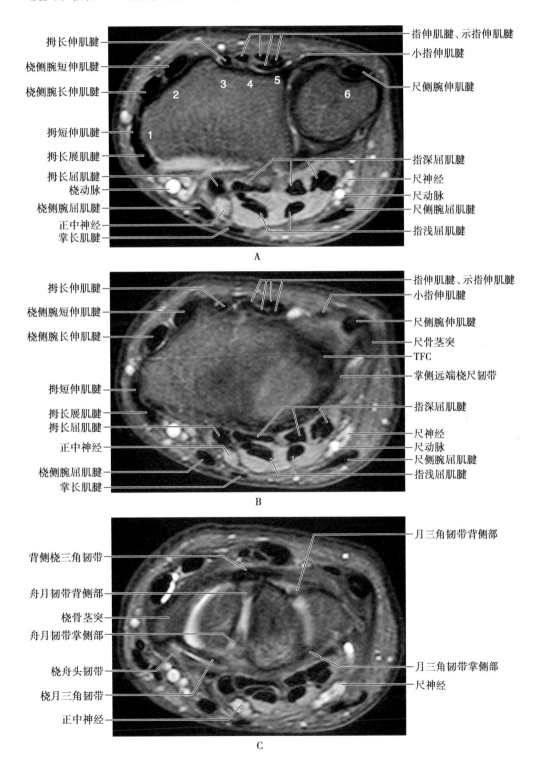

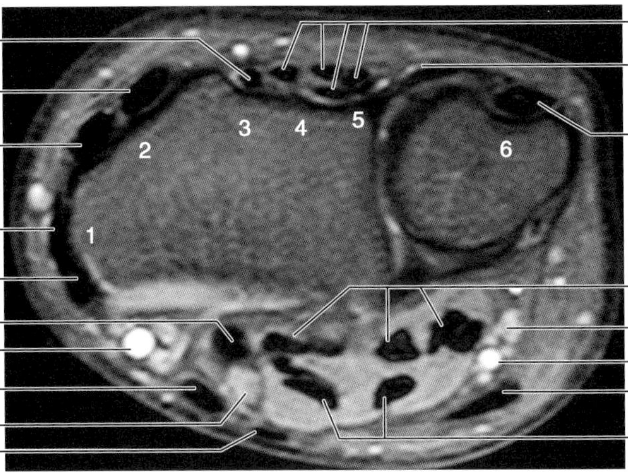
拇长伸肌腱
桡侧腕短伸肌腱
桡侧腕长伸肌腱
拇短伸肌腱
拇长展肌腱
拇长屈肌腱
桡动脉
桡侧腕屈肌腱
正中神经
掌长肌腱
指伸肌腱、示指伸肌腱
小指伸肌腱
尺侧腕伸肌腱
指深屈肌腱
尺神经
尺动脉
尺侧腕屈肌腱
指浅屈肌腱
1
2
3
4
5
6
A

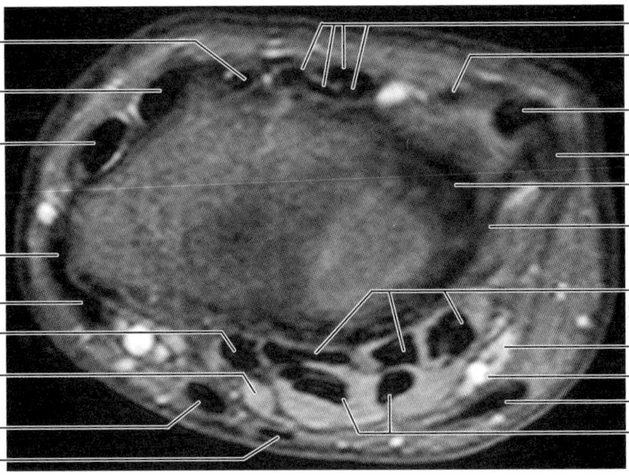
拇长伸肌腱
桡侧腕短伸肌腱
桡侧腕长伸肌腱
拇短伸肌腱
拇长展肌腱
拇长屈肌腱
正中神经
桡侧腕屈肌腱
掌长肌腱
指伸肌腱、示指伸肌腱
小指伸肌腱
尺侧腕伸肌腱
尺骨茎突
TFC
掌侧远端桡尺韧带
指深屈肌腱
尺神经
尺动脉
尺侧腕屈肌腱
指浅屈肌腱
B

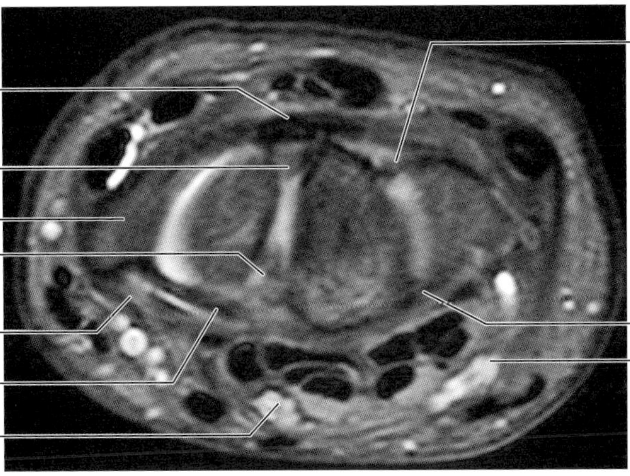
背侧桡三角韧带
舟月韧带背侧部
桡骨茎突
舟月韧带掌侧部
桡舟头韧带
桡月三角韧带
正中神经
月三角韧带背侧部
月三角韧带掌侧部
尺神经
C

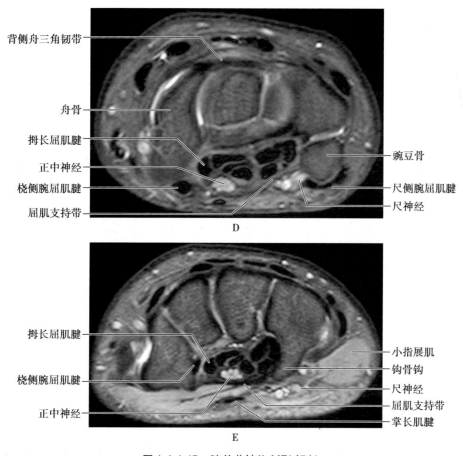

图 1-1-1-15　腕关节轴位 MRI 解剖

A~E. 分别为远端桡尺关节水平、远端桡尺关节远端水平、近排腕骨水平、豆三角关节水平、钩骨钩水平轴位 PD-FS 序列图像

（二）冠状面

腕关节冠状位 MRI 解剖见图 1-1-1-16。

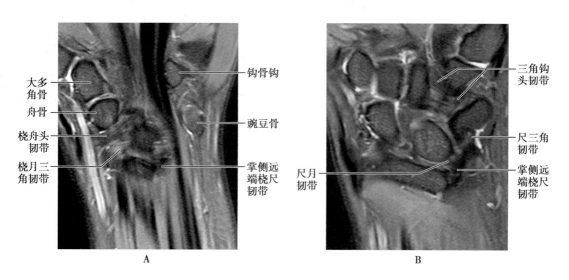

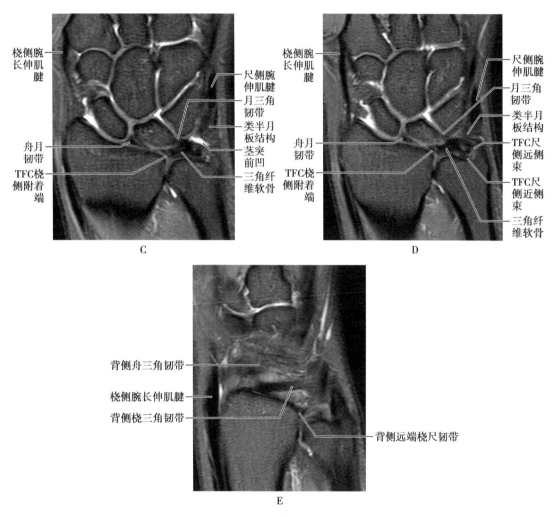

图 1-1-1-16 腕关节冠状位 MRI 解剖

（三）矢状面

腕关节矢状位 MRI 解剖见图 1-1-1-17。

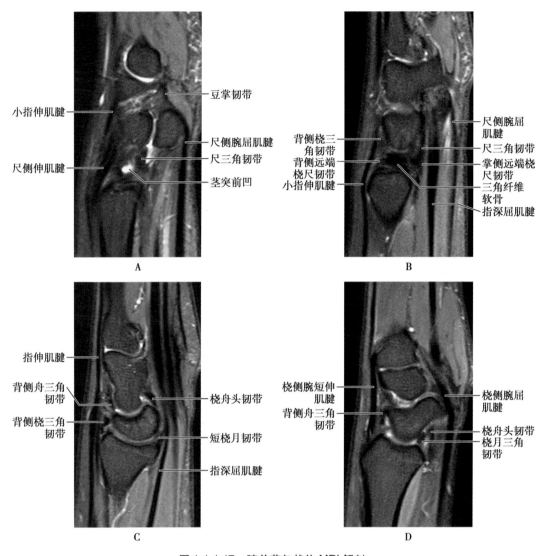

图 1-1-1-17　腕关节矢状位 MRI 解剖

（宫丽华　李文婷　王乃利　白荣杰）

第二节　腕关节影像学检查方法

　　腕关节的运动损伤在临床上非常常见，包括创伤性损伤和过度使用性损伤。对于骨性损伤，X 线检查常为首选的检查方法，不仅可以显示大部分的骨性损伤，并且可以通过一些间接征象以及特殊位置的投照，提示更多的诊断信息。但是，对于一些骨性结构的复杂性、隐匿性损伤、早期损伤特别是软骨损伤，韧带、肌腱等软组织结构的损伤，X 线检查的诊断价值有限。CT 与 X 线相比，密度分辨率提高，并且可以通过多平面重建技术，提高对复杂的、隐匿性的骨性结构损伤的显示,但对软组织损伤的显示欠佳。超声检查由于检查便携、费用低、无电离辐射,且可进行实时动态检查,而逐渐被应用于腕关节肌腱、韧带损伤的检查,但是超声检查的结果与操作者的水平息息相关,并且对骨质改变的诊断价值有限。而 MRI 不仅可以显示一些隐匿性和早期的骨性结构的损伤,可以显示骨皮质及骨髓的改变、软骨损伤,而且具有较高的软组织分辨力,能显示腕关节的不同韧带、肌腱和神经血管等结构的损伤,因此成为腕关节运动损伤理想的检查方法。

一、X 线检查

X 线检查是检测骨性结构、关节排列情况的首选影像学检查方法。常规的腕关节后前位、侧位及斜位 X 线检查可以检测腕骨骨折、关节排列异常、关节不稳定、关节炎性改变、先天畸形或腕骨变异等。另外,还有一些特殊位置投照的 X 线检查:腕关节舟骨位有助于显示舟骨的骨折;腕管位有助于显示豌豆骨、大多角骨结节及钩骨钩骨折、骨质异常及腕管内异常钙化,但由于该投照位置需要患者腕关节过伸,因此在腕关节急性损伤的患者中的应用受限。X 线关节造影技术可用来评价三角纤维软骨损伤及舟月韧带、月三角韧带撕裂,正常时腕中关节、桡腕关节及远端桡尺关节互不相通,当发生损伤时,造影剂会从一个关节腔流向另一个关节腔,从而显示损伤的部位。但是该项检查存在一定的假阳性,且具有较高的假阴性,而且该项检查为有创性检查、具有电离辐射,不能反映韧带、肌腱和软骨等情况,目前临床上基本不采用该项检查。

(一) 检查前准备

认真核对患者姓名、性别、年龄,明确检查目的和检查部位。去除腕部可拆卸外物,嘱咐患者保持体位;做好患者局部 X 线的防护,如性腺、甲状腺;陪伴儿童检查的家属也应防护。

(二) 检查技术

技术参数如表 1-1-2-1 所示。

表 1-1-2-1 腕关节 X 线常规体位摄片条件

	中心线	焦片距/cm	照射野	电压/kV	电流×曝光时间/mAs
后前位	对准尺、桡骨茎突连线的中点	100~120	对准手腕四周外缘,包括尺、桡骨远端和掌骨远端	60±6	4.5
侧位	对准桡骨茎突	100~120	对准手腕四周外缘,包括尺、桡骨远端和掌骨远端	64±6	6.3
斜位	与探测器垂直,对准第 3 掌骨的中心区域	100~120	对准手腕四周外缘,包括尺、桡骨远端和掌骨远端	60±6	3.2
舟骨位	将 X 线管向肘侧倾斜20°,对准腕部鼻烟窝射入	100~120	对准手腕四周外缘,包括尺、桡骨远端和掌骨远端	60±6	6.3
腕管位	向肘侧倾斜25°~30°,对准第 3 掌骨底上方约2cm 处	100~120	对准手腕四周外缘,包括尺、桡骨远端和掌面	64±6	3.2

1. 腕关节后前位

(1) 体位说明:患者坐于检查床旁或站立位,肘部屈曲约90°;手和腕放于检查床上,掌面向下;肩部放低,与肘和腕位于同一水平。

（2）图像质量控制:此位置可显示掌骨中心和掌骨近端、腕骨、尺骨和桡骨远端以及相关关节;腕关节诸骨位于 X 线片的正中,腕掌关节及桡腕关节间隙显示清晰。密度和对比度良好且没有运动伪影,能够显示相关脂肪垫、脂肪线、锐利的腕骨骨皮质边缘和清晰的骨小梁。（图 1-1-2-1）

2. 腕关节侧位

（1）体位说明:患者坐于检查床旁,肘部屈曲约 90°;手和前臂侧放于检查床上,将第 5 掌骨和前臂尺侧紧靠检查床;肩部放低,与肘和腕位于同一水平。

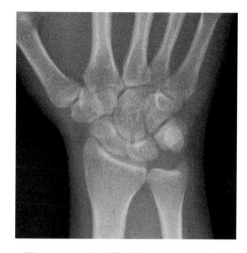

图 1-1-2-1　腕关节后前位 X 线标准图像

（2）图像质量控制:腕关节呈侧位显示,位于 X 线片的正中,桡骨和尺骨远端重叠良好。密度和对比度良好,没有运动伪影,能够显示清晰锐利的骨小梁和周围诸如脂肪垫等软组织。（图 1-1-2-2）

3. 腕关节后前斜位

（1）体位说明:患者坐于检查床旁,肘部屈曲约 90°,手和腕放于检查床上,掌面向下,手和腕向外旋转约 45°,手指部分屈曲呈弓形。

（2）图像质量控制:可以显示桡骨、尺骨、腕骨及掌骨中心区域,能很好地显示大多角骨和舟骨,其他腕骨的内侧部分仅有轻度重叠。密度和对比度良好,没有运动伪影,能够显示腕骨和它们相互重叠的边缘、软组织边缘和清晰锐利的骨小梁。（图 1-1-2-3）

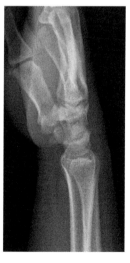

图 1-1-2-2　腕关节侧位 X 线标准图像

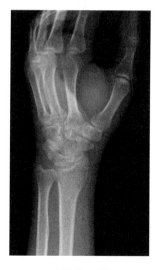

图 1-1-2-3　腕关节后前斜位 X 线标准图像（该病例显示有舟骨腰部骨折）

4. 腕关节舟骨位

（1）体位说明:患者坐于检查床旁,前臂伸直,掌心向下,腕关节置于探测器中心,然后将手掌尽量偏向尺侧。

（2）图像质量控制：显示尺骨和桡骨远端、腕骨以及掌骨近端，可以在没有垂直变形且相邻腕骨间隙开放的前提下，清晰地显示舟骨。密度和对比度良好，没有运动伪影，能够显示舟骨的边缘以及清晰锐利的骨小梁。（图 1-1-2-4）

5. 腕管位

（1）体位说明：患者坐于检查床旁，前臂伸直，掌心向下，腕关节置于探测器中心上方 3cm，患者将手掌极度后倾，并用对侧手扳住被检侧手指；为了使豌豆骨和钩骨的影像不致相互重叠，可将手掌稍偏向桡侧。

（2）图像质量控制：腕骨弓形排列呈一管状，显示大多角骨、舟骨、头状骨、钩骨、三角骨和豌豆骨等轴位影像。密度和对比度良好，没有运动伪影，骨小梁及骨皮质边缘显示清晰锐利。（图 1-1-2-5）

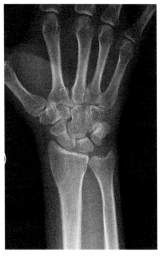

图 1-1-2-4　腕关节舟骨位 X 线标准图像（该病例显示有舟骨腰部骨折）

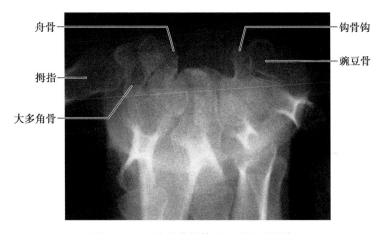

图 1-1-2-5　腕关节腕管位 X 线标准图像

二、CT 检查

多排探测器 CT 成像速度快，并且可以进行多平面重建，提高对复杂性骨折、X 线难以显示的细微骨折的检出率，但是对韧带、三角纤维软骨等软组织结构损伤的诊断价值有限。CT 关节造影结合了传统关节造影和 CT 的优点，与传统关节造影相比，能更准确地显示腕关节骨间韧带及三角纤维软骨发生撕裂或穿孔的部位。有些研究推荐使用 CT 关节造影评估舟月韧带及月三角韧带的撕裂，认为 CT 成像速度快，因而扫描的图像受运动伪影的影响较小。因此，当腕关节韧带结构及三角纤维软骨损伤的患者对 MRI 检查有禁忌时，可以考虑使用 CT 关节造影。

（一）检查前准备

认真核对患者姓名、性别、年龄，明确检查目的和检查部位。去除腕部可拆卸外物，嘱咐患者保持体位;做好患者局部 X 线的防护,如性腺、甲状腺;陪伴儿童检查的家属也应防护。

（二）检查体位

患者俯卧于检查床上,身体置于床面中间,前臂向前伸直、掌心向下,头先进。

（三）检查技术

1. 检查方位　后前位定位片进行横断面连续扫描。

2. 扫描范围　视临床要求及病变范围而定,常规扫描范围包括整个腕关节。

3. 层厚、层间距　一般采用螺旋采集,根据临床需要层厚 1～6mm,采用 5mm 容积扫描,矩阵 256×256,如需 2D 或 3D 重建,层厚一般为 1～2mm,重建层厚可适当重叠。

4. kV、mAs 等　电压 120kV,50mA 左右,一般机器可自动选择（Care kV、Care Dose）,有助于减少辐射剂量。

（四）图像重建/重组方法

1. 重建算法　软组织标准算法及骨算法重建。

2. 重建方法　多平面重建（MPR）、骨三维容积再现重建（VR）、最大密度投影（MIP）;重建的矢状面垂直于下尺桡关节,冠状面平行下尺桡关节;舟骨长轴位重建方法为在冠状面上平行于舟骨长轴进行重建(图 1-1-2-6)。3D 图像需要 360°采集,一般间隔 10°重建 36 幅。

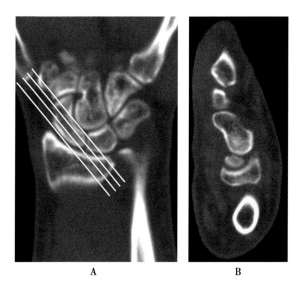

图 1-1-2-6　腕关节 CT 平扫舟骨长轴位重建

（五）图像质量要求

1. 窗宽、窗位　常规骨窗及软组织窗图像,软组织窗:窗宽 300～500HU,窗位 40～60HU;骨窗:窗宽 1 000～1 500HU,窗位 250～450HU。有时根据局部病变与组织结构的实际情况可选择合适的调窗技术。

2. 显示结构和内容基本要求　清晰显示正常腕关节的骨解剖及周边软组织,没有运动伪影。

三、超声检查

超声检查具有价廉、便携、可实时动态检查且没有电离辐射的优点,对腕关节肌腱、韧带结构及神经损伤的诊断有一定价值,但超声检查高度依赖检查者的水平,且对深层结构,如舟月韧带、月三角韧带近侧部的显示不佳。

使用高频线阵探头检查肌腱时,需要将探头直接垂直置于每条肌腱表面,沿着横断面及肌腱长轴评价每条肌腱。值得注意的是,超声检查肌腱时,探头需与肌腱垂直,否则会由于反射声波发散导致各向异性,从而造成误诊。伸肌支持带和桡骨远端的 Lister 结节是检查伸肌腱时的关键结构,伸肌支持带的深部是 6 个不同的伸肌间室,而 Lister 结节是分隔第 2 和第 3 伸肌间室的解剖标志。屈肌支持带是检测屈肌腱时的关键结构。

桡骨远端背侧面的 Lister 结节作为背侧韧带检查起始的解剖标志,在腕关节掌心向下、轻度屈曲时,探头向远端沿着近排腕骨背侧面进行横断面滑动,在舟月间隙之间滑动检查舟月韧带背侧部,之后向尺侧移动检查月三角韧带的背侧部;腕关节掌心向上、轻度伸展时,以类似方法检查舟月韧带和月三角韧带掌侧部。腕关节桡偏、尺偏或握拳时进行动态检查,可能会提供额外的诊断信息。同样在腕关节掌心向下伴或不伴轻度屈曲时,从 Lister 结节开始,也可以检测背侧桡腕韧带、背侧腕间韧带;腕关节掌心向上伴或不伴轻度伸展时,从桡骨茎突和尺骨茎突开始,沿着舟月间隙、舟骨掌侧面、舟骨结节、头月关节,检测掌侧外在韧带的长轴表现。

在腕关节掌心向下、轻度桡偏时,以尺侧腕伸肌作为声窗检查 TFC 的背侧部,腕关节掌心向上时检测 TFC 掌侧部和类半月板结构,沿着尺骨纵向扫查时,检测位于尺骨与三角骨之间的 TFC,但超声很难显示 TFC 全长,尤其是不能显示桡侧附着端。

超声对正中神经和尺神经的评价也有一定优势。检查神经通常是通过横轴位定位、找到神经,沿着腕关节上下移动探头进行横断面扫查;然后沿着纵轴方向扫查神经的长轴。腕管结构是腕关节水平检查正中神经重要的定位标志,而豌豆骨是腕关节水平检查尺神经的重要解剖标志。

四、MRI 检查

MRI 检查具有较好的软组织分辨率,并且可以多平面扫描,已成为腕关节运动损伤主要的检查方法。高分辨 MRI 不仅可以显示软组织结构包括韧带、肌腱、三角纤维软骨及神经血管的异常,还可以显示隐匿性骨折、早期骨病变的骨髓改变。MR 关节造影可分为直接 MR 关节造影和间接 MR 关节造影,前者是直接向关节腔内注入造影剂,显示造影剂异常渗漏的部位,而后者则是通过静脉内注入造影剂,随着时间延长,造影剂弥漫入关节腔,从而显示病变。有较多研究认为,直接 MR 关节造影有利于对于腕间韧带、三角纤维软骨损伤的诊断,但该项检查与常规 MRI 检查相比,需向关节腔内注入造影剂,具有侵袭性,且操作技术复杂、检查时间长。

(一) 检查前准备

对于有心脏起搏器、动脉夹、人工耳蜗、置入性药泵等体内铁磁性植入物或电子设备的患者有禁忌,但有些器械生产厂家产品说明书上明确器械植入物可以安全进行 MRI 检查(注意场强大小)。MRI 检查对于妊娠 3 个月内的孕妇及胎儿的影响还未完全了解,但须注意可能存在的生物效应,综合临床权衡风险与获益。

去除随身携带及可拆卸的金属外物、磁卡、手表、手机等,使用耳机或耳塞降低检查噪音,使用合适的垫子使患者保持舒适体位。告知患者较长时间检查可能,幽闭恐惧症患者须特别对待,必要时放弃,检查中要不时通过监测器观察患者的状态。

（二）检查技术

1. 线圈 首选腕关节专用线圈。

2. 体位 患者俯卧位，腕关节尽量伸直、掌心向下，线圈尽量裹紧腕关节，头先进。

3. 成像方位及范围 腕关节 MRI 检查常规包括冠状位、矢状位及横轴位。冠状位是观察三角纤维软骨和腕骨间韧带最重要的方位，冠状位定位线在横轴面平行于下尺桡关节，矢状位定位线在横轴面垂直于下尺桡关节，横轴位定位线在冠状面平行于下尺桡关节。

4. 序列及参数 腕关节 MRI 检查常规序列及具体参数见表 1-1-2-2，实际应用中可根据 MRI 机器及实际情况在一定范围内优化变动。

表 1-1-2-2 腕关节 MRI 检查常规序列及推荐参数

序列	TR/ms	TE/ms	FOV/mm	层厚/mm	层间距/mm	激励次数	矩阵	压脂
冠状位 PD-FS	2 500	35	90×90	2~3	0.2	2~4	256×256	FS
矢状位 PD-FS	2 600	35	90×60	2~3	0.2	2~4	256×196	FS
轴位 PD-FS	2 600	35	80×80	2~3	0.2	2~4	256×196	FS
冠状位 T_1WI	326	15	90×60	2~3	0.2	2~4	256×196	无

5. 图像质量控制 包括完整的解剖结构，清晰显示正常腕关节的骨及韧带、肌腱的软组织结构，没有运动伪影，压脂完全。

6. MR 关节造影

（1）直接 MR 关节造影：一般只进行单腔关节造影，即桡腕关节造影方法，在透视引导下，在拇长伸肌腱与指伸肌腱间隙进针，注射 0.3mL Gd-dTPA+100mL 生理盐水的混合液 7~10mL，注射后嘱患者活动手腕，使对比剂在腕关节充分充盈，然后行冠状位 T_1WI 脂肪抑制序列扫描（TR 326ms，TE 15ms）。

（2）间接 MR 关节造影：在 MRI 平扫后，向静脉内注入 Gd-dTPA，按照每千克体重 0.2mL，最大量不超过 20mL。注射对比剂后，患者在检查床上保持不动，10 分钟后进行 MRI 扫描，包括冠状位、矢状位及轴位 T_1WI 脂肪抑制序列（TR/TE：378/15ms）。

（李亚雄 殷玉明）

第三节 腕关节影像读片项目列表

目前腕关节损伤最常用的检查方法包括 X 线、CT 和 MRI。X 线和 CT 侧重于观察骨质结构、关节对位等，MRI 则是对腕关节软组织结构以及一些早期的骨质改变显示最佳的检查方法，广泛应用于腕关节运动损伤，尤其是韧带、三角纤维软骨、肌腱和神经结构损伤的检查中。

一、X 线

（一）关节

在标准后前位 X 线片上，尺骨茎突位于侧边、尺侧腕伸肌腱沟位于尺骨茎突的桡侧（图

1-1-3-1A),而前后位 X 线片时,尺骨茎突与尺骨远端重叠。除关注腕关节组成骨的骨质情况外,需特别关注腕骨的排列情况,相邻腕骨之间的关节间隙是否增宽,Gilula 线是否发生中断,远端桡尺关节对位情况以及是否存在尺骨变异。

正常的腕关节近排腕骨(舟骨、月骨、三角骨)的近侧及远侧骨皮质的连线以及头状骨和钩骨近侧骨皮质的连线应表现为三条平滑的弧线(即 Gilula Ⅰ、Ⅱ、Ⅲ线)(图 1-1-3-1A)。尺骨变异,即尺骨远端关节面与桡骨远端关节面之间的距离(图 1-1-3-1B),尺骨远端长度大于桡骨,则为尺骨正向变异;尺骨远端长度小于桡骨,则为尺骨负向变异;尺骨远端关节面与桡骨远端在同一水平面,则为中性尺骨变异。

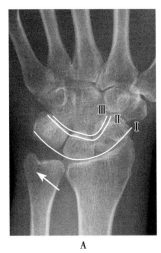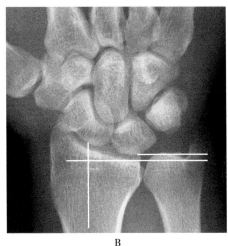

图 1-1-3-1　正常腕关节正位 X 线片

A. 正常腕关节后前位 X 线片可见三条光滑连续的 Gilula 线,尺侧腕伸肌腱沟位于尺骨茎突桡侧(箭);B. 尺骨变异的测量方法,分别过桡骨最远端尺侧面的骨皮质和过尺骨头最远端的关节面画垂直桡骨长轴的垂线,两条线之间的最短距离即为尺骨变异

腕关节侧位 X 线片,桡骨远端、月骨、头状骨及第 3 掌骨正常时应位于一条直线上(图 1-1-3-2A)。此外,当发生腕关节不稳定、腕骨脱位时,还需评价舟月角和头月角(图 1-1-3-2B、C),即舟骨轴线与月骨轴线之间的夹角,和头状骨轴线与月骨轴线之间的夹角。舟骨轴线是指舟骨近极和远极突出的边缘之间的连线,月骨轴线是指月骨掌侧和背侧缘连线的垂线,头状骨轴线是指头状骨近侧和远侧关节面中点的连线。正常时舟月角为 30°～60°,头月角为 0°～30°。

(二)骨

8 块腕骨的形态是否正常,边缘是否光整,是否存在骨皮质的不连续,尤其月骨是否有异常密度增高、有无塌陷碎裂,关节面是否存在硬化,关节面下有无囊变;桡骨远端、尺骨远端及片内所示的掌骨,指骨是否存在骨质异常。舟骨位主要观察舟骨有无骨折,腕管位主要观察钩骨钩、大多角骨、豌豆骨、舟骨有无骨折或骨质异常。腕骨对位情况,腕骨之间排列是否正常、是否有掌侧或背侧脱位,关节间隙是否存在增宽或狭窄,腕掌关节对位、远端桡尺关节对位、是否存在尺骨变异。

(三)软组织

是否存在软组织肿胀,腕关节周围正常的脂肪垫或脂肪线是否发生移位、模糊、消失。

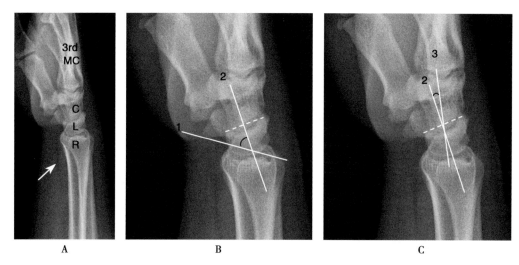

图 1-1-3-2　正常腕关节侧位 X 线片及舟月角和头月角的测量方法

A. 正常的腕关节侧位 X 线片上，桡骨远端（R）、月骨（L）、头状骨（C）和第 3 掌骨（3rd MC）长轴在一条直线上，正常的旋前方肌脂肪垫表现为位于尺桡骨远端前方的线状透亮影；B. 舟月角的测量方法，舟骨轴线为 1，月骨轴线为 2，正常舟月角为 30°~60°；C. 头月角的测量方法，月骨轴线为 2，头状骨轴线为 3，正常头月角为 0°~30°

二、CT

CT 与 X 线观察项目相似，可以进行多平面重建，检测骨质的细微改变以及软组织的改变。

（一）关节

腕骨对位情况，腕骨之间排列是否正常、是否有掌侧或背侧脱位，关节间隙是否存在增宽或狭窄，腕掌关节对位、远端桡尺关节对位、是否存在尺骨变异，舟月角、头月角是否存在异常增大或减小；有无关节积液。

（二）骨

8 块腕骨的形态是否正常，边缘是否光整，是否存在骨皮质的不连续，月骨是否有异常密度增高、有无塌陷碎裂，关节面是否存在硬化，关节面下有无囊变；桡骨远端、尺骨远端及片内所示的掌骨、指骨是否存在骨质异常。

（三）软组织

是否存在软组织肿胀、密度改变。

三、超声

肌腱需在纵轴位和横轴位评价，由于正常肌腱由成束的 I 型胶原组成，且方向主要与长轴方向平行，因此在肌腱纵轴位表现为多条平行线状回声，横轴位呈多发点状回声。

舟月韧带、月三角韧带在横断面扫查时，分别在舟骨和月骨之间、月骨和三角骨之间可显示部分结构。在探头沿着尺骨长轴纵向扫查时，尺骨茎突远端可见位于尺侧腕伸肌腱深部呈均匀回声的三角纤维软骨。

由若干条神经纤维排列成神经束，神经束周围被神经束膜所包绕，多条神经束构成神经，周围被神经外膜包绕，所以周围神经在超声上纵轴位表现为多条平行低回声区（神经束）

周围环绕以高回声的神经束膜和神经外膜,横轴位呈典型的"蜂房状"表现。

四、MRI

当X线或CT不能确定病变、显示不清或怀疑有韧带、三角纤维软骨、肌腱或神经损伤时,可行MRI检查,重点观察远端桡尺关节、腕骨间关节、腕掌关节对位情况,骨质改变,韧带结构,三角纤维软骨,屈肌腱和伸肌腱以及正中神经和尺神经等结构。这些结构虽有各自最佳显示平面,但往往需要结合三个扫描方位及连续多层面观察以综合评估。

(一)骨与关节

观察远端桡尺关节、腕骨间关节、腕中关节以及腕掌关节的对位是否发生异常,骨质信号是否存在异常,是否存在骨髓水肿、隐匿性骨折、骨质硬化、囊变等改变。

(二)韧带

腕关节韧带分为内在韧带和外在韧带,前者又分为掌侧内在韧带、背侧内在韧带及腕骨间韧带,后者分为掌侧外在韧带和背侧外在韧带,并不是每条韧带在MRI平扫上都可清晰显示。

1. 腕骨间韧带　舟月韧带、月三角韧带是重要的腕骨间韧带,掌侧部和背侧部在轴位MR图像上显示清晰,近侧部(膜部)在冠状位显示最清晰。舟月韧带近侧部在冠状面上从掌侧到背侧形状会发生变化,在掌侧通常呈梯形,直接连接于舟骨和月骨的骨皮质;中央呈三角形,连接于舟骨和月骨之间的透明软骨;在背侧则呈带状,连接于舟骨与月骨之间的骨皮质或透明软骨。掌侧部由带状韧带结构间杂有疏松血管结缔组织构成,因而在MR图像上可表现为条纹状不均匀的稍高信号;膜部主要表现为不均匀信号,也有研究报道了膜部的其他信号类型,例如三角形的低信号内部可见稍高信号;背侧部由均匀的横向走行的胶原纤维束构成,因而在MRI上表现为低信号(图1-1-3-3)。

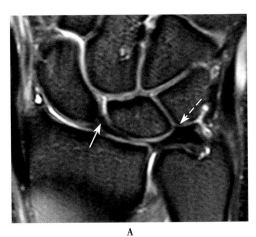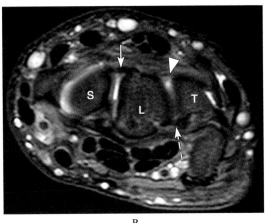

A　　　　　　　　　　　　　　B

图1-1-3-3　正常舟月韧带及月三角韧带的MRI表现

A. PD-FS序列冠状位图像显示舟月韧带膜部(箭)和月三角韧带膜部(虚箭)呈三角形的低信号;
B. PD-FS序列轴位图像显示舟月韧带背侧部(箭)和月三角韧带掌侧部(虚箭)呈条带状低信号,月三角韧带背侧部(箭头)呈条状稍高信号。S,舟骨;L,月骨;T,三角骨

月三角韧带掌侧部及背侧部在轴位表现为带状;近侧部在冠状面观察最佳,多表现为三角形(图1-1-3-3),其中以等边三角形最常见,也可呈带状或线状。此外,月三角韧带在MR

图像上表现的信号特点也存在一些变异,具体可分为:1 型,均匀的低信号,见于 33.8% 的人群;2 型,三角形体部的薄线状高信号、累及月三角韧带膜部的远侧(图 1-1-3-4),该型最常见,见于 45.5% 的人群;3 型,线状高信号同时穿过膜部的近侧及远侧,见于 20.8% 的人群;另外,文献中也有报道增高的信号累及月三角韧带的近侧边,并向三角形体部延伸累及三角形的中央部,而远侧不受累,这种表现可能表示月三角韧带在月骨与三角骨之间发生褶曲,从而在近侧形成一个裂缝,在 MRI 图像上表现为信号增高。

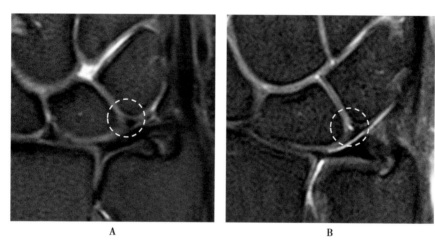

图 1-1-3-4　月三角韧带膜部的信号变异

A. PD-FS 序列冠状位图像显示月三角韧带膜部呈三角形均匀低信号;B. PD-FS 序列冠状位图像显示短线状高信号穿透月三角韧带膜部的远侧,属于 2 型信号变异

值得注意的是,舟月韧带、月三角韧带膜部的穿孔也可见于无症状患者,这种穿孔很少发生于 20 岁以下的人群,但随着年龄增长而更多见,80 岁的人群中,有 50% 可见这种无症状性穿孔,但是发生于舟月韧带背侧部的穿孔则更常见于有症状的人群。

2. 掌侧韧带

(1)掌侧内在韧带:掌侧内在韧带包括舟月韧带、月三角韧带、远排腕骨间韧带和掌侧骨间韧带。掌侧骨间韧带包括舟骨大小多角骨韧带和弓状韧带(图 1-1-3-5),但是往往并不能清晰显示每条韧带,只能根据韧带走行连续多层面观察综合评估。弓状韧带在 MRI 各序列常表现为条纹状信号。

(2)掌侧外在韧带:桡腕侧的桡舟头韧带、长桡月韧带在冠状位最掌侧层面的 MR 图像上可显示其近端起自桡骨茎突,几乎平行向远端、尺侧斜行走行,常表现为条纹状信号,长桡月韧带位于桡舟头韧带的近端及尺侧;在矢状位 MR 图像上,可见桡舟头韧带位于舟骨腰部的掌侧、长桡月韧带的远端(图 1-1-3-6)。在稍向后的

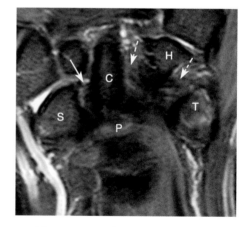

图 1-1-3-5　正常弓状韧带 MRI 表现

PD-FS 序列冠状位图像显示弓状韧带呈条纹状低信号,桡侧支(箭)起自舟骨(S)远极,止于头状骨(C);尺侧支(虚箭)起自三角骨(T)远端及桡侧,越过钩骨(H)掌侧,止于头状骨;二者形成倒"V"形,与月骨之间形成的间隙即为 Poirer 间隙(P)

冠状位掌侧层面可见尺月韧带和尺三角韧带起自掌侧远端桡尺韧带,在矢状位显示最佳(图1-1-3-7)。

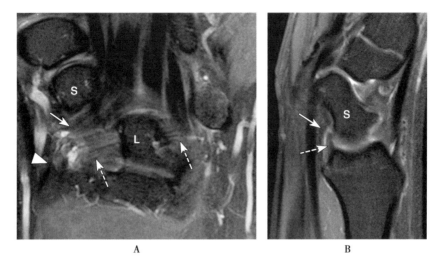

图 1-1-3-6 掌侧桡腕侧外在韧带的 MRI 表现

A. 冠状位 PD-FS 序列图像显示桡舟头韧带(箭)和桡月三角韧带(虚箭)呈条纹状信号,均起自桡骨茎突(箭头),向尺侧斜行走行,桡月三角韧带位于桡舟头韧带的尺侧;此外,该患者的桡舟头韧带和桡月三角韧带于近桡骨茎突附着端尚可见韧带内的小腱鞘囊肿。B. 矢状位 PD-FS 序列图像可见桡舟头韧带(箭)位于舟骨(S)腰部的掌侧及桡月三角韧带(虚箭)的远端。L,月骨

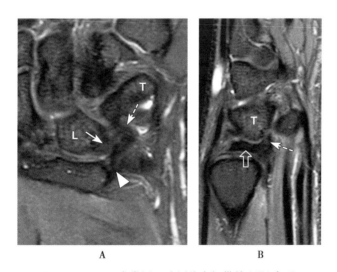

图 1-1-3-7 正常掌侧尺腕侧外在韧带的 MRI 表现

A. 冠状位 PD-FS 序列图像可见尺月韧带(箭)及尺三角韧带(虚箭)起自掌侧远端桡尺韧带(箭头),远端分别止于月骨(L)和三角骨(T);B. 矢状位 PD-FS 图像可见尺三角韧带(虚箭)起自三角纤维软骨(空心箭)的掌侧边缘部,向远端走行止于三角骨(T)的掌侧

3. 背侧韧带

(1) 背侧内在韧带:背侧腕骨间韧带,又称为背侧舟三角韧带,在冠状位背侧层面、轴位近排腕骨水平以及矢状位连续层面表现为连接于舟骨背侧与三角骨之间的低信号结构(图1-1-3-8)。

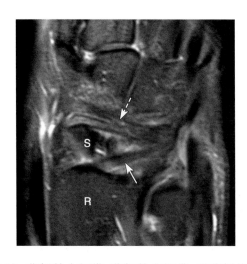

图 1-1-3-8　腕关节背侧韧带的 MRI 表现
背侧桡腕韧带(箭)起自桡骨(R)远端背侧,斜行走行,止于三角骨背侧;背侧腕骨间韧带(虚箭)连接三角骨背侧和舟骨(S)背侧,与背侧桡腕韧带共同形成一个尖端指向三角骨的"V"形韧带结构

（2）背侧外在韧带:背侧外在韧带,即背侧桡腕韧带,或背侧桡三角韧带,在冠状位背侧层面可见起自桡骨远端背侧,与背侧腕骨间韧带构成尖端指向三角骨的"V"形结构(图 1-1-3-8)。

（三）三角纤维软骨复合体

MRI 检查是显示三角纤维软骨复合体(TFCC)解剖及损伤的主要检查方法(图 1-1-3-9)。

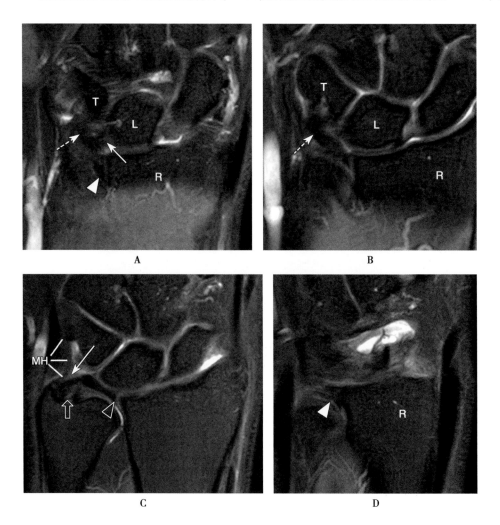

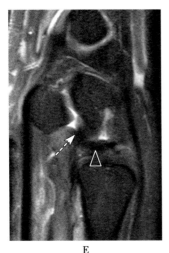
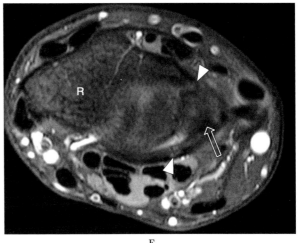

E　　　　　　　　　　　　　　F

图 1-1-3-9　正常三角纤维软骨复合体(TFCC)的 MRI 表现

A~D. 从掌侧向背侧的冠状位 PD-FS 序列图像:最掌侧层面(图 A)可见尺月韧带(实箭)和尺三角韧带
(虚箭)的纤维起自掌侧远端桡尺韧带(实心箭头),远端分别插入月骨(L)和三角骨(T),远端桡尺韧带
起自桡骨(R)掌侧的骨皮质;向后一个层面(图 B)仍可见尺三角韧带(虚箭);中央层面(图 C)可见 TFC
为均匀低信号,桡侧附着端(空心箭头)附着于桡骨远端乙状切迹的透明软骨而呈稍高信号,尺侧附着端
分成两束分别插入尺骨茎突凹和尺骨茎突,两束之间是稍高信号的韧带间隔物(空心箭),腕尺侧可见
尖端指向桡腕的三角形稍高信号的类半月板结构(MH),并可见向远端延伸插入三角骨尺侧面,类半月
板结构与 TFCC 之间可见稍高信号的茎突前隐窝(长实箭);背侧层面(图 D)可见背侧远端桡尺韧带(实
心箭头)呈条纹状信号,起自桡骨(R)背侧的骨皮质,此外,该病例还可见背侧腕间韧带的腱鞘囊肿,在
PD-FS 序列图像上表现为液性高信号。E. 矢状位 PD-FS 序列图像可以清晰显示三角纤维软骨(空心箭
头)呈均匀低信号,尺三角韧带(虚箭)起自三角纤维软骨的掌侧边缘。F. 轴位 PD-FS 序列图像显示掌、
背侧远端桡尺韧带(实心箭头)分别位于三角纤维软骨(空心箭)的掌、背侧边缘,分别起自桡骨(R)远端
掌、背侧的骨皮质

冠状位上,TFC、三角韧带、类半月板结构及尺三角韧带等可以清晰显示。关节盘由
纤维软骨构成,在 MRI 各序列主要表现为低信号,在冠状位通常呈不对称的领结样低信
号;TFC 桡侧连接于桡骨远端乙状切迹的透明软骨,MR 图像上呈稍高信号;TFC 尺侧附着
端多表现为两束,即近侧束和远侧束,分别插入尺骨茎突凹和尺骨茎突,在 MR 图像上常
表现为条纹状稍高信号,两束之间被稍高信号的韧带间隔物所分隔,不要误认为是尺侧附
着端撕裂。类半月板结构在冠状面 PD-FS 图像上表现为位于尺骨与三角骨之间的三角形
稍高信号,向远端连接于三角骨的尺侧缘,与三角纤维软骨之间有一个滑膜间隙称为茎突
前隐窝,与桡腕关节相通,含有少量积液时在 PD-FS 图像上呈液性高信号。在靠近掌侧层
面及靠近背侧层面,沿着桡骨远端乙状切迹的骨皮质分别可见呈条纹状低信号的掌侧及
背侧远端桡尺韧带。此外,冠状位掌侧层面也可见起自掌侧远端桡尺韧带的尺月及尺三
角韧带。

轴位图像上,TFC 呈三角形低信号连接于桡骨远端透明软骨处,沿着 TFC 掌、背侧边缘
分别可见掌、背侧远端桡尺韧带;此外,尺侧腕伸肌腱在轴位显示清晰,有时可见线状低信号
的尺侧腕伸肌腱鞘。

矢状位上的 TFC 呈盘状,外周厚中间薄,此外,尺三角韧带在矢状位显示最清晰(图
1-1-3-7、图 1-1-3-9)。

另外,TFC 的厚度与尺骨变异的程度有关,尺骨正变异时,TFC 厚度变薄,发生撕裂、退变的可能性更大;尺骨负变异时,TFC 走行更加水平、厚度变厚(图 1-1-3-10)。

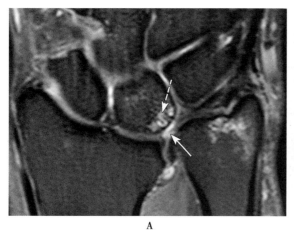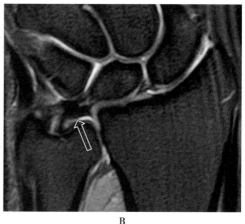

A   B

图 1-1-3-10　三角纤维软骨(TFC)与尺骨变异的关系

A.尺骨正变异,TFC 明显变薄、局部不连续(箭),并可见尺骨撞击综合征所致的月骨局部关节软骨缺损、关节面下骨髓水肿和囊变(虚箭);B.尺骨负变异,TFC(空心箭)走行较水平,厚度也较图 A 中的 TFC 厚

(四) 肌腱

1. 伸肌腱　MR 轴位图像对肌腱的显示最佳(图 1-1-3-11),可清晰显示 6 个伸肌间室、腱鞘及其内走行的肌腱,冠状位可直观显示肌腱全长以及远端插入点。

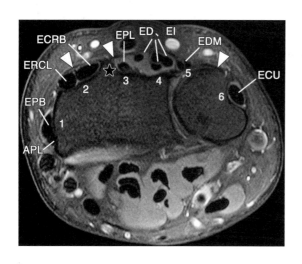

图 1-1-3-11　正常伸肌腱轴位 MRI 表现

远端桡尺关节水平轴位 PD-FS 序列图像,可见背侧伸肌被伸肌支持带(实心箭头)分隔、固定,从桡侧至尺侧分为 6 个间室,其中第 2、3 间室被 Lister's 结节(★)所分隔。APL,拇长展肌腱;EPB,拇短伸肌腱;ECRL,桡侧腕长伸肌腱;ECRB,桡侧腕短伸肌腱;EPL,拇长伸肌腱;ED,指伸肌腱;EI,示指伸肌腱;EDM,小指伸肌腱;ECU,尺侧腕伸肌腱。此外,在 EPL 肌腱内部和 ECU 肌腱中央分别可见条状和点状高信号,这是一种正常表现,不要误认为是肌腱损伤

另外,在 MR 图像上常需注意避免将肌腱表现的一些正常信号改变误认为是异常。位于第 1 伸肌间室的拇长展肌腱常由多个肌束组成,因此在 MR 图像上应避免将这种条纹状信号误认为是肌腱纵向撕裂或腱病。位于第 3 伸肌间室的拇长伸肌腱在 Lister's 结节远端斜行走行,由于魔角效应的影响,在 MR 图像上常可见在 Lister's 结节远端拇长伸肌腱内的高信号(图 1-1-3-11、图 1-1-3-12)。在远端桡尺关节水平的 MR 图像上,常可见 ECU 肌腱中央存在高信号(图 1-1-3-11、图 1-1-3-12),这可能是一种正常表现。因为尺侧腕伸肌由

两个肌腹组成,肌腱由来自于这两个肌腹的螺旋纤维组成,组织学上可见位于肌腱中央的纤维血管组织,因此在 MR 图像上可表现为肌腱内部中央的高信号影,而不应误认为是肌腱撕裂。

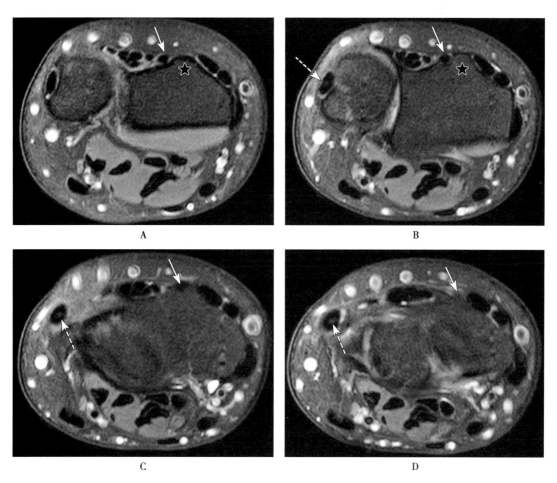

图 1-1-3-12　伸肌腱 MR 信号诊断误区

A~D 为从远端桡尺关节的近端水平至远端连续层面的轴位 PD-FS 序列图像,位于第 3 伸肌间室的拇长伸肌腱(箭)在 Lister's 结节远端可见肌腱内的高信号,这是因为拇长伸肌腱在 Lister's 结节(★)远端呈斜行走行,受魔角效应的影响所致。此外,还可见到尺侧腕伸肌腱内的高信号(虚箭),这也是一种正常表现

2. 屈肌腱　MR 轴位图像同样有利于屈肌腱的显示,并且可直观显示屈肌腱与腕管和正中神经的关系以及屈肌支持带的结构,矢状位可清晰显示尺侧腕屈肌腱、桡侧腕屈肌腱的全长及远端插入点(图 1-1-3-13)。

拇长屈肌腱在腕管远端呈斜行走行,因此也会受到魔角效应的影响,在 MR 图像上可清晰辨认在腕管内走行、位于桡侧腕屈肌腱尺侧的拇长屈肌腱,而在腕管远端的拇长屈肌腱通常与鱼际肌的信号相同而无法清晰辨认,尤其是在自旋回波的 T_1WI 序列图像上。

(五)　神经

正常的正中神经在 MRI 各序列表现为中等信号,高于邻近的肌腱信号,与邻近的肌肉呈等信号,在快速自旋回波 T_2WI 序列呈稍高信号,轴位对显示正中神经与腕管内结构的关系

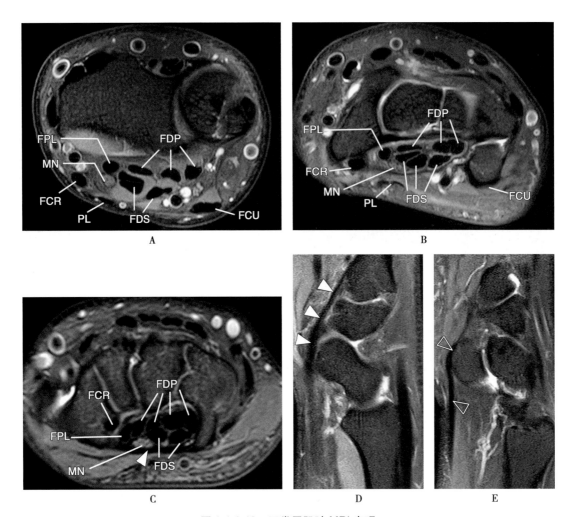

图 1-1-3-13　正常屈肌腱 MRI 表现

A～C 分别为远端桡尺关节水平、近端腕管水平和远端腕管水平的轴位 PD-FS 序列图像,可清晰显示桡侧
腕屈肌腱(FCR)、掌长肌腱(PL)、尺侧腕屈肌腱(FCU)、拇长屈肌腱(FPL)、指深屈肌腱(FDP)和指浅屈
肌腱(FDS)以及与正中神经(MN)的位置关系,箭头示屈肌支持带;D、E 为矢状位 PD-FS 序列图像,分别
显示了桡侧腕屈肌腱(实心箭头)和尺侧腕屈肌腱(空心箭头)的远端走行及插入点

以及腕管结构很有价值。腕管的掌侧边界是屈肌支持带,内侧边界是豌豆骨和钩骨钩,外侧
以舟骨和大多角骨为界,背侧边界是腕骨,其内主要包含正中神经、FDS、FDP、FPL。

通常需要在轴位 4 个解剖水平评价正中神经(图 1-1-3-14):一是远端桡尺关节水平,正
中神经的形状从圆形到椭圆形,位于掌长肌深部、桡侧腕屈肌和拇长屈肌的内侧和浅层、指
浅屈肌的外侧和浅层;二是近端腕管水平,即内侧以豌豆骨为界、外侧以舟骨为界,正中神经
正常表现为轻度扁平状,位于屈肌支持带深层、拇长屈肌腱和指浅屈肌腱的浅层;三是远端
腕管水平,即钩骨钩和大多角骨结节水平,正常的正中神经表现为呈扁平状,与肌腱关系同
腕管近端水平;四是掌骨基底部水平,正中神经发出手指分支。

在 MR 轴位图像上可清晰显示尺神经及 Guyon 管结构。Guyon 管,也称尺管,是位于
腕关节掌尺侧的一个三角形的纤维骨管结构,前方以浅层腕横韧带为界,后方由深层腕横
韧带(或屈肌支持带)为界,内侧以豌豆骨及豆钩韧带为界,外侧及远端以钩骨钩为界(图
1-1-3-15)。

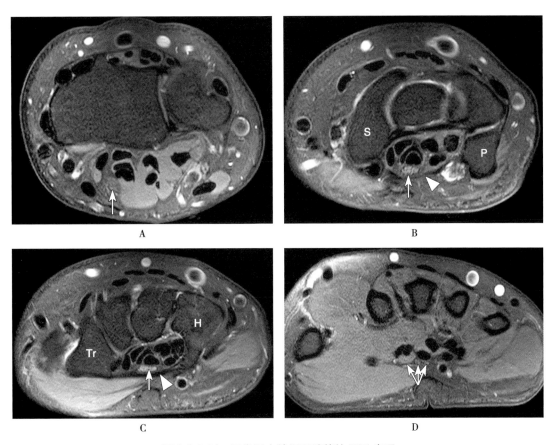

图 1-1-3-14 正常正中神经及腕管的 MRI 表现

A~D 分别为远端桡尺关节水平、近端腕管水平、远端腕管水平和掌骨基底部水平的轴位 PD-FS 序列 MR
图像,可显示正中神经(箭)走行过程中形态发生的变化以及在腕管内的位置,也可清晰显示腕管以及腕
管内的结构。腕管的掌侧边界是屈肌支持带(箭头),内侧边界是豌豆骨(P)和钩骨钩(H),外侧边界是
舟骨(S)和大多角骨(Tr),背侧边界是腕骨

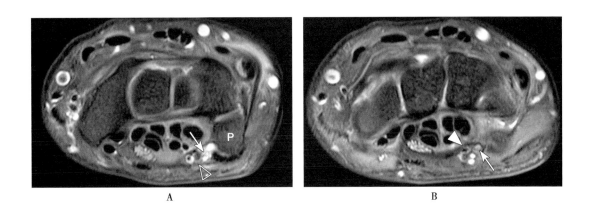

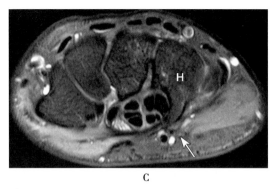
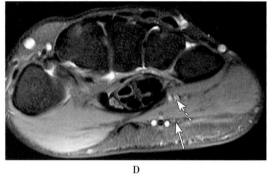

图 1-1-3-15　尺神经及 Guyon 管的 MRI 表现

A~D 为从腕关节近端至远端的轴位 PD-FS 序列图像;A. 豌豆骨水平可见尺神经(箭)及 Guyon 结构,
Guyon 管呈三角形,掌侧边界为浅层腕横韧带(空心箭头),背侧为屈肌支持带,内侧以豌豆骨(P)为界;
B. 可见尺神经(箭),Guyon 管背侧边界为屈肌支持带(实心箭头);C.尺神经(箭)位于钩骨钩(H)的内侧
及掌侧;D. 显示尺神经发出的浅支(箭)和深支(虚箭)

　　与神经相关的一些解剖变异,最常见的是副小指展肌,可见于 24% 的腕关节,可起自腕关节掌侧的外在韧带、掌长肌腱或前臂的筋膜,与小指展肌一起插入小指近节指骨基底部的内侧面。在 MR 的轴位图像上可见位于豌豆骨的桡侧及前方,与 Guyon 管的关系密切,当压迫尺神经时会产生相应症状。通常情况下,蚓状肌在腕管远端水平起自指屈肌腱,但 22% 的人群中可见蚓状肌在腕管内出现(图 1-1-3-16),可能会引起腕管综合征,尤其是当蚓状肌肌腹肥大时。

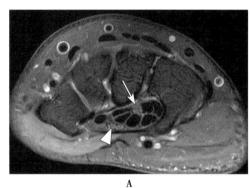
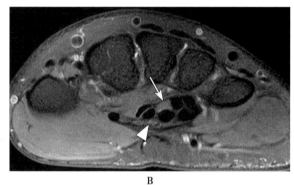

图 1-1-3-16　蚓状肌解剖变异

A、B. 轴位 PD-FS 序列图像可见在蚓状肌(箭)异常出现在腕管内,箭头示正中神经

（詹惠荔　袁慧书）

第四节　临 床 查 体

　　腕关节结构复杂,其解剖结构、生物力学、运动学及病理改变均具有特征性,掌握上述特点对于腕关节的临床评估非常关键。多数腕关节疾患可以通过临床查体而获得初步的诊断,进一步结合影像学检查、关节镜检查等获得确诊。腕关节的临床评估包括病史采集、视

诊及查体。其中,临床查体最为关键。具体检查内容包括腕关节的活动范围、压痛点、诱发试验,以及异常活动等。

一、病史采集

详尽的病史有助于采取具有针对性的临床检查。采集的病史包括年龄、优势手、职业及业余爱好、受伤机制、症状持续时间、既往的疾病史,以及就诊前的相关处理或治疗措施等。

二、临床查体

(一) 视诊

临床查体从上肢的视诊开始。检查双侧腕关节并进行对比,观察肿胀的范围、皮肤的颜色与质地、包块和皮肤瘢痕。腕关节或手指畸形表示可能存在骨关节病变,如骨关节炎、骨折畸形愈合或先天性畸形等。尺骨头突出通常代表远侧桡尺关节(DRUJ)损伤,关节掌侧移位及旋后通常提示韧带松弛或损伤。局部膨隆可能存在腱周滑膜炎等。

(二) 活动范围

腕关节的活动范围(ROM)包括腕关节屈曲、背伸、桡偏、尺偏、旋前及旋后,同时还应注意检查肩关节及肘关节的代偿活动。主、被动活动范围均应测量记录。ROM 的正常范围变异很大,为了更加准确地判断活动范围,应与对侧相对比。正常的腕关节 ROM 约为背伸80°,掌屈70°,尺偏45°,桡偏25°,旋前与旋后80°。腕关节的功能活动范围,Palmer 认为掌屈5°,背伸30°,桡偏10°,尺偏15°。

(三) 触诊及诱发试验

被检查者的肘关节置于一张矮桌上,检查者固定前臂远端。压痛点的检查通常应该从没有症状的部位开始。检查者应对表面解剖非常熟悉,触痛最明显的区域与其下方的骨及软组织结构有关,而诱发试验是为了进一步引出症状,从而确认导致患者症状的骨、关节、韧带、肌腱及神经损伤。腕关节不稳定通常是通过诱发试验产生异常弹响、疼痛及活动范围受限来进行诊断。

由于腕关节涉及的结构众多,选择合理的检查顺序非常关键。Brown 和 Lichtman 提出了分区检查的方法,并阐述了系统检查腕关节的顺序。他们将腕关节分为 5 区:3 个背侧区,2 个掌侧区,检查每一区的每一个结构,有助于检查者定位患者的症状所在,并进行鉴别诊断。

1. 桡背侧区　桡背侧区的解剖结构包括桡骨茎突、舟骨、舟大小多角骨关节(STT)、第 1 腕掌关节(CMC)、大多角骨、第 1 掌骨、第 1 和 3 伸肌间室内的肌腱及桡神经背侧支。

从近端的桡骨茎突检查开始。桡骨茎突为腕关节桡侧显著的骨性突起,其远端为鼻烟窝结构。鼻烟窝的尺背侧边界为拇长伸肌腱(EPL),桡掌侧为拇长展肌腱(APL)及拇短伸肌腱(EPB)。此部位压痛可能代表骨折、桡腕关节韧带损伤、慢性舟月分离导致的桡舟关节炎(SLAC 腕)、舟骨骨折不愈合或不稳定所致的关节退变(SNAC 腕)。腕关节尺偏时,桡骨茎突的远端,在鼻烟窝基底可触及舟骨。此部位压痛多代表骨折、不愈合、不稳定或关节炎。继续向远端检查 STT 关节,局部压痛及触及骨性突起表示 STT 损伤或关节炎。大多角骨位于 STT 关节远端。拇、小指对捏，腕关节尺偏时，大多角骨表浅，易于触及。局部压痛或被动桡偏时疼痛多表示骨折或关节炎。

大多角骨远端，为第 1 腕掌关节（CMC）及第 1 掌骨基底。屈曲第 1 掌骨，自远端沿第 1 掌骨背侧皮质向近端触诊，至凹陷处即为 CMC 关节，此部位压痛多表明存在骨折或关节炎。此部位骨折包括第 1 掌骨基底骨折（Bennett 及 Rolando 骨折）及大多角骨骨折。拇指 CMC 关节炎为常见疾病，可由局部压痛或拇指 CMC 关节研磨试验诱发疼痛。CMC 关节研磨试验是指在第 1 掌骨施加轴向应力，同时在大多角骨表面旋转及平移，出现疼痛或摩擦感为阳性。CMC 关节松弛多继发于 CMC 关节炎或关节囊损伤（CMC 关节半脱位或脱位）导致的关节不稳定。关节稳定性检查需要与对侧相对比，以排除正常的关节韧带松弛。

拇指背伸及外展时，可见第 1 伸肌间室内的拇长展肌腱（APL）及拇短伸肌腱（EPB）。桡骨茎突狭窄性腱鞘炎时，桡骨茎突部位饱满、压痛明显，并可触及增厚的腱鞘结构。Finkelstein 试验是该病敏感度很高的诱发试验，嘱受试者用 2~5 指握住拇指，被动尺偏腕关节，腕关节桡侧出现疼痛即为阳性。拇长伸肌腱（EPL）为第 3 伸肌间室内唯一的肌腱，让受试者将手掌平放于检查桌上，单独将拇指抬起即可触及该肌腱。拇指背伸旋后位时，拇长伸肌腱最易触及，若受试者不能完成该动作，则可能存在 EPL 断裂、粘连或麻痹。其中，EPL 自发断裂是无移位的桡骨远端骨折常见的并发症。EPL 的自发断裂可能与肌腱卡压于骨折断端或伸肌支持带下方的骨痂内造成，也可能由于第 3 伸肌间室内血肿压迫肌腱造成肌腱缺血断裂。EPL 腱鞘炎，也称为"鼓手麻痹"，表现为 Lister 结节尺侧第 3 伸肌间室部位的压痛。

交叉综合征是指拇长展肌腱（APL）和肌腹与桡侧腕短伸肌腱（ECRB）、桡侧腕长伸肌腱（ECRL）在第 2 伸肌间室近端交叉部位长期磨损引起的病变。拇长展肌腱滑囊（交叉滑囊）的摩擦导致炎性肌腱病变。该病多见于拇指外展握拳体位运动的人群，如划船或越野滑雪等。腕关节活动及桡偏时，在桡骨茎突近端 4~5cm 可触及摩擦感或捻发感。

桡神经背侧感觉支（DRSN）途经桡背侧区内。DRSN 在肘关节水平自桡神经发出后，走行于肱桡肌与 ECRL 之间，在腕关节水平，其走行表浅，容易激惹。DRSN 引起的局部疼痛称为 Wartenberg 综合征，表现为手桡背侧麻木、麻痛感或烧灼样疼痛，Tinel 叩击前臂桡侧中远段可诱发支配区的放电感。当前臂旋前时，ECRL 肌腱与肱桡肌呈剪刀状交叉，导致局部疼痛加重。

2. 背侧中央区　背侧中央区内的结构包括桡骨远端背侧缘、Lister 结节、舟月间隙、第 2、第 3 腕掌关节、月骨及头骨；软组织结构包括第 2 和第 4 伸肌间室内的肌腱和骨间背侧神经（PIN）。

沿桡骨茎突，自桡侧向尺侧可触及桡骨远端背侧缘，此部位压痛提示桡骨远端骨折、腕骨背侧不稳定或桡舟关节撞击（体操运动员腕）。这种撞击多由反复腕关节过伸，导致舟骨撞击桡骨远端背侧缘所致。

Lister 结节是腕关节背侧最易触及的骨性突起，也是腕背重要的标志。腕关节过度屈曲时，Lister 结节远端尺侧的圆形突起为月骨，该部位压痛可以提示月骨挫伤、骨折或 Kienbock 病。

舟月间隙位于 Lister 结节远端 1cm 处，位于第 3、第 4 伸肌间室之间，此处压痛提示舟月韧带损伤、腕背腱鞘囊肿或腕背综合征（舟月局限性滑膜炎）。腕背综合征的诱发试验为伸指试验。受试者腕关节屈曲，中指抗阻力伸直，若舟月间隙诱发疼痛，即可诊断腕背综合征。

舟月韧带损伤可以造成舟骨不稳定及舟骨旋转半脱位，即舟骨屈曲，而月骨和三角骨发生背伸，即 DISI 畸形。舟月分离发生继发的不稳定，可以通过舟骨移位试验证实。检查者用拇指按压舟骨结节，将腕关节自尺偏转向桡偏。正常情况下，腕关节桡偏时，舟骨会发生屈曲以适应大、小多角骨与桡骨远端的间隙减小。而在舟月分离时，在舟骨结节加压的情况下桡偏腕关节，舟骨近极将滑向桡骨背侧缘，并造成舟月间隙的疼痛不适。当舟骨结节的压力解除时，舟骨近极复位，可伴有弹响。舟月冲击试验或剪切试验也可用于诊断舟月不稳定。进行该试验时，检查者的拇指、示指固定舟骨，另一只手固定月骨，自背侧向掌侧移动舟骨，并与对侧对比，如果出现疼痛和/或舟骨活动度增大，即为舟骨冲击试验阳性。

腕关节背侧中央区的包块多为腕背腱鞘囊肿。腕背腱鞘囊肿多来自舟月韧带，从背侧关节囊突出。表现为轻度疼痛，质地柔韧，大小多变，腕关节屈曲时更易触及。隐性囊肿临床检查时不易触及，但临床表现相同，常需进一步的影像学检查，如超声或核磁进行确诊。

舟月间隙远端为舟骨和月骨与头骨间的关节面，此部位压痛多提示骨折或 SLAC 导致的头月关节炎。腕关节屈曲时，容易触及第 2 及第 3 掌骨基底，压痛多提示 CMC 关节损伤。腕背隆突综合征为第 2、3 掌骨基底骨性突起，典型的腕背隆突综合征通常并无症状，但易激惹局部软组织产生症状。

ECRL 及 ECRB 肌腱分别止于第 2 及第 3 掌骨基底，当沿肌腱走行压痛，尤其是抗阻力背伸腕关节疼痛时，提示肌腱周围炎症。若患者不能充分伸直手指，应怀疑指总伸肌腱（EDC）发生断裂或粘连。肌腱断裂可以继发于类风湿性关节炎或背侧放置的内固定物直接磨损。

骨间背侧神经（PIN）在前臂近端支配拇指与手指的伸肌，终末支构成腕背侧关节囊及桡舟月韧带（Testut 韧带）的感觉神经，该神经与腕关节疼痛及囊肿疼痛相关。骨间背神经的终末支位于 Lister's 结节尺侧，第 4 伸肌间室深面。

3. 尺背侧区　尺背侧区的结构包括尺骨头、尺骨茎突、远侧桡尺关节（DRUJ）、三角纤维软骨复合体（TFCC）、月三角间隙（LT）、钩骨、三角骨、第 4 和第 5 CMC 关节及尺侧腕伸肌腱（ECU）。

尺骨头为腕关节尺背侧的圆形骨性突起，易于触及，前臂旋前时，更为突出。尺骨头骨折或 DRUJ 关节炎时，局部会出现压痛。尺骨茎突位于尺骨头远端及掌侧，此部位压痛多提示尺骨茎突骨折或骨折不愈合，尺骨茎突基底（隐窝区）压痛则提示三角纤维软骨（TFC）损伤。

DRUJ 由桡骨尺侧切迹及尺骨头构成，当关节不匹配时，可以表现为尺骨头突出且不稳定，尤其在前臂极度旋转时更为明显。关节炎多表现为前臂旋转时疼痛。琴键征用于评估 DRUJ 掌、背侧的松弛及不稳定，检查时固定桡骨，抓住尺骨头，掌、背侧方向移动，并与对侧 DRUJ 比较,当活动度增加或疼痛时,即表明 DRUJ 不稳定。尺骨压迫试验是指将尺骨头向桡骨尺侧切迹方向挤压,如果患者存在 DRUJ 关节炎,前臂旋转时,会诱发疼痛。

TFCC 为支持 DRUJ 及尺侧腕骨的复合体结构,其组成包括中央软骨盘、远侧桡尺关节的掌、背侧韧带、腕关节尺侧韧带及 ECU 腱鞘。TFCC 位于腕关节尺背侧的尺骨头与三角骨之间。隐窝位于尺骨茎突基底,在尺骨茎突与尺侧腕屈肌腱之间,如有压痛,应考虑 TFCC 损伤的可能性,即"隐窝征"。TFCC 研磨试验用于判断是否存在 TFCC 损伤或尺腕撞击。嘱受试者腕关节尺偏,旋转前臂并轴向加压,如诱发疼痛、咔嗒声、捻发感,若诱发出上述症状,则为阳性结果。尺侧腕骨掌侧松弛及旋后提示尺腕韧带或 TFCC 损伤,导致尺腕关节不稳定。豌豆骨推移试验也有助于诊断尺腕关节不稳定,在豌豆骨掌侧向背侧加压,将腕骨复位,若诱发捻发感、咔嗒声或疼痛,则为阳性。

腕关节桡偏时,沿腕关节尺侧可触及三角骨,其位于尺骨茎突远端,在 ECU 及 FCU(尺侧屈腕肌腱)之间的"尺侧鼻烟窝"内,此部位压痛多提示三角骨骨折或月三角韧带损伤或不稳定,有时也会误诊为 TFCC 损伤。另外,第4、第5掌骨基底近端可触及钩骨,钩骨体和钩骨钩骨折多表现为钩骨背侧压痛。

腕中关节不稳定表现为疼痛、肿胀及三角钩关节背侧压痛,三角钩关节背侧韧带或掌侧弓形韧带(三角钩头韧带)松弛或损伤可以导致腕中关节不稳定,其特征性表现为腕关节尺侧掌侧结构松弛,腕关节由桡偏转向尺偏时,可以诱发弹响。

月三角(LT)间隙在沿环指序列,位于月骨尺侧。LT 冲击试验时,固定月骨,另一只手向掌背、侧推移三角骨,若出现疼痛、咔嗒声或松弛,即为阳性结果。月三角加压剪切试验时,固定月骨,向三角骨-豌豆骨复合体施加向背侧的应力,同时将腕关节尺偏及桡偏,若 LT 损伤,则会诱发疼痛及弹响。

尺侧腕伸肌腱(ECU)位于第6伸肌间室内,前臂旋前或主动尺偏时,在尺骨茎突与第5掌骨基底之间可触及,抗阻力尺偏出现压痛或疼痛、屈腕尺偏(类似于投掷标枪的活动)时疼痛多提示腱鞘炎。旋后尺偏时,ECU 出现弹响,可诊断 ECU 半脱位。正常情况下,ECU 腱鞘可控制 ECU 肌腱位于其套状结构中,当 ECU 腱鞘损伤时,肌腱可弓弦样绷起,移位至尺骨茎突尺掌侧,出现 ECU 半脱位。

4. 桡掌侧区　桡掌侧区的解剖结构包括桡骨茎突、舟骨结节、STT 关节、桡侧腕屈肌腱(FCR)、掌长肌(PL)、桡动脉、指屈肌腱及正中神经。

桡骨茎突与 STT 关节在桡背侧区已有描述。舟骨结节部位压痛多提示舟骨骨折、骨折不愈合或 STT 关节炎,舟骨结节也是上述 Watson 舟骨移位试验的按压部位。

前臂掌侧皮下可轻易触及 FCR 与 PL 肌腱。FCR 与桡动脉之间肿胀或肿物可能提示腕掌侧腱鞘囊肿。FCR 肌腱位于舟骨结节尺侧,其作用为屈曲和桡偏腕关节,肌腱走行沿线压痛或饱满提示 FCR 肌腱炎。PL 肌腱位于 FCR 尺侧,87% 的正常人群有 PL 肌腱。拇指和小指对掌,主动屈曲腕关节时,最易触及 PL。

桡动脉位于 FCR 肌腱的桡侧,Allen 试验用来检查桡动脉与尺动脉的通畅。该试验需要重复两次,第一次评估桡动脉的通畅情况,第二次用来评估尺动脉的通畅情况。受试者用力握拳,检查者在桡动脉与尺动脉部位同时压迫,压闭两根动脉,然后患者快速屈伸手指,直至手的颜色变白,然后放松桡动脉,观察手掌血液充盈的情况,如果手掌没有血液充盈,则证明桡动脉堵塞;重复试验以检查尺动脉的通畅情况。

指屈肌腱包括指深屈肌腱(FDP)及指浅屈肌腱(FDS),拇指的屈肌腱为拇长屈肌腱(FPL),上述肌腱均位于腕管内。腕管的边界如下:掌侧为腕横韧带,尺侧为钩骨、三角骨及豆状骨,桡侧为大多角骨及舟骨。腕关节水平触及指屈肌腱区域饱满时,提示指屈肌腱滑膜炎。

正中神经及掌皮支也位于桡掌侧区内。掌皮支通常由腕横纹近端6cm自正中神经发出,走行于PL及FCR肌腱之间,支配手掌感觉。掌皮支损伤可能导致痛性神经瘤,其损伤后的感觉异常区位于手掌桡侧,并非手指,这一特征与腕管内正中神经病变相区别。正中神经与指屈肌腱和FPL一起走行于腕管内,位于PL肌腱的深层。正中神经发出返支支配大鱼际肌肉,其余部分发出多根指总神经,支配桡侧手指的感觉。

腕管综合征是正中神经在腕横韧带水平卡压的病变,是最常见的周围神经卡压。患者主诉多为桡侧三个半手指感觉异常、感觉减退、疼痛及夜间麻醒,腕管综合征的诱发试验可辅助诊断。在腕关节水平叩击正中神经的体表走行,若出现正中神经分布区(拇指、示指、中指及环指的桡侧半)产生麻木及放射性疼痛,则Tinel征阳性。Phalen试验包括被动屈曲腕关节60s,阳性表现为诱发出正中神经分布区的感觉异常或感觉减退;反向Phalen试验时,被动背伸腕关节60s,阳性表现为诱发出患者出现正中神经分布区的感觉异常或感觉减退。NCV及EMG检查可以确诊腕管综合征。

腕关节掌侧囊肿常位于桡掌侧区,囊肿近端与桡动脉相邻。囊肿多来源于FCR腱鞘、STT关节,少数来源于桡腕关节。临床表现为腕桡掌侧的质韧、无压痛的肿物,在腕关节背伸时更为突出,可以通过透光试验、超声或核磁检查以确诊。

5. 尺掌侧区　尺掌侧区的解剖结构包括豌豆骨、钩骨的钩部、FCU、尺神经和尺动脉。

豌豆骨为小鱼际基底部分的籽骨,位于FCU肌腱纤维内,三角骨掌侧,此部位压痛提示豌豆骨骨折可能。三角豆剪切试验时,向背侧压迫豌豆骨,同时进行尺侧及桡侧的剪切移动,若诱发疼痛或捻发感,即可诊断三角豆关节炎。

钩骨钩部位于豌豆骨的远端和桡侧,该部位压痛提示钩部骨折,但部分病例也表现为腕关节背侧疼痛。腕关节尺偏时,抗阻力屈曲环小指可以加重疼痛。腕管位X线检查或CT可以确诊。钩骨钩骨折导致的水肿可压迫走行于Guyon管的尺神经,患者表现为尺神经分布区的运动及感觉障碍。

尺神经血管束走行于FCU肌腱的桡背侧,于腕部进入Guyon管,尺动脉多位于尺神经的桡侧。尺神经在Guyon管内分出运动支和感觉支。手掌尺侧反复的挤压可以导致尺动脉血栓,即小鱼际撞击综合征。Allen试验时,尺动脉检查为阳性,并且血栓会导致局部疼痛、皮温降低及尺神经感觉支受压。此外,尺神经感觉支受压也可见于腕关节尺侧持续压迫,常见于远距离的自行车骑手,也称为"自行车骑手麻痹"。Guyon管处的囊肿可以压迫尺神经运动支,该处Tinel叩击征阳性提示存在神经压迫。尺神经运动支损伤表现为:第一背侧骨间肌萎缩、尺侧两指的爪型手畸形、手指交叉试验阳性、Wartenberg征及Froment征阳性。

FCU肌腱位于皮下,腕关节屈曲、尺偏,小指外展时,容易触及。沿肌腱向远端可触及豌豆骨、钩骨钩及第5掌骨基底。当出现肌腱的体表投影压痛及饱满,抗阻力屈腕疼痛时,均提示 FCU 肌腱炎。

(四) 整体检查

整体检查有助于全面评估腕关节损伤的程度。

腕骨摇摆试验:握住受试者的前臂,被动摇摆或被动屈伸腕关节,检查时出现疼痛表明腕关节存在病损,若患者无抵抗或不适表现,则提示腕关节病变程度较轻。

扶手试验:嘱受试者坐在带扶手的椅子上,双手支撑身体离开座位。该试验增加了腕关节的轴向应力,对于存在明显腕关节病变或滑膜炎的患者来说,很难完成该试验。

握力检查:该检查可以量化对比双侧的握力。使用 Jamar 握力器,测试 5 个位置的握力,正常情况下,会产生一个钟形曲线。握力检查时,采取标准体位,即受试者前臂中立位,肘关节屈曲 90°位。当 Jamar 的距离调至最小距离(1 英寸)时,检测内在肌的力量;而调整至最大距离(3 英寸,1 英寸≈2.54cm)时,检测外在肌的力量;中间距离(2 英寸)是内在肌和外在肌的共同作用,为最大握力,是钟形曲线的峰值。腕关节疼痛时,也会产生正常的钟形曲线,但力量明显减弱。如果受试者在所有距离间隙握力相同,握力曲线为直线时,应怀疑受试者未使用全力。

捏力检查:共有 3 种基本的捏持方式,包括夹持、指腹与侧方对捏和指腹对捏,可以使用捏力测试器进行量化评估。捏持力是评估患者进行日常生活的特殊行为能力的指标,也是评估拇指力量的试验,CMC 或 STT 关节炎、MCP(掌指关节)不稳定、尺神经麻痹、AIN(骨间掌侧神经)麻痹时,捏持力较对侧减低。

神经功能检查:桡神经背侧支支配腕关节桡背侧、拇指、示指与中指背侧的感觉,骨间背侧神经支配腕背侧关节囊的感觉,尺神经腕背支支配腕关节尺背侧、环小指背侧感觉,尺神经支配手部内在肌、小鱼际肌的运动功能及环、小指掌侧的感觉,正中神经返支支配大鱼际肌运动,感觉支配拇指、示指、中指及环指桡侧半的感觉,正中神经掌皮支及尺神经支配手部掌侧皮肤感觉。

神经功能的检查手段包括:阈值试验检查神经卡压,音叉测试振动觉,Semmes-Weinstein 单丝测试轻触觉,两点辨别试验(静态及动态)有助于确定神经分布密度。临床检查不明确的病例需要进一步行肌电图(EMG)及神经传导速度(NCV)检查。

综上所述,腕关节的临床检查需要掌握腕关节的解剖、生物力学、运动学及病理变化。全面的临床评估包括采集详尽的病史,系统的物理检查,包括视诊、触诊及诱发试验。多数腕关节疾病,通过全面的临床检查,辅助影像学检查(X 线、CT、MRI 等),可以明确诊断。此外,结合诊断性药物注射,以及关节镜检查,有助于获得复杂性腕关节疾病的最终诊断。

(宫丽华 杨勇)

参 考 文 献

1. Vezeridis PS,Yoshioka H,Han R,et al. Ulnar-sided wrist pain. Part. I. Anatomy and physical examination[J]. Skeletal Radiol,2010,39(8):733-745.

2. Pedowitz R,Chung CB,Resnick D. Magnetic Resonance Imaging in Orthopedic Sports Medicine[M]. New York:

Springer-Verlag,2008.

3. Thomas H. Berquist. MRI of the musculoskeletal system[M]. 6th ed. Philadelphia: Lippincott Williams & Wilkins,2013.

4. Chung CB,Steinbach LS. MRI of upper extremity: shoulder,elbow,wrist and hand[M]. Philadelphia: Lippincott Williams & Wilkins,2010.

5. Brown RR,Fliszar E,Cotton A,et al. Extrinsic and intrinsic ligaments of the wrist: normal and pathologic anatomy at MR arthrography with three-compartment enhancement[J]. Radiographics,1998,18(3):667-674.

6. Theumann NH,Pfirrmann CW,Antonio GE,et al. Extrinsic carpal ligaments: normal MR arthrographic appearance in cadavers[J]. Radiology,2003,226(1):171-179.

7. Bencardino JT,Rosenberg ZS. Sports-related injuries of the wrist: an approach to MRI interpretation[J]. Clin Sports Med,2006,25(3):409-432.

8. Berger RA. The anatomy of the ligaments of the wrist and distal radioulnar joints[J]. Clin Orthop Relat Res,2001(383):32-40.

9. Bateni CP,Bartolotta RJ,Richardson ML,et al. Imaging key wrist ligaments: what the surgeon needs the radiologist to know[J]. AJR Am J Roentgenol,2013,200(5):1089-1095.

10. Zlatkin MB,Rosner J. MR imaging of ligaments and triangular fibrocartilage complex of the wrist[J]. Magn Reson Imaging Clin N Am,2004,12(2):301-331.

11. Schmitt R,Froehner S,Coblenz G,et al. Carpal instability[J]. Eur Radiol,2006,16(10):2161-2178.

12. Carlsen BT,Shin AY. Wrist instability[J]. Scand J Surg,2008,97(4):324-332.

13. Buck FM,Gheno R,Haghighi P,et al. Ulnomeniscal homologue of the wrist correlation of anatomic and MR findings[J]. Radiology,2009,253(3):771-779.

14. Clavero JA,Golanó P,Fariñas O,et al. Extensor mechanism of the fingers: MR imaging-anatomic correlation[J]. Radiographics,2003,23(3):593-611.

15. Bencardino JT. MR imaging of tendon lesions of the hand and wrist[J]. Magn Reson Imaging Clin N Am,2004,12(2):333-347.

16. Plotkin B,Sampath SC,Sampath SC,et al. MR imaging and US of the wrist tendons[J]. Radiographics,2016,36(6):1688-1700.

17. Pfirrmann CW,Zanetti M. Variants,Pitfalls and asymptomatic findings in wrist and hand imaging[J]. Eur J Radiol,2005,56(3):286-295.

18. Burns JE,Tanaka T,Ueno T,et al. Pitfalls that may mimic injuries of the triangular fibrocartilage and proximal intrinsic wrist ligaments at MR imaging[J]. Radiographics,2011,31(1):63-78.

19. Bordalo-Rodrigues M,Amin P,Rosenberg ZS. MR imaging of common entrapment neuropathies at the wrist[J]. Magn Reson Imaging Clin N Am,2004,12(2):265-279.

20. Watanabe A,Souza F,Vezeridis PS,et al. Ulnar-sided wrist pain. Part. II. Clinical imaging and treatment[J]. Skeletal Radiol,2010,39(9):837-857.

21. Lee RK,Griffith JF,Ng AW,et al. Imaging of radial wrist pain. I. Imaging modalities and anatomy[J]. Skeletal Radiol,2014,43(6):713-724.

22. Adam Greenspan,Javier Beltran. 实用骨科影像学. 白荣杰,殷玉明,娄路馨,等译. 北京:科学出版社,2018.

23. Blum AG,Zabel JP,Kohlmann R,et al. Pathologic conditions of the hypothenar eminence: evaluation with multidetector CT and MR imaging[J]. Radiographics,2006,26(4):1021-1044.

24. 邦特歌,美皮诺. 放射技术与相关解剖. 6 版. 王继琛,译. 北京:北京大学医学出版社,2008.

25. Taljanovic MS,Goldberg MR,Sheppard JE,et al. US of the intrinsic and extrinsic wrist ligaments and triangular

fibrocartilage complex-Normal anatomy and imaging technique[J]. Radiographics,2011,31(1):e44.

26. Lee JC, Healy JC. Normal sonographic anatomy of the wrist and hand[J]. Radiographics,2005,25(6):1577-1590.

27. Brown JM,Yablon CM,Morag Y,et al. US of the peripheral nerves of the upper extremity:a landmark approach[J]. Radiographics,2016,36(2):452-463.

第二章　韧带损伤与腕关节不稳定

第一节　概　　述

一、腕关节的稳定结构

腕关节的稳定结构分为静态稳定结构(包括腕骨、韧带)、腕关节囊及动态稳定结构(包括周围的肌肉组织及肌腱),使得静息时腕骨排列能够保持正常以及运动负荷时腕关节得以保持稳定。三角纤维软骨复合体(TFCC)是远端桡尺关节的主要稳定结构(详见后述);舟月韧带(SLL)和月三角韧带(LTL)主要维持近排腕骨的稳定性;桡腕关节的稳定性主要靠掌侧的桡舟头韧带(RSCL)、桡月三角韧带(RLTL)以及背侧的桡腕韧带(DRCL)维持;腕中关节掌侧主要由舟头韧带(SCL)和三角钩头韧带(THCL)、背侧主要靠背侧腕间韧带(DICL)维持稳定;远排腕骨横向的稳定性主要由屈肌支持带和腕间韧带维持。

二、腕关节运动学

腕关节的运动包括屈伸运动和桡/尺偏运动,不仅承受来自外源性应力的作用,还受到来自肌肉收缩的内源性应力的影响,所有应力传递至远排腕骨,然后向近排腕骨传递。远排腕骨之间由于韧带连接紧密,其间鲜有运动,所以被认为是一个功能单位;而近排腕骨可以看作是一个镶嵌块,其上没有肌腱附着,且腕骨之间的韧带连接不如远排腕骨紧密,参与腕关节运动的构成。在轴向应力的作用下,月骨和三角骨倾向于背伸,而舟骨倾向于掌屈,月骨可视为近排腕骨的一个中间体或嵌体,借助韧带结构与周围骨骼连接,随舟骨和三角骨而运动,传导应力、分散负荷,从而抵消舟骨掌屈、月骨和三角骨背伸的趋势,保持腕关节的稳定。当月骨与周围骨骼的联系被破坏时,则会打破腕关节的稳定状态,从而发生相应的腕关节不稳。舟月韧带撕裂会导致中间体或嵌体背伸不稳定,月三角韧带撕裂会导致中间体或嵌体掌屈不稳定,均是近排腕骨之间应力失衡的表现。此外,在月骨与头状骨之间无韧带结构连接,为关节囊的薄弱区,位于掌侧的薄弱区称为 Poirier 间隙,月骨易通过 Poirier 间隙发生掌侧脱位。

三、腕关节不稳的病因及发病机制

腕关节不稳是指腕骨之间不能保持正常的解剖排列顺序,大多数的腕关节不稳定是由急性或腕关节的反复损伤、退行性改变所致,内在韧带和外在韧带损伤、骨折或骨折畸形愈合、上述两种原因的复合都会导致腕关节不稳。过伸损伤常会导致桡侧的韧带损伤,偶发的过度旋前损伤常会导致腕关节尺侧的不稳定。另外,一些创伤的后遗症,比如桡骨远端骨折后畸形愈合导致的关节异常倾斜,也会导致腕关节的不稳定。此外,一些非创伤性因素,包括腕骨的缺血性坏死、系统性炎症性疾病(例如焦磷酸钙羟磷灰石沉积症、类风湿性关节炎等)、神经性功能紊乱(例如脊髓空洞症等)以及一些腕部特定的先天性畸形(例如马德隆畸形等),也会导致腕关节的不稳定。

四、腕关节不稳的分类

腕关节不稳定的分类方法很多,其中一种根据月骨移位的方向,分为背侧不稳定和掌侧不稳定。背侧不稳定最常见,月骨向背侧倾斜,又称为中间体或嵌体背伸不稳定(dorsal intercalated segment instability,DISI);掌侧不稳定与 DISI 相对应,又称为中间体或嵌体掌屈不稳定(volar intercalated segment instability,VISI),是指月骨异常向掌侧倾斜。

还有一种分类方法是 Mayo 分类,腕关节不稳定分为分离型腕关节不稳定(carpal instability dissociative,CID)、无分离型腕关节不稳定(carpal instability nondissociative,CIND)、适应型腕关节不稳定(carpal instability adaptive,CIA)和复合型腕关节不稳定(carpal instability complex,CIC)。同时,这些不稳定又可分为静态型不稳或动态型不稳。静态型不稳是指静息状态下腕骨排列异常,在放射学检查上可检测到腕骨排列的异常,而动态型不稳则是指静息状态下腕骨排列正常,在临床检查或腕关节做特定运动、应力情况下表现出腕骨排列的异常。CID 常发生于内在韧带损伤,从而引起同一排腕骨之间排列不良;远排 CID 不常见,而近排 CID 最常见,放射学检查可见 DISI 畸形或舟月分离以及由于 LTL 撕裂所致的 VISI 畸形。CIND 则通常是由于外在韧带损伤,同一排腕骨之间仍保持稳定,而近排与远排腕骨之间或桡骨与近排腕骨之间发生不稳定,即腕中关节不稳定或桡腕关节不稳定。CIND 进一步可分为掌侧 CIND、背侧 CIND 以及复合型 CIND。CIA 是指腕关节以外的结构发生异常导致的腕关节不稳定,最常见的是桡骨远端骨折不愈合造成的腕骨结构适应型排列异常,导致不稳定发生。此外,马德隆畸形也可导致 CIA。CIC 则是指同时发生 CID 和 CIND 两种类型的不稳定,可分为背侧月骨周围脱位、背侧月骨周围骨折-脱位、掌侧月骨周围脱位以及轴向脱位。

根据解剖学分类,可分为外侧(位于舟月关节)、内侧(位于月三角关节和三角钩关节)以及近侧不稳定(与桡骨或桡腕关节损伤相关的不稳定)。

其中,月骨周围不稳定在复合型腕关节不稳定中占多数,根据损伤范围大小分为两种损伤模式:一种是小弧(lesser arc)损伤,另一种是大弧(greater arc)损伤。小弧损伤是指只有月骨周围韧带的损伤,Mayfield 等人将逐渐进展的一系列韧带损伤导致的进行性月骨周围不稳定分成 4 期,常由于手臂过伸时摔倒所致,此时腕关节发生过伸、尺偏以及内部旋后,首先发生、也是最常发生的韧带损伤是腕关节桡侧的损伤,然后向尺侧延伸。Ⅰ 期,远排腕骨过伸,掌侧腕中韧带(尤其是舟骨大小多角骨韧带以及舟头韧带)逐渐被拉伸,舟骨发生伸展,而月骨保持稳定,进而导致舟月关节的韧带连接中断,舟月分离;Ⅱ 期,作用力通过在 Poirier 间隙继续传播,影响头月关节,使头状骨相对月骨向背侧移位,也称为月骨周围脱位;Ⅲ 期,月三角关节分离,整个腕骨与月骨分离,而月骨与桡骨关节保持正常;Ⅳ 期,背侧桡腕韧带损伤,头状骨从背侧移位的状态变成与桡骨相邻,月骨向掌侧完全脱位至腕管。当大弧损伤时,月骨周围的骨性结构发生骨折,常伴月骨周围脱位,也由桡侧向尺侧进展,最终累及月三角韧带、掌侧尺腕韧带等。

五、腕关节韧带损伤及腕关节不稳定的检查方法

放射学检查是诊断腕关节不稳定,尤其是静态不稳定,必不可少的检查方法。腕关节后前位 X 线片正常时三条平滑连续的 Gilula 线中的一条或两条发生中断或月骨的形态发生改变时,应考虑存在腕骨的排列紊乱。腕关节侧位片,显示腕骨排列异常、异常的腕骨角均可

提示存在腕关节不稳定。另外,一些特殊投照体位(包括握拳尺偏位、45°半旋前斜位)、应力位 X 线检查、活动系列片可以为诊断提供更多有价值的信息。但 X 线片评估韧带结构以及细微骨质情况具有一定的限度,进一步可使用 CT 检查评估细微骨性结构的异常,MRI 检查评估软组织结构的异常,必要时还可使用 CT 或 MR 的关节造影检查。

动态不稳定通常是临床诊断。但是确诊可通过透视及腕关节不稳定序列 X 线来确定。

(白荣杰)

第二节　舟月韧带损伤与中间体或嵌体背伸不稳定

舟月关节的稳定结构包括舟月韧带和几个次要稳定结构,即掌侧桡舟头韧带、桡月三角韧带以及背侧腕间韧带。由舟骨与月骨之间机械性连接的缺失(伴或不伴腕骨排列紊乱)导致的有症状的功能紊乱,即为舟月分离(scapholunate dissociation,SLD),舟月分离属于分离型腕关节不稳定,也是腕关节不稳定中最常见的损伤类型。

舟月韧带损伤在腕关节韧带损伤中最常见,可单独损伤或伴有桡骨远端骨折和舟骨骨折。由于舟月韧带在舟骨附着端的纤维比较薄弱,所以该处发生韧带断裂最为常见。

虽然当只有舟月韧带撕裂时可能不会立即导致舟骨与月骨完全分离,但却会进展为舟月分离。舟月韧带撕裂后,舟骨与月骨之间的活动度增加,从而产生剪切力,导致动态前期或动态期的舟月分离。发生舟月分离后,近排腕骨之间的平衡被打破,月骨会随三角骨一起向背侧倾斜,而舟骨向掌侧屈曲,形成所谓的中间体或嵌体背伸不稳定(DISI);舟月分离慢性期也可能会逐渐进展为舟月分离晚期塌陷(scapholunate advanced collapse,SLAC)。

【病因】

患者以青中年男性居多,通常是由腕关节背伸及尺偏、内部旋后时跌倒所致,过度伸展的腕关节承受更多应力,舟骨的近极向背侧移位、远极向掌侧移位,当舟月韧带完全断裂时,舟骨与月骨之间的运动发生改变,最终导致 CID 和 DISI。此外,舟骨不稳定性骨折、类风湿性关节炎、二羟焦磷酸钙沉着症(calcium pyrophosphate dihydrate disease,CPPD)以及 Kienbock's 病也可能会引起舟月关节不稳定。

【临床表现】

患者常表现为腕关节力弱、桡背侧疼痛、肿胀,其次是疼痛性弹响和运动受限。体格检查时,表现为腕鼻烟窝压痛以及腕关节伸展和桡偏时疼痛,可伴有腕关节运动受限,特别是屈曲受限。此外,还有一些患者可能会表现为舟骨漂移试验(Watson shift maneuber)阳性,即当腕关节从尺偏变为桡偏时,检查者用拇指对舟骨结节施加压力,如果存在舟月韧带撕裂、舟骨不稳定,则舟骨近极会相对桡骨向背侧半脱位,并出现腕关节桡背侧疼痛;当外力作用解除后,舟骨回到正常位置时会产生弹响。另外,舟骨冲击触诊试验阳性时也可表明舟月韧带损伤,即患者掌心向下、手指朝向检查者,检查者用拇指和示指固定月骨,另一只手用同样的方法固定患者的舟骨,然后向掌背方向移动舟骨,引起患者疼痛以及舟月骨之间的移动度较对侧增加。

【分类和分级】

舟月韧带分为掌侧部、近侧部(膜部)和背侧部,累及其中一个或两个部分的撕裂认为是韧带发生部分撕裂,而完全撕裂则是指韧带的三个部分全部撕裂,这与部分层厚撕裂和全层厚撕裂的概念有所不同,部分层厚撕裂与全层厚撕裂对应的是韧带的非交通性与交通性缺损。在韧带撕裂的分级方面,关节镜下 Geissler 分级方法将腕关节不稳定进行量化,把舟月韧带撕裂分成 4 级:

Ⅰ级:舟月韧带部分撕裂;X 线表现为舟月间隙无增宽,舟月角正常。(图 1-2-2-1)

Ⅱ级:舟月韧带部分撕裂;X 线表现为舟月间隙为 2~3mm,舟月角 50°~55°。(图 1-2-2-2)

Ⅲ级:舟月韧带部分或完全撕裂;X 线表现为舟月间隙为 3~5mm,舟月角 50°~60°。(图 1-2-2-3)

Ⅳ级:舟月韧带完全撕裂;X 线表现为舟月间隙为 5~6mm,舟月角 75°~80°。(图 1-2-2-4)

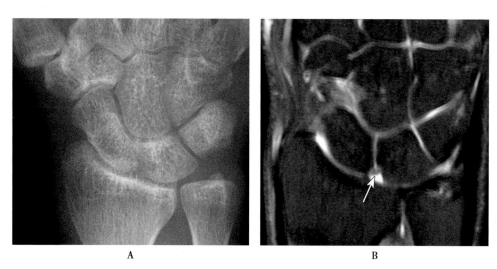

A　　　　　　　　　　　　　　B

图 1-2-2-1　舟月韧带损伤Ⅰ级的影像表现

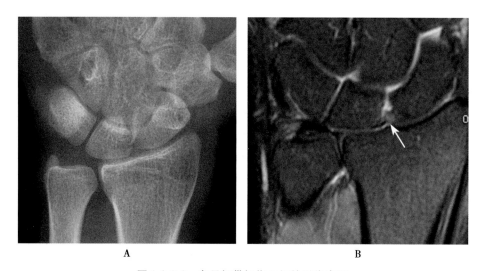

A　　　　　　　　　　　　　　B

图 1-2-2-2　舟月韧带损伤Ⅱ级的影像表现

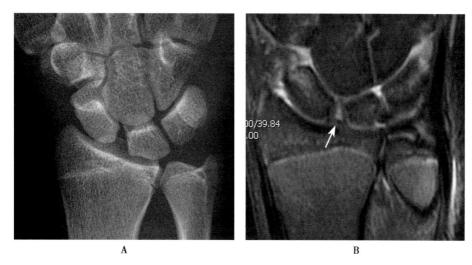

图 1-2-2-3 舟月韧带损伤Ⅲ级的影像表现

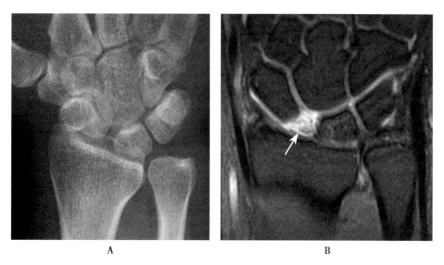

图 1-2-2-4 舟月韧带损伤Ⅳ级的影像表现

舟月韧带部分撕裂或完全撕裂会导致舟月分离（SLD），可分为 4 期：

Ⅰ期：动态前期 SLD，舟月韧带部分撕裂，主要位于掌侧部和近侧部；腕关节排列正常，舟骨移动试验、标准 X 线检查及动态检查阴性。

Ⅱ期：动态期 SLD，舟月韧带完全撕裂，而次要稳定结构正常；静止状态时，腕关节排列正常；舟骨移动试验、应力位 X 线及动态检查阳性。

Ⅲ期：静态期 SLD，舟月韧带及次要稳定结构都发生完全撕裂，导致静息时腕关节不稳定；舟骨掌屈（舟骨旋转半脱位，rotation subluxation of the scaphoid，RSS）、月骨背侧旋转，最终形成 DISI。

Ⅳ期：骨关节炎性 SLD，X 线片上可见明显的骨性关节炎改变；进一步进展，舟月间隙进一步增大，头状骨向近端移位至舟月间隙、与桡骨的距离缩短，最终导致 SLAC。SLAC 是晚期的腕关节骨性关节炎改变，其发生按照一定的顺序逐渐进展：①舟月韧带撕裂；②舟骨旋转半脱位，导致桡舟关节异常，引起进行性桡舟关节的骨性关节炎；③轴向应力转移至头月关节,导致进行性头月关节的骨性关节炎;④头状骨向近端移位。放射学上可分为 4 期:Ⅰ期,关节间隙狭窄局限于桡骨茎突尖部和舟骨的桡侧部;Ⅱ期,关节退行性改变延伸累及整个桡舟关节;Ⅲ期,头状骨向近端移位,伴有舟头关节或舟月关节的骨性关节炎改变;Ⅳ期,伴有桡月关节骨性关节炎。病变晚期也可见舟骨-大多角骨-小多角骨关节的骨性关节炎改变,最终整个腕关节受累。(图 1-2-2-1~图 1-2-2-4、ER1-2-2-1~ER1-2-2-4)

ER1-2-2-1　舟月韧带损伤 Ⅰ 级的影像表现　　ER1-2-2-2　舟月韧带损伤 Ⅱ 级的影像表现　　ER1-2-2-3　舟月韧带损伤 Ⅲ 级的影像表现　　ER1-2-2-4　舟月韧带损伤 Ⅳ 级的影像表现

【影像学表现】

1. X 线　腕关节 X 线检查虽然无法直接显示舟月韧带的撕裂,但对舟月分离有一定诊断价值。静态期 SLD 的后前位 X 线片显示 Gilula 线在舟月关节处中断,舟月关节间隙增宽(Terry-Thomas 征),关节面不平行(图 1-2-2-5A);舟月关节间隙大于 2mm 可疑存在舟月韧带断裂,大于 4mm 可以确诊,握拳位、尺偏位摄片时舟月间隙增宽更明显。舟骨旋转半脱位时,舟骨屈曲、旋前、投影缩短,导致舟骨远极与舟骨结节相对重叠,形成所谓的舟骨“皮质环”征(图 1-2-2-5)。但值得注意的是,“皮质环”征是由于舟骨异常旋转、舟骨远极骨皮质形成的,因此见于舟骨远端的末端处,然而正常人在手桡偏时,拍摄的后前位 X 线片上也可见到该种表现,但在手尺偏时的 X 线片上则不应该出现“皮质环”征的表现。(ER1-2-2-5)

ER1-2-2-5　舟月分离、舟月韧带撕裂的影像表现

侧位 X 线片显示桡骨、月骨、头状骨排列异常,舟骨掌侧屈曲、月骨背侧伸展,形成 DISI 畸形,舟月角(舟骨远、近极掌侧皮质切线与月骨掌、背侧极连线的垂线之间的夹角)>60°(图 1-2-2-5B~D),头月角(月骨掌、背侧极连线的垂线与头状骨中轴线之间的夹角)>30°。

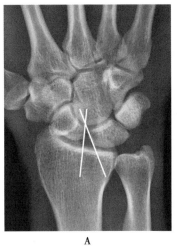 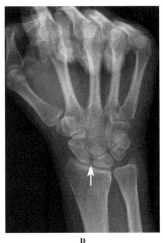

A　　　　　　　　　　B

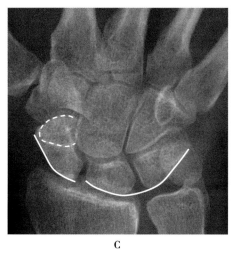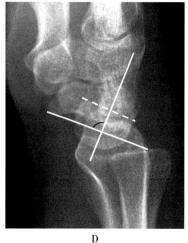

C   D

图 1-2-2-5 舟月分离的 X 线表现(2 例不同患者)

A.腕关节后前位 X 线片显示舟骨与月骨关节面不平行,关节间隙增宽。B~D.另一患者的握拳后前位、尺偏位及侧位 X 线片,可见月骨关节间隙增宽(箭),Gilula 线在舟月关节处中断,并可见舟骨远端"皮质环征"(虚线);侧位可见月骨背伸,舟骨掌屈,舟月角>60°(正常为 30°~60°)

2. CT 检查 CT 通过多平面重建可显示舟月韧带损伤导致的关节紊乱以及骨骼改变,但对韧带的直接显示远不及 MRI 检查。CT 关节造影可用于有 MRI 检查禁忌证的患者,舟月韧带撕裂时,表现为舟月关节处异常的造影剂填充。

3. MRI 检查 MRI 检查是评价舟月韧带损伤的主要手段,轴位对舟月韧带掌侧部及背侧部显示最佳,冠状位对近侧部的显示最清晰。关于 MRI 诊断舟月韧带损伤的准确性各个研究报道不均一致,但是多项研究表明,MR 直接关节造影检查诊断舟月韧带损伤优于常规的 MRI 平扫。由于韧带撕裂部位存在滑膜充血以及纤维血管组织,因此在 MR 间接关节造影时会在撕裂部位发生强化。

舟月韧带部分撕裂表现为韧带局部变薄或形态不规则;在液体敏感序列的 MR 图像上,韧带局部可见异常高信号(图 1-2-2-6)。舟月韧带部分撕裂最常累及掌侧部和膜部。MR 直接关节造影检查时,韧带纤维断裂处可见造影剂填充,从而勾勒出韧带异常的形态,显示韧带的部分撕裂。

韧带结构完全中断或显示不清,并在液体敏感序列的 MR 图像上显示为异常的高信号,提示舟月韧带发生完全撕裂(图 1-2-2-6)。尽管腕中关节积液是一个非特异的影像征象,但也可提示可能存在舟月韧带撕裂。发生 DISI 时,冠状位显示舟月关节间隙增宽,矢状位 MR 图像上可见腕骨排列异常,舟月角>60°,头月角>30°(图 1-2-2-7),但需结合 MR 检查时腕关节的位置以及 X 线片综合评价。此外,MR 检查也可显示相关的腕关节外在韧带如桡舟头韧带、长桡月韧带的损伤情况,当发生 SLAC 时,还可见不同程度的桡腕关节骨性关节炎改变(图 1-2-2-7)。MR 直接关节造影时,可见桡腕关节与腕中关节的造影剂相通。(ER1-2-2-6)

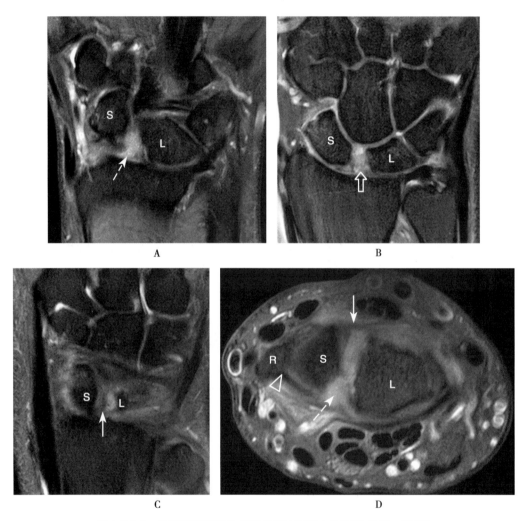

图 1-2-2-6 舟月韧带撕裂的 MRI 表现(与图 1-2-2-5A 为同一患者)

A~C.从掌侧至背侧的冠状位 PD-FS 序列图像,可见舟月关节间隙明显增宽,舟月韧带掌侧部(虚箭)、膜部(空心箭)纤维不连续、结构模糊、信号增高,表示为完全撕裂;而背侧部(箭)可见部分纤维不连续、信号增高,表示为部分撕裂。D.轴位 PD-FS 序列图像显示舟月韧带掌侧部(虚箭)及膜部结构模糊、信号增高,背侧部(箭)肿胀、信号稍高,尚可见部分条状低信号的韧带结构。此外,还可见桡月三角韧带(空心箭头)起自桡骨茎突(R)掌侧偏尺侧部、向尺侧斜行走行,邻近月骨处信号增高。S,舟骨;L,月骨

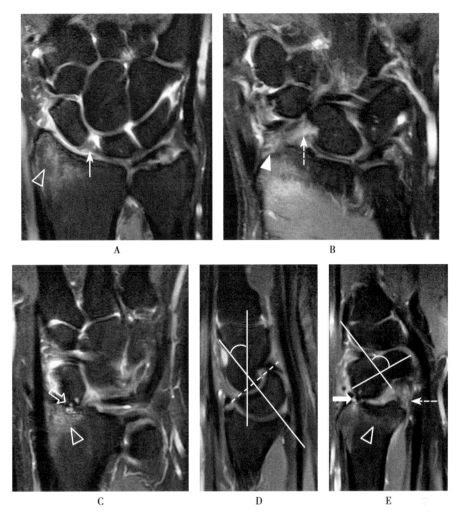

图 1-2-2-7 舟月分离、DISI 的 MRI 表现（与图 1-2-2-5B~D 为同一患者）

A. 冠状位中间层面的 PD-FS 序列图像，显示舟月关节间隙增宽，舟月韧带增粗、信号增高（箭），还可见腕中关节少量积液，桡骨远端及茎突部骨髓水肿（空心箭头）。B. 冠状位掌侧层面，显示桡骨茎突部骨髓水肿，桡舟头韧带及长桡月韧带在桡骨茎突部的起始处（实心箭头）增粗、信号增高，长桡月韧带在连接桡骨与月骨的部分（虚箭）可见部分纤维不连续、信号增高。C. 冠状位背侧层面，显示桡舟关节间隙狭窄、关节面下囊变（空心箭）、桡骨茎突骨髓水肿（空心箭头）。D. 矢状位 PD-FS 序列图像，显示腕骨排列异常，月骨向背侧伸展，头月角约为 44°。E. 可见舟骨向掌侧屈曲，舟月角 >60°；桡舟关节间隙背侧部狭窄、关节面下囊变（实心箭），桡骨远端骨髓水肿（空心箭头），长桡月韧带及桡舟头韧带走行区韧带增粗、信号增高（虚箭）

ER1-2-2-6 舟月分离、
DISI 的影像表现

【治疗】

1. 新鲜舟月韧带损伤　指受伤时间小于 6 周的病例,该阶段以韧带修复手术为主。对于部分舟月韧带损伤,舟月关系稳定的病例,可以行关节镜下热皱缩或石膏或支具固定 4~6 周。对于动态性舟月韧带损伤,建议关节镜下复位,克氏针固定舟月关节。明显发生舟月分离的病例,需要手术切开复位内固定,同时进行舟月韧带修复。

2. 陈旧舟月韧带损伤　指受伤时间大于 6 周的病例,此时韧带断端已经发生回缩,无法直接修复,该阶段以舟月韧带重建手术为主。对于部分损伤病例,可以关节镜下进行舟月韧带的热皱缩,增强韧带的强度。对于明确分离,舟骨发生屈曲,月骨 DISI 的病例,可以复位后采用背侧腕骨间韧带或桡侧腕屈肌腱固定术进行舟月韧带的重建。

3. SLAC 腕　出现 SLAC 腕时,需要进行补救性手术。根据 SLAC 腕的不同分期,早期病例可以进行舟骨切除,四角融合或头月融合,以及近排腕骨切除。晚期病例累及腕中关节和桡月关节时,建议行全腕关节融合或腕关节置换。

（张恒　白荣杰）

第三节　月三角韧带损伤与中间体或嵌体掌屈不稳定

月三角韧带的损伤不常见,可以看作是进行性月骨周围不稳定或尺腕撞击后的结果,与 TFCC 的退变性撕裂(Palmer ⅡD、ⅡE)有关,会引起月三角关节动态或静态不稳定。月三角关节分离(lunotriquetral dissociation,LTD)也属于分离型腕关节不稳定,但与舟月关节的韧带连接相比,三角骨的背侧、尺侧及掌侧面有较多韧带结构附着,因此月三角关节分离较舟月分离少见,而且也较舟月分离更稳定。当月三角韧带与邻近的外在韧带(如掌侧的桡月三角韧带、尺三角韧带和背侧的桡三角韧带)都损伤时,会导致月三角关节完全不稳定,近排腕骨间的平衡被打破,可发生 VISI 畸形,即月骨随舟骨一起向掌侧屈曲,三角骨背侧伸展。

【病因】

腕关节背伸、桡偏、内部旋前的轴向负重或摔倒与创伤性月三角韧带损伤有关,月三角韧带损伤也可由反复应力作用导致,或是尺腕撞击综合征的结果。

【临床表现】

患者多有腕背伸着地的外伤史或扭伤史,常表现为腕关节尺侧疼痛,月三角关节处压痛,负重时可闻及弹响声。体格检查时,患者表现为尺偏时触痛。此外,还有一些试验可为诊断提供间接依据:如三角骨冲击触诊试验(Reagan test)阳性,即检查者用一只手的拇指和示指稳定月骨,另一只手以同样方式固定三角骨和豌豆骨,并试着向掌侧和背侧方向移动三角骨和豌豆骨,可出现局部疼痛、摩擦音或三角骨移动幅度增大;剪切试验阳性,即检查者的手指置于月骨的背侧,并向掌侧和尺侧推挤月骨,拇指置于豌豆骨的掌侧,向背侧推挤,此时患者疼痛加重。

【分类和分级】

月三角韧带也分为掌侧部、背侧部和膜部,月三角韧带的撕裂与舟月韧带撕裂一样,可分为部分撕裂和完全撕裂;另外,根据关节镜下 Geissler 分级也可将月三角韧带撕裂分成4级:

Ⅰ级:月三角韧带部分撕裂;X 线表现舟月角正常。

Ⅱ级:月三角韧带部分撕裂;X 线表现舟月角 50°~55°。

Ⅲ级:月三角韧带部分或完全撕裂;X 线表现舟月角 50°~60°。

Ⅳ级:月三角韧带完全撕裂;X 线表现舟月角 75°~80°。

月三角分离(LTD)与舟月分离(SLD)的分期类似,也可分为 4 期:

Ⅰ期:动态前期 LTD,月三角韧带部分撕裂,无明显症状,X 线表现正常。

Ⅱ期:动态期 LTD,月三角韧带完全撕裂,而外在韧带结构正常;标准 X 线片上的异常表现不明显,动态摄片检查时可见异常。

Ⅲ期:静态期 LTD,月三角韧带完全撕裂,在标准 X 线片可见月三角骨间隙增宽,VISI畸形。

Ⅳ期:骨关节炎性 LTD,腕中关节的退行性改变。

【影像学表现】

1. X 线　当只有月三角韧带撕裂时,后前位 X 线片上通常表现为正常,或者表现为 Gilula 线不连续;当月三角完全分离时,有时可表现为月骨与三角骨之间的关节间隙增宽,Gilula 线在月三角关节处发生中断,三角骨向近侧移位,尺偏时可加重这种现象,造成月骨和三角骨重叠。当发生 VISI 时,侧位 X 线片表现为月骨掌屈、向掌侧成角,头状骨向掌侧移位,舟月角<30°,头月角>30°。此外,X 线片可以评价尺骨变异情况,有助于鉴别月三角韧带的损伤是创伤性还是尺腕撞击综合征的结果。

2. CT 检查　CT 检查显示骨质情况优于 X 线,但对软组织的评价不及 MRI 检查。有研究显示,CT 关节造影检测月三角韧带背侧部的撕裂优于 MRI 平扫。

3. MRI 检查　与舟月韧带撕裂的诊断类似,MRI 检查是评价月三角韧带损伤的主要手段,轴位对掌侧部及背侧部显示最佳,冠状位对近侧部的显示最清晰。多项研究表明,MR 关节造影检查对诊断月三角韧带撕裂优于 MRI 平扫。

月三角韧带部分撕裂表现为韧带局部形态不规则、部分纤维不连续,韧带缺损处有液体信号填充。月三角韧带完全撕裂在 MR 图像上表现为韧带不连续、显示不清,液体敏感序列图像上可见月三角关节间隙被高信号取代(图 1-2-3-1),MR 直接关节造影显示桡腕关节与腕中关节造影剂相通。MR 直接关节造影与 MRI 平扫相比的优势在于,可以扩展关节腔,造影剂的高信号与低信号的韧带结构形成信号对比,并且可以对造影剂渗漏进行准确的定位和定量。MR 间接关节造影时,月三角韧带急性期或亚急性期撕裂的部位也可见强化。发生 VISI 时,矢状位 MR 图像显示月骨与舟骨向掌侧倾斜,舟月角<30°,头月角>30°。此外,MRI 检查还可显示 TFCC 的改变,从而判断月三角韧带撕裂是创伤性还是与 TFCC 退变性损伤相关(图 1-2-3-1)。区分月三角韧带撕裂是创伤性或尺腕撞击综合征的结果,对指导治疗有帮助,前者需要进行月三角关节的活动,后者则需要进行尺骨截短术。(ER1-2-3-1)

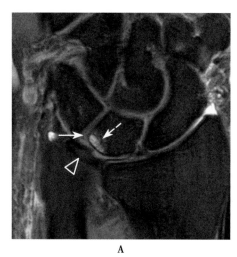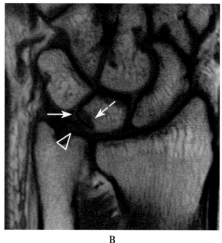

图 1-2-3-1　月三角韧带损伤的 MRI 表现

冠状位 PD-FS 和 T$_1$WI 序列图像可见月三角韧带结构显示不清、信号增高（箭），TFC 内部见稍高信号（空心箭头），月骨近端尺侧关节面下可见骨髓水肿和囊变（虚箭），这些影像征象表明该患者月三角韧带撕裂与 TFCC 退变性损伤、尺骨撞击综合征有关

ER1-2-3-1　月三角韧带损伤的 MRI 表现

【治疗】

1. 新鲜月三角韧带损伤　指受伤时间小于 6 周的病例,该阶段以韧带修复手术为主。对于部分月三角韧带损伤,月三角关系稳定的病例,可以行关节镜下热皱缩或石膏或支具固定 4~6 周。对于动态性月三角韧带损伤,建议关节镜下复位,克氏针固定月三角关节。明显发生月三角分离的病例,需要手术切开复位内固定,同时进行月三角韧带修复。

2. 陈旧月三角韧带损伤　指受伤时间大于 6 周的病例,此时韧带断端已经发生回缩,无法直接修复,该阶段以月三角韧带重建和月三角融合手术为主。当出现月三角分离、VISI 固定畸形,以及关节退变时,需要进行补救性手术。包括腕中关节融合、近排腕骨切除、全腕关节融合,以及腕关节置换。

（张恒　白荣杰）

第四节　外在韧带损伤与桡腕关节不稳定

腕关节外在韧带中,掌侧桡腕韧带对维持腕关节稳定的作用最重要,桡月三角韧带对传递应力以及防止腕骨发生尺侧移位起着重要作用,同时也是稳定月骨、防止其发生移位的重要结构,而桡舟头韧带是舟月关节的次要稳定结构,主要是使舟骨位置保持稳定。当这些稳定结构损伤后,会导致腕骨向尺侧和掌侧移位,从而导致腕关节不稳定、畸形和功能障碍。桡腕关节不稳定属于无分离型腕关节不稳(CIND)的一种,即不稳定发生于桡骨与近排腕骨之间,而腕骨之间保持稳定。

腕关节尺侧外在韧带包括尺月韧带和尺三角韧带,是 TFCC 的组成部分,创伤性损伤被归为 Palmer ⅠC 型的 TFCC 损伤。

【病因】

腕关节桡侧外在韧带拉伤是创伤后疼痛的常见原因,常与桡骨远端或舟骨骨折有关。掌侧和背侧外在韧带撕裂发生舟骨骨折的概率分别为 22% 和 37%。桡腕关节不稳定最常由 Madelung 畸形和类风湿性关节炎所致,而创伤性的桡腕关节不稳定很少见。此外,桡腕关节不稳定也可为医源性,例如桡骨茎突或尺骨头切除过多。

【临床表现】

腕关节外在韧带损伤伴腕关节不稳定的患者常有腕关节疼痛、肿胀、活动受限且伴有弹响。

【分类和分级】

腕关节外在韧带损伤与其他部位的韧带损伤一样,可分成 3 级:

Ⅰ级:韧带拉伤,韧带周围水肿伴或不伴韧带实质内信号增高。

Ⅱ级:韧带部分撕裂,韧带部分撕裂可以是部分层厚撕裂或全层部分撕裂。

Ⅲ级:韧带完全撕裂,韧带全层厚撕裂、完全不连续。

桡腕关节不稳定可分为腕骨尺侧移位、掌侧移位、桡侧移位以及桡腕脱位。Taleisnik 等人将腕骨尺侧移位又分为两种类型:

Ⅰ型:近排腕骨作为一个整体向尺侧移位,桡舟关节间隙增宽,桡月接触面<50%,这是真正的无分离型腕关节不稳。

Ⅱ型:存在舟月分离,而舟骨与桡骨对位正常,月骨随三角骨向尺侧移位,这其实是同时有分离型腕关节不稳和无分离型腕关节不稳,因此也称为复合型腕关节不稳(CIC)。

腕骨掌侧移位,见于桡腕韧带单独发生创伤性撕裂或类风湿性关节炎以及二羟焦磷酸钙沉着症(calcium pyrophosphate dihydrate disease,CPPD)等关节病变中。

腕骨桡侧移位,见于舟骨骨折长期不愈合,近折段体积明显减小,尺月韧带和尺三角韧带不足以对抗腕骨的桡侧偏移。还可见于类风湿性关节炎。

桡腕脱位与桡骨远端骨折移位或畸形愈合有关,尤其是桡骨茎突的嵌插骨折(Chauffeur 型骨折)以及桡骨远端背侧缘骨折(Barton 骨折),常会导致整个腕关节发生严重脱位。通常来说,桡骨远端关节面的背侧倾斜会引起整个近排腕骨背伸(DISI),作为运动补偿,远排腕骨会倾向掌侧屈曲。但近排腕骨的排列正常甚至掌屈(VISI)也可发生。需注意的是,桡骨远端骨折所致的桡腕关节不稳定并不属于真正的无分离型腕关节不稳,而应该属于适应型腕关节不稳(CIA)。

【影像学表现】

1. X 线　X 线可以显示腕骨骨质、腕关节间隙的改变以及腕骨的移位,还可显示并存的桡骨远端骨折、类风湿性关节炎以及继发的关节面硬化、囊变等（图 1-2-4-1～图 1-2-4-3），但对韧带损伤无法显示。

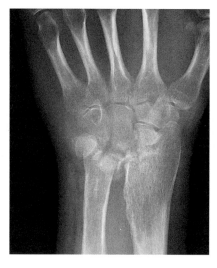

图 1-2-4-1　腕关节尺侧移位（Taleisnik Ⅰ型）的 X 线表现

腕关节后前位 X 线片显示腕关节创伤性关节炎改变，舟骨、月骨、桡骨远端骨质形态失常，腕骨整体向尺侧移位，桡舟关节对位不良，桡骨与月骨接触面明显减小；此外，还可见远端尺桡关节间隙增宽

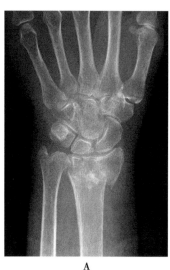 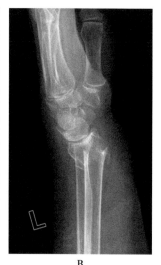

A　　　　　　　　　　　B

图 1-2-4-2　Colles 骨折引起的桡腕关节不稳定

A.后前位 X 线片显示桡骨远端骨折、尺骨茎突骨折，桡骨远端关节面向背侧倾斜，与月骨投影重叠，桡骨与月骨接触面增加；B.侧位 X 线片可清晰显示桡骨远端关节面背侧倾斜，近排腕骨背伸

图 1-2-4-3　类风湿性关节炎导致桡腕关节不稳定

腕关节后前位 X 线片显示腕关节诸骨骨质疏松、关节间隙狭窄，近排腕骨整体向尺侧移位（Taleisnik Ⅰ型），桡骨与月骨接触面积减小

腕骨 Taleisnik Ⅰ型尺侧移位时，近排腕骨作为一个整体向尺侧移位（图 1-2-4-1）；Taleisnik Ⅱ型尺侧移位时，舟月关节发生分离，而桡舟关节对位正常。

2. CT 检查　CT 对骨质的显示优于 X 线，但仍无法评价韧带结构；CT 关节造影检查通过显示异常的造影剂渗漏，从而对评价韧带的损伤有优势。

3. MRI 检查　外在韧带（包括掌侧和背侧）损伤以桡舟头韧带、长桡月韧带损伤最常见，且两者损伤常伴随发生。韧带拉伤时，MRI 表现为韧带增粗、边缘毛糙、韧带实质内信号增高（图 1-2-

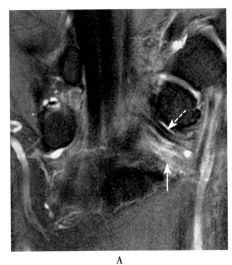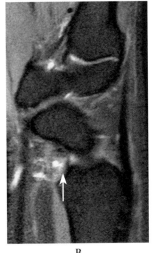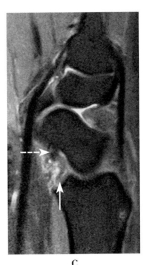

A　　　　　　　　　B　　　　　　　　　C

图 1-2-4-4　掌侧外在韧带损伤的 MRI 表现

A. 冠状位 PD-FS 序列图像显示桡月三角韧带与桡舟头韧带(虚箭)共同起始部信号增高,桡月三角韧带(箭)实质内信号增高明显,二者桡侧近桡骨附着端周围还可见小滑膜囊肿。B、C. 桡侧两个连续层面的矢状位 PD-FS 序列图像显示桡月三角韧带信号增高(箭),在桡骨茎突的起始部与桡舟头韧带分界不清,稍向桡侧一个层面(图 C)可见桡舟头韧带位于舟骨腰部的掌侧并连接舟骨远极掌侧,这部分结构的信号显示正常(虚箭)

4-4),韧带周围水肿;部分撕裂表现为韧带水肿或肿胀,形状不规则、结构模糊,部分韧带不连续、被液体信号填充;韧带完全撕裂的 MRI 表现为韧带不连续或显示不清,断端被液体信号填充。MR 直接关节造影检查通过直接显示造影剂异常渗漏的部位,从而对腕关节外在韧带损伤的显示及评价优于常规的 MRI 平扫。(ER1-2-4-1)

ER1-2-4-1　掌侧外在韧带损伤的影像表现

桡腕关节不稳定时,除显示韧带损伤外,冠状位图像可清晰显示腕骨的移位。

【治疗】

1. 新鲜桡腕韧带损伤　新鲜桡腕韧带拉伤或部分损伤,无腕骨的尺侧移位,可以通过石膏或支具固定 4~6 周进行保守治疗。对于韧带完全损伤的病例,需要进行切开复位,桡腕韧带和腕掌侧韧带(桡舟头、桡月、桡三角韧带)修复术。

2. 腕骨尺侧移位　一旦出现腕骨尺侧移位,桡腕关节退变的进展很快,治疗非常棘手。建议早期行腕关节局限性融合,常用的手术方式包括:桡月融合或桡舟月融合。而对于类风湿患者,如果腕中关节软骨有破坏,关节间隙狭窄,可行全腕关节融合。

(张慧博　白荣杰)

第五节　腕中关节不稳定

"腕中关节不稳定"一词首先是在 1934 年由 Mouchet 和 Belot 等人提出的,后来在 1981 年由 Lichtman 等人提出了"尺侧腕中关节不稳定"一词,用来描述腕关节尺偏和旋前时患者表现出的腕关节疼痛及自发的弹响,1993 年 Lichtman 等又将其重新命名为"掌侧腕中关节不稳定",用以区分腕关节背侧不稳定。Lichtman 将腕中关节不稳定分成了 4 种不同类型,即掌侧、背侧、复合型及适应型,其中掌侧腕中关节不稳定最常见,主要是由掌侧腕中韧带,例如弓状韧带(包括三角钩头韧带和舟头韧带)损伤或松弛所致,特点是近排腕骨向掌侧倾斜。近排腕骨活动异常是腕中关节不稳定的主要特征。

【病因】

腕中关节的稳定结构(如弓状韧带)先天性或获得性韧带力量减弱、松弛都会导致腕中关节不稳定。

正常腕关节主动从桡偏向尺侧运动时,近排腕骨会逐渐从轻度屈曲状态变为轻度背伸,这种平稳的运动主要靠腕关节的韧带结构来维持。当韧带结构发生松弛或断裂时,近排腕骨仍然呈屈曲状态,当腕关节极度尺偏时,近排腕骨的位置突然变成背伸,伴有突然产生的明显弹响,即所谓的"归位弹响"(catch-up clunk),为掌侧腕中关节不稳定。

背侧腕中关节不稳定与掌侧类似,也是由于韧带功能失调致腕骨的平稳运动发生异常,主要是由背侧腕间韧带和桡舟头韧带功能障碍引起的,但不如掌侧不稳定常见。在腕关节尺偏过程中,近排腕骨伸展时,头状骨发生异常背侧半脱位。

适应型腕中关节不稳定与桡骨远端骨折有关,骨折畸形愈合、背倾导致韧带结构拉长、松弛、功能减弱。

【临床表现】

掌侧腕中关节不稳定的患者常表现为腕关节旋前和尺偏时疼痛并伴弹响,腕关节握力减小。但有部分患者在腕关节运动后仅有轻微的疼痛和力量减弱,在前臂旋前时更明显。体格检查时,可见尺腕部掌侧下垂;腕中关节激发试验可呈阳性,即检查者握紧被检者旋前的前臂,拇指置于头状骨的背侧,然后向掌侧按压头状骨,当腕关节尺偏时,患者可感到疼痛和腕骨移位,当近排腕骨迅速回位至中立位时,产生"归位弹响";腕中关节移动试验阳性,即腕关节旋前、尺偏运动出现"归位弹响"。此外,在透视下进行腕中关节前抽屉试验也有助于诊断腕中关节的掌侧移位。

背侧腕中关节不稳定常见于双侧腕关节活动过多的年轻患者,常常是在抓握动作时产生疼痛和弹响,前臂旋后时加重。体格检查时,可表现为动态背侧移位试验阳性,即腕关节屈曲、尺偏、纵向牵引时,对舟骨结节背侧施加压力,透视下观察可见近排腕骨向背侧半脱位,同时头状骨相对月骨向背侧半脱位并引起疼痛。

复合型腕中关节不稳定常见于青少年,女性较男性多见,韧带普遍松弛,并且患者通常有腕关节过伸损伤的病史,常见于排球、网球和体操等需要进行反复握紧或击打动作的运动。

适应型腕中关节不稳定表现为腕关节尺偏、前臂旋前时弹响,头月关节及三角钩关节处压痛,患者常有桡骨远端骨折的病史。

【分类和分级】

腕中关节不稳定可分为静态不稳定(近排腕骨在静息时位置异常)和动态不稳定(近排腕骨在静息时位置正常),但目前应用最广泛的是 Lichtman 分类,将腕中关节不稳定分成 4

种类型：

Ⅰ型：掌侧腕中关节不稳定，近排腕骨的排列在静息时呈无分离型 VISI，掌侧腕中韧带（三角钩头韧带、舟头韧带、舟骨大小多角骨韧带）损伤。

Ⅱ型：背侧腕中关节不稳定，近排腕骨在静息时排列正常，负荷时呈无分离型 DISI，掌侧支持韧带（桡舟头韧带）损伤。

Ⅲ型：复合型腕中关节不稳定（包括掌侧和背侧不稳定），近排腕骨在静息时呈无分离型 DISI 或 VISI，桡腕韧带及腕中韧带松弛。

Ⅳ型：外在性腕中关节不稳定，与适应型腕关节不稳定（CIA）相同，继发于腕骨以外的损伤以及外在韧带的损伤，近排腕骨在静息时大多为无分离型 DISI，也可呈无分离型 VISI，桡舟头韧带及尺腕韧带由于桡骨远端骨折畸形愈合导致韧带拉长。

【影像学表现】

1. X 线　大多数腕中关节不稳定都有韧带结构的松弛，因此常需拍摄双侧腕关节 X 线片。X 线平片通常表现正常，只有在发生明显静态不稳定时才可显示腕骨的 DISI 或 VISI 改变，如 Gilula 线中断、头月角的改变，但无法显示韧带结构，因此无法排除引起 DISI 或 VISI 改变的常见病因——内在韧带损伤。此外，对于适应型腕中关节不稳定，X 线可显示桡骨远端的背倾畸形愈合。

2. CT 检查　与 X 线相比，CT 对细微骨质改变的显示有优势，但是仍然无法显示韧带结构的损伤。

3. MRI 检查　关于腕中关节不稳定的 MRI 表现，目前研究不多。MRI 检查对韧带结构显示较好，可以显示弓状韧带、背侧桡腕韧带等腕中关节的主要稳定结构，还可以显示舟月韧带及月三角韧带，从而区分内在韧带损伤引起的 DISI 或 VISI。

【治疗】

1. 保守治疗　腕中关节不稳定的诊断明确后，首先应当进行保守治疗。包括改变生活中不良的习惯动作和工作方式、佩戴尺侧 U 型支具，以及腕关节肌肉的训练。通常支具佩戴 6~8 周，拆除支具后开始腕关节的肌肉力量训练。

2. 手术治疗　对于外在型腕中关节不稳定，可以采用桡骨远端截骨矫形内固定的方式。而对于内在型腕中关节不稳定，建议采用腕背侧韧带的紧缩手术。对于严重的腕中关节不稳定或软组织重建无效的患者，可以进行腕中关节融合手术。

（詹惠荔　白荣杰）

第六节　月骨周围脱位

月骨周围脱位是指桡月、尺月关节正常，月骨周围腕骨背侧或掌侧脱位，以背侧脱位多见，属于复合型腕关节不稳定（CIC）。发生于月骨周围一系列韧带由桡侧向尺侧逐渐损伤之后，即前述的进行性月骨周围不稳定的 Mayfield 分型中的第Ⅱ期，属于小弧损伤模式。月骨周围脱位为头状骨相对月骨向背侧或掌侧移位，其中以背侧脱位多见，而月骨位置保持正常。

【病因】

月骨周围脱位通常是高能量创伤的结果,例如从高处跌落、运动相关的损伤或者是机动车交通事故,腕关节过伸、尺偏、内部旋后同时受到轴向应力的直接作用导致。

【临床表现】

临床上月骨周围脱位的患者多见于年轻男性,多有明确的腕背伸或旋转外伤史,常表现为腕部疼痛、肿胀、向背侧突出,屈伸活动受限,局部疼痛、压痛。

【影像学表现】

1. X 线　X 线片是主要的检查方法(图 1-2-6-1A、B),后前位 X 线片显示 Gilula 线中断,腕高减小,近排与远排腕骨重叠,尤其是头状骨与月骨的重叠,腕中关节间隙消失。侧位 X 线片显示桡骨远端、月骨、头状骨及第 3 掌骨不再共线,月骨位置正常,其余腕骨通常向背侧或掌侧移位,以背侧移位多见,头状骨近端位于月骨后方。

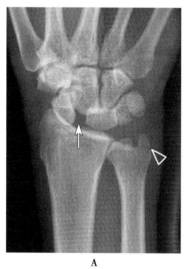 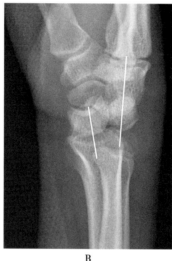 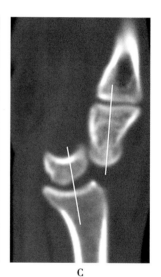

| A | B | C |

图 1-2-6-1　月骨周围脱位(背侧)的影像表现

A、B. 腕关节后前位及侧位 X 线片,可见腕关节的外固定影,后前位片显示 Gilula 线中断,月骨与头状骨、钩骨近端的投影重叠,舟月关节间隙增宽(箭),还可见尺骨茎突骨折(空心箭头),桡骨远端骨质欠规整;侧位片可见月骨与桡骨对位正常,其余腕骨相对月骨向背侧移位。C. 矢状位重建的 CT 图像可以更清晰地显示月骨周围脱位

2. CT 检查　CT 检查对骨骼病变的检测优于 X 线片,CT 冠状面重建图像上可见 Gilu-la 线中断,近排腕骨与远排腕骨失去正常对应关系,通常是头状骨向背侧脱位。但桡月关系保持正常;矢状面重建可见桡骨、月骨、头状骨构成的纵轴线在头月关节处发生中断,桡月关节对位正常,月骨远端关节凹空虚,头状骨以向背侧移位多见(图 1-2-6-1C)。

3. MRI 检查　对于月骨周围脱位的诊断,很少使用 MRI 检查。(ER1-2-6-1)

ER1-2-6-1　月骨周围脱位的影像表现

【治疗】

月骨周围脱位的病理特征包括:月骨周围腕骨脱位、舟月韧带损伤和月三角韧带损伤。尽管可以通过闭合复位纠正脱位,但无法修复腕骨间韧带,尤其是舟月骨间韧带,会造成显著的腕关节不稳定。因此,月骨周围脱位建议手术治疗,行切开复位内固定,韧带修复。术中腕骨脱位复位后,纠正月骨 DISI,修复舟月骨间韧带,并固定月三角间隙。术后石膏固定6~8 周,之后开始非持重的腕关节功能锻炼。

(詹惠荔 白荣杰)

第七节 月 骨 脱 位

月骨脱位分为掌侧和背侧脱位两种,以掌侧脱位更多见。按照前述 Mayfield 等人描述的进行性月骨周围不稳定的分期,月骨脱位属于最后一期,即第Ⅳ期,也是腕骨脱位中最严重的类型。背侧桡腕韧带损伤,月骨从桡骨远端的月骨窝脱出、向掌侧移位,而其余腕骨与桡骨对应关系保持正常。

【病因】

月骨脱位常由腕关节伸展时高处跌落、摔倒时手掌支撑着地所致,摔倒时腕关节呈极度背屈,头状骨与桡骨挤压月骨向掌侧脱位。

【临床表现】

月骨掌侧脱位表现为腕部疼痛、掌侧隆起、肿胀,腕关节活动受限。体格检查时,可触及腕背侧月骨部空虚、腕掌侧突出,由于月骨向掌侧突出,可压迫屈肌腱和正中神经,导致手指呈半屈状以及桡侧三个半手指的感觉异常。

【分类和分级】

Herzberg 等人将月骨周围和月骨脱位分为两类:Ⅰ类,包括月骨周围脱位和月骨周围骨折脱位;Ⅱ类,为月骨脱位,进而将月骨脱位细分成两类:

ⅡA 型:月骨掌侧脱位,翻转<90°。
ⅡB 型:月骨掌侧脱位,翻转>90°。

【影像学表现】

1. X 线 X 线是主要的检查方法(图 1-2-7-1),后前位 X 线片显示正常近排腕骨近端及远端关节面的光滑弧线(Gilula Ⅰ线和Ⅱ线)中断;正常时呈梯形的月骨发生旋转,形状发生改变,呈三角形或楔形;周围关节间隙宽窄不等,且不平行。侧位 X 线片表现为月骨从桡骨的月骨窝中脱出,向掌侧移位,呈"茶杯倾倒"征,而舟骨、头状骨与桡骨对位关系保持正常。

2. CT 检查 CT 可以通过进行多平面重建,更清晰地显示月骨的脱位及其他腕骨的排列。

3. MRI 检查 对于月骨脱位的诊断,X 线及 CT 检查通常可以满足诊断要求,故很少使用 MRI 检查。(ER1-2-7-1)

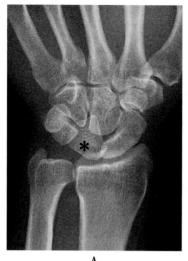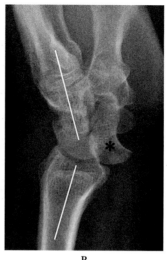

图 1-2-7-1　月骨脱位的 X 线表现

A.腕关节后前位 X 线片可见 Gilula Ⅰ 线和 Ⅱ 线在舟月关节和月三角关节处中断,月骨(＊)呈三角形,与头状骨和钩骨近端的投影重叠,而其余腕骨对位关系保持正常;B.侧位 X 线片可见月骨(＊)从桡骨月骨窝脱出、向掌侧脱位,而其余腕骨与桡骨对位保持正常,头状骨轻度向背侧倾斜

ER1-2-7-1　月骨脱位
的影像表现

【治疗】

月骨脱位属于严重的腕关节损伤,除桡腕背侧韧带损伤外,腕骨间韧带也发生完全断裂,需要手术治疗。通常采用腕部掌侧和背侧联合切口,掌侧切口内探查正中神经,并进行脱位月骨的复位;背侧切口内,修复断裂的舟月骨间韧带,并复位月三角关系。术后石膏固定 6~8 周,之后开始非持重的腕关节功能锻炼。

(张慧博　白荣杰)

第八节　经舟骨月骨脱位、经舟骨月骨周围脱位

当月骨周围一块或几块腕骨在月骨脱位之前发生骨折,则会产生月骨周围不稳定的演变类型,近侧骨折块仍与月骨相连,远侧骨折块脱位。月骨周围脱位伴月骨周围腕骨的骨折,属于大弧损伤模式。"经"这个前缀用于发生骨折的腕骨,例如"经"舟骨月骨脱位,指的是舟骨骨折、月骨脱位;"经"舟骨月骨周围脱位,指的是舟骨骨折、头状骨相对月骨向背侧移位,这是月骨周围脱位最常见的类型。舟骨骨折通常位于舟骨中部或腰部,通常舟骨近极与月骨对应关系保持正常,而远极随头状骨向背侧移位。

【病因】

经舟骨月骨脱位、经舟骨月骨周围脱位与月骨脱位、月骨周围脱位的损伤机制相似,通常是高能量创伤的结果,例如从高处跌落、运动相关的损伤或者是机动车交通事故,但伴有舟骨骨折。

【临床表现】

经舟骨月骨脱位、经舟骨月骨周围脱位患者的临床表现也与月骨脱位和月骨周围脱位相似,表现为腕部疼痛、肿胀、向背侧突出,屈伸活动受限,局部疼痛、压痛。

【影像学表现】

1. X线　后前位、侧位X线片可以显示腕骨排列、骨质改变,斜位或舟骨位可以更清晰地显示舟骨骨折。

经舟骨月骨脱位X线表现除月骨脱位外,同时伴有舟骨骨折,近极随月骨一起脱位,远极位置正常。

经舟骨月骨周围脱位的X线表现除有相应的月骨周围脱位表现外,还可见舟骨骨折,近极与月骨对应正常,远极随周围腕骨移位,以背侧脱位多见(图1-2-8-1、图1-2-8-2)。

2. CT检查　CT检查有利于对细微骨折以及X线骨骼重叠部位的显示,并且通过多平面重建技术能更好地显示经舟骨月骨脱位(图1-2-8-3)和经舟骨月骨周围脱位(图1-2-8-4)。(ER1-2-8-1、ER1-2-8-2)

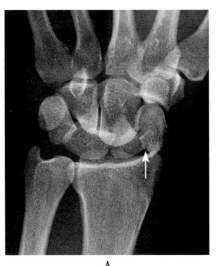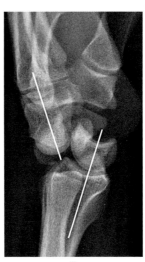

A　　　　　　　　　　　B

图1-2-8-1　经舟骨月骨周围脱位(背侧)X线表现

A.后前位X线片显示舟骨腰部骨折(箭),Gilula线中断,近排腕骨与远排腕骨投影重叠,舟骨近极与月骨对应正常,关节面平行;B.侧位X线片显示月骨与桡骨对位保持正常,其余腕骨相对于月骨向背侧移位

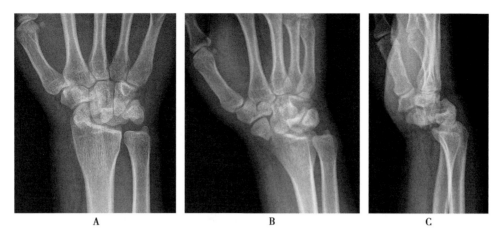

A　　　　　　　　B　　　　　　　　C

图 1-2-8-2　经舟骨月骨周围脱位(掌侧)X 线表现
A、B.腕关节后前位和斜位 X 线片可清晰显示舟骨骨折,近排与远排腕骨重叠;C.侧位 X 线片可清晰显示月骨与桡骨对应关系正常,舟骨骨折的远折段与其余腕骨相对月骨向掌侧移位

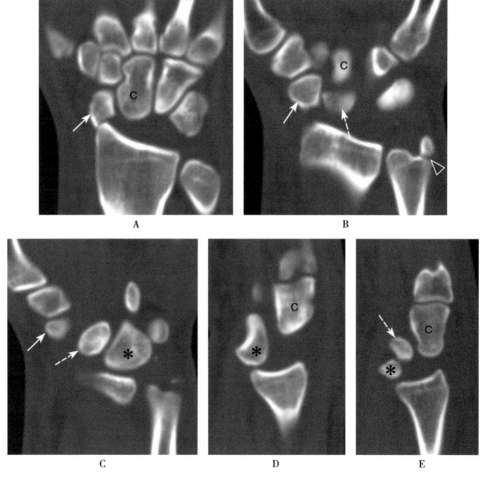

A　　　　　　　　　　　　　　B

C　　　　　　　　　　D　　　　　　　　E

图 1-2-8-3　经舟骨月骨脱位的 CT 表现
A~C.冠状位由背侧向掌侧层面的 CT 重建图像显示舟骨骨折,近极(虚箭)随月骨(✱)向掌侧脱位,远极(箭)与其他腕骨及桡骨的对应关系相对正常,还可见尺骨茎突骨折(空心箭头);D、E.矢状位重建图像,可见月骨(✱)从桡骨的月骨窝内向掌侧脱出,舟骨骨折的近极(虚箭)随月骨一起脱位,而头状骨(C)、第 3 掌骨基底部的长轴与桡骨的长轴仍保持在一条直线上

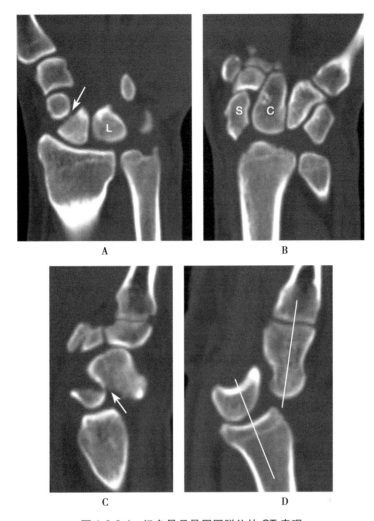

图 1-2-8-4 经舟骨月骨周围脱位的 CT 表现

A、B. 冠状位从掌侧至背侧层面的 CT 重建图像,可见舟骨腰部骨折(箭),近极与月骨(L)、桡骨的对位保持正常,远极(S)随其余腕骨向背侧移位。C,头状骨。

C、D. 矢状位 CT 重建图像可见舟骨骨折(箭),并可清晰显示月骨周围脱位

ER1-2-8-1 经舟骨月骨脱位的影像表现

ER1-2-8-2 经舟骨月骨周围脱位的影像表现

【治疗】

经舟骨月骨周围脱位的主要病理特征包括月骨周围腕骨脱位、舟骨骨折,以及月三角韧带损伤。舟骨骨折多发生在腰部,并且粉碎骨折常见,移位明显。因此,经舟骨月骨周围脱位建议手术治疗,行切开腕骨复位内固定,舟骨骨折复位内固定,韧带修复内固定。通常采用腕背侧切口,首先复位脱位的腕骨,此后复位舟骨并行无头加压螺钉固定,纠正月三角关

系,克氏针固定。术后石膏固定 8~12 周,之后开始非持重的腕关节功能锻炼。

（张慧博　白荣杰）

第九节　桡尺韧带损伤与腕关节不稳定

远端桡尺韧带位于 TFC 的掌、背侧边缘,是 TFCC 的组成部分之一,也是维持远端桡尺关节稳定的重要结构。桡尺韧带的损伤相对少见,常归为 TFCC 损伤,损伤后可能导致远端桡尺关节的不稳定,即尺骨相对桡骨向背侧或掌侧移位,以背侧移位多见。

【病因】

桡尺韧带损伤导致远端桡尺关节不稳定在临床上少见,多由创伤所致,如直接创伤或摔倒、手背伸着地,腕关节承受背伸和旋前暴力,或者源自腕及前臂尺侧遭受的旋转牵拉暴力。也可见于需要腕关节快速扭转、尺侧负荷的体育运动。

【临床表现】

远端桡尺关节不稳定的患者可表现为腕关节尺侧疼痛、压痛、前臂活动受限。体格检查时,桡尺关节不稳定的患者表现为"琴键试验"阳性,即患者腕关节旋前时,不稳的尺骨远端可能向背侧移位,检查者用拇指按压突出的尺骨远端可使疼痛减轻。

【影像学表现】

1. X 线　X 线无法显示桡尺韧带的结构,但是可显示远端桡尺关节的骨质改变以及评价关节的稳定性。X 线侧位片上,正常时尺骨的投影位于桡骨后方 2mm 处,当桡骨远端与尺骨之间的距离 ≥6mm 时,可以诊断桡尺关节不稳定。正位 X 线片显示尺骨异常旋转、尺骨茎突与尺骨远端的中央部重叠;尺骨向背侧移位,桡、尺骨远端的距离增加(图 1-2-9-1);

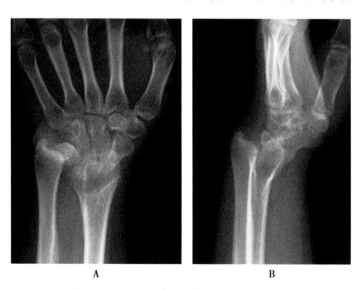

图 1-2-9-1　远端桡尺关节脱位的 X 线表现
A.后前位 X 线片显示远端桡尺关节对位不良,尺骨向远端及尺侧移位,尺、桡骨远端距离增加;B.侧位 X 线片可更清晰地显示尺骨相对桡骨向背侧移位

尺骨向掌侧移位时,尺、桡骨远端重叠。但是在 X 线上诊断远端桡尺关节的半脱位通常比较困难,因为腕关节位置的轻微变化都会导致桡骨与尺骨的相对关系发生改变。

2. CT 检查　CT 检查同样无法直接显示远端桡尺韧带的损伤,但却是评价远端桡尺关节脱位的主要方法,可获得腕关节中立位、最大旋前位、最大旋后位的动态影像,在 CT 轴位图像上有 3 种方法评估桡尺关节的不稳定:

桡尺线法(Mino):腕关节中立位,经过桡骨远端的掌、背侧边缘向尺骨头方向各画一条线,当超过 25% 的尺骨头位于该两条线的掌侧或背侧时,可诊断为远端桡尺关节不稳定。

桡尺远端关节面的整合性法(Congruency):腕关节旋前位,通过尺骨远端的桡侧关节面与桡骨远端乙状切迹的尺侧关节面分别画两条弧线,如果沿着弧线的方向,两条弧线之间的距离发生变化,则表明存在远端桡尺关节不稳定。

中心法(Epicenter):腕关节旋后位,先判断远端桡尺关节的旋转中心,位于尺骨茎突与尺骨头中心之间的中间位置;然后通过旋转中心做桡骨远端乙状切迹关节面切线的中垂线。如果该条中垂线位于桡骨远端乙状切迹的中心,则表明桡尺关节对位正常。

但是根据文献报道,前两种方法的假阳性率较高,而中心法是特异性最高的诊断方法,因此目前诊断远端桡尺关节的半脱位和脱位更倾向于使用中心法。

3. MRI 检查　MRI 检查是诊断远端桡尺韧带损伤的主要方法,由于桡尺韧带连接于桡骨远端乙状切迹的掌侧及背侧边缘的骨皮质,且位于 TFC 的掌侧及背侧边缘部,因此在冠状位图像上要在最掌侧和最背侧层面观察,矢状位及轴位图像沿着 TFC 的掌、背侧边缘部观察,而在矢状位显示病变最清晰(图 1-2-9-2)。远端桡尺韧带的撕裂在 MR 图像上表现为TFC 掌侧或背侧边缘部纤维不连续、信号增高。此外,MRI 还可显示周围软组织并存的异常,如水肿、滑膜炎等改变。(ER1-2-9-1)

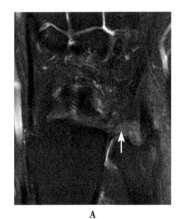 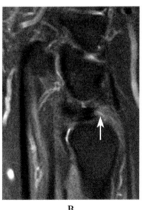 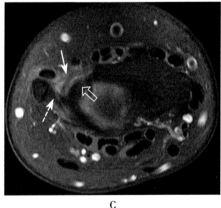

A　　　　　　　　B　　　　　　　　C

图 1-2-9-2　背侧远端桡尺韧带损伤的 MRI 表现

A~C.腕关节冠状位、矢状位及轴位 PD-FS 序列图像,沿着腕关节背侧层面、TFC 背侧边缘部可见起自桡骨远端乙状切迹骨皮质的背侧远端桡尺韧带增粗、信号增高(箭),矢状位显示病变最清晰,轴位层面还可见掌侧远端桡尺韧带(虚箭)以及 TFC(空心箭)的部分结构

ER1-2-9-1　远端桡尺韧带损伤的影像表现

【治疗】

1. 保守治疗 稳定性好的远侧桡尺关节损伤,可以采取保守治疗,包括休息、制动、非甾体抗炎药物及封闭注射治疗等。不合并骨折的急性桡尺远侧关节脱位,首先考虑闭合手法复位,背侧脱位复位后,腕关节处于旋后位更加稳定,采用长臂石膏或支具固定于屈肘旋后位。复位后采用长臂石膏或支具固定于屈肘旋前位,固定时间为6~8周。

2. 手术治疗

(1) 新鲜桡尺韧带损伤:复杂的桡尺远侧关节脱位不稳定或桡尺远侧关节脱位不可复位时,一般是由于广泛的软组织及骨性结构损伤导致桡尺远侧关节稳定结构广泛受损,或有组织嵌顿,治疗上均应考虑手术治疗。修复损伤的软组织结构,石膏或支具固定6周。三角纤维软骨复合体(TFCC)作为桡尺远侧关节最重要的稳定结构,其急性损伤会导致远侧桡尺关节不稳定。单纯TFCC损伤治疗同样可以采取保守制动治疗,或者手术修复,包括切开修复及关节镜下修复。由于桡骨远端骨折或尺骨茎突骨折造成的急性桡尺远侧关节不稳定,通常在骨折内固定后,再采取相应治疗。

(2) 陈旧桡尺韧带损伤:不伴有骨折时,首选的手术方法是延迟修复TFCC。手术的主要目的是修复自隐窝撕裂的TFCC深层韧带完整性以恢复其生物力学效应,重建TFCC止点大多需要重建TFCC小凹处止点,一般需要缝合锚或经骨通道修复。如果TFCC损伤无法修复,需要行软组织重建术。现有的重建方法包括:①在关节外直接束缚桡尺关节;②通过尺腕悬吊或肌腱固定术间接连接桡尺关节;③远侧桡尺韧带重建术。前两类方法可以改善症状,但不能恢复DRUJ正常解剖和生物力学关系。远侧桡尺韧带重建方法恢复了远侧桡尺关节的生物力学模式,是较为理想的手术方式。

(詹惠荔　白荣杰)

第十节　豆三角关节不稳定

腕豆骨上有多个结构附着,构成豆骨韧带复合体(pisiform ligament complex,PLC),维持豆三角关节的稳定性,包括主要稳定结构(尺侧腕屈肌腱、豆钩韧带、豆掌韧带、豆三角尺侧韧带)、次要稳定结构(屈肌支持带、伸肌支持带)和小指展肌以及类半月板结构的部分掌侧纤维。豆骨韧带复合体的损伤会导致腕豆骨脱位或豆三角关节不稳定,以及继发豆三角关节的骨性关节炎。

【病因】

豆骨韧带复合体的损伤可为急性或慢性,急性损伤通常是由手背伸着地摔倒、外力直接作用于小鱼际或腕豆骨;慢性损伤常是由某些反复的职业性或娱乐性活动所致,过度使用性损伤导致腕豆骨的软骨软化以及轻度半脱位,即"球拍运动员腕豆骨"。

【临床表现】

豆骨韧带复合体损伤患者表现为腕尺侧腕豆骨周围软组织压痛,尤其是位于腕豆骨的远端及桡侧。体格检查时,直接压迫或叩诊腕豆骨处、腕关节被动过伸以及腕豆骨追踪试验

（即腕关节屈曲时,向尺、桡侧移动豌豆骨）可引发腕关节掌尺侧疼痛。

【分类和分级】

豆三角关节不稳定在X线上可以分成三种类型:

Ⅰ型:轻度不稳定,X线无异常。

Ⅱ型:中度不稳定,X线可见异常。

Ⅲ型:重度不稳定,X线上显示明显脱位。

【影像学表现】

1. X线　在后前位X线片上,豌豆骨与三角骨重叠,侧位X线片上与舟骨结节重叠,因此常需要一些特殊投照体位的X线摄影才能显示豌豆骨,例如腕关节半旋后斜位以及腕关节半旋后、轻度伸展时投照,即Garraud位投照,可以很好地显示豌豆骨及豆三角关节。另外,需特别注意的是,在腕关节侧位或半旋后位X线片评价豆三角关节的间隙时,腕关节需保持中立位,否则会导致豆三角关节间隙增宽、豆骨与三角骨的关节面不平行。

当豌豆骨完全移位时,X线诊断豌豆骨脱位很容易,但是对豆三角关节损伤/半脱位的诊断很难,往往是在继发关节不稳定和骨性关节炎后才能做出诊断。在半旋后位X线片上表现为豆三角关节间隙增宽大于4mm,豌豆骨与三角骨关节面的平行度缺失大于20°,以及豌豆骨相对于三角骨向近端或远端移位的程度大于15%时,可以考虑存在豆三角关节的半脱位。也有研究表明,在腕关节中立位、桡偏或尺偏拍摄的后前位X线片上测量豆掌角(第3掌骨的轴线与第3掌骨轴线的延长线和豌豆骨中心线的连线之间的夹角)的变化,也可以很好地评价豌豆骨的位置变化。

2. CT检查　CT检查可以避免X线片上骨骼重叠的干扰,可以通过多平面重建,清楚地显示豌豆骨的骨质情况以及豆三角关节的改变。

3. MRI检查　MRI检查除了可以显示豆三角关节及豌豆骨的骨质改变,还可以显示CT难以检测到的豌豆骨隐匿性骨折、豆三角关节的骨软骨缺损、软骨下水肿,豆钩韧带、豆掌韧带、尺侧腕屈肌腱的形态异常、信号改变等,以及邻近的Guyon管中可能发生的异常。

【治疗】

早期症状较轻的豆三角关节不稳定可以采取石膏或支具固定3~4周。若症状反复发作,或出现豆三角关节炎时,建议行豌豆骨切除。

（詹惠荔　白荣杰）

参 考 文 献

1. Pedowitz R,Chung CB,Resnick D. Magnetic Resonance Imaging in Orthopedic Sports Medicine[M]. New York: Springer-Verlag,2008.

2. Bencardino JT,Rosenberg ZS. Sports-related injuries of the wrist:an approach to MRI interpretation[J]. Clin Sports Med,2006,25(3):409-432.

3. 王澍寰. 手外科学［M］. 3 版. 北京：人民卫生出版社,2011.

4. 田文,张友乐. 腕关节不稳定的一些概念［J］. 中华手外科杂志,1994,10(3):183-186.

5. Schmitt R,Froehner S,Coblenz G,et al. Carpal instability［J］. Eur Radiol,2006,16(10):2161-2178.

6. Adam Greenspan,Javier Beltran. 实用骨科影像学. 白荣杰,殷玉明,娄路馨,等译. 北京：科学出版社,2018.

7. Chung CB,Steinbach LS. MRI of upper extremity:shoulder,elbow,wrist and hand［M］. Philadelphia:Lippincott Williams & Wilkins,2010.

8. Thomas H. Berquist. MRI of the musculoskeletal system［M］. 6th ed. Philadelphia:Lippincott Williams & Wilkins,2013.

9. Carlsen BT,Shin AY. Wrist instability［J］. Scand J Surg,2008,97(4):324-332.

10. Lee DJ,Elfar JC. Carpal ligament injuries,pathomechanics,and classification［J］. Hand Clin,2015,31(3):389-398.

11. 张恒,夏同敬,白荣杰,等. 舟月韧带损伤的分级及磁共振表现［J］. 中华医学杂志,2018,98(39):3153-3157.

12. Lok RL,Griffith JF,Ng AW,et al. Imaging of radial wrist pain. Part II:pathology［J］. Skeletal Raidol,2014,43(6):725-743.

13. Loredo RA,Sorge DG,Garcia G. Radiographic evaluation of the wrist:a vanishing art［J］. Semin Roentgenol,2005,40(3):248-289.

14. Cerezal L,de Dios Berna-Mestre J,Canga A,et al. MR and CT arthrography of the wrist［J］. Semin Musculoskeletal Radiol,2012,16(1):27-41.

15. Shahabpour M,Van Overstraeten L,Ceuterick P,et al. Pathology of extrinsic ligaments:a pictorial essay［J］. Semin Musculoskelet Radiol,2012,16(2):115-128.

16. Watanabe A,Souza F,Vezeridis PS,et al. Ulnar-sided wrist pain. Part. II. Clinical imaging and treatment［J］. Skeletal Radiol,2010,39(9):837-857.

17. Cockenpot E,Lefebvre G,Demondion X,et al. Imaging of sports-related hand and wrist injuries:sports imaging series［J］. Radiolody,2016,279(3):674-692.

18. Lisle DA,Shepherd GJ,Cowderoy GA,et al. MR imaging of traumatic and overuse injuries of the wrist and hand in athletes［J］. Magn Reson Imaging Clin N Am,2009,17(4):639-654.

19. Canale ST,Beaty JH. 坎贝尔骨科手术学：第 7 卷［M］. 12 版. 王岩,毕郑刚,译. 北京：人民军医出版社,2013.

20. Zlatkin MB,Rosner J. MR imaging of ligaments and triangular fibrocartilage complex of the wrist［J］. Magn Reson Imaging Clin N Am,2004,12(2):301-331,vi-vii.

21. Hargreaves DG. Midcarpal instability［J］. J Hand Surg Eur Vol,2016,41(1):86-93.

22. Wolfe SW,Garcia-Elias M,Kitay A. Carpal instability nondissociative［J］. J Am Acad Orthop Surg,2012,20(9):575-585.

23. Kozin SH. Perilunate injuries:diagnosis and treatment［J］. J Am Acad Orthop Surg,1998,6(2):114-120.

24. Stanbury SJ,Elfar JC. Perilunate dislocation and perilunate fracture-dislocation［J］. J Am Acad Orthop Surg,2011,19(9):554-562.

25. Kaewlai R,Avery LL,Asrani AV,et al. Multidetector CT of carpal injuries:anatomy,fractures,and fracture-dislocations［J］. Radiographics,2008,28(6):1771-1784.

26. Scalcione LR,Gimber LH,Ho AM,et al. Spectrum of carpal dislocations and fracture-dislocations:imaging and management［J］. AJR Am J Roentgenol,2014,203(3):541-550.

27. Squires JH,Englang E,Mehta K,et al. The role of imaging in diagnosing diseases of the distal radiolunar joint,triangular fibrocartilage complex,and distal ulna［J］. AJR Am J Roentgenol,2014,203(1):146-153.

28. Theumann NH,Pfirrmann CW,Chung CB,et al. Pisotriquetral joint:assessment with MR imaging and MR ar-

thrography[J]. Radiology,2002,222(3):763-770.

29. Moraux A,Lefebvre G,Pansini V,et al. Pisotriquetral joint disorders:an under-recognized cause of ulnar side wrist pain[J]. Skeletal Radiol,2014,43(6):761-773.

30. Rayan GM,Jameson BH,Chung KW. The pisotriquetral joint:anatomy,biomechanical and radiographic analysis [J]. J Hand Surg Am,2005,30(3):596-602.

第三章　三角纤维软骨复合体损伤

第一节　概　　述

三角纤维软骨复合体(triangular fibrocartilage complex,TFCC)是位于尺骨远端与尺侧腕骨之间的一种软骨性、韧带结构,具有重要的生物力学功能,是维持远端桡尺关节和腕关节尺侧稳定的主要结构,具有传导轴向负荷、缓冲外力的作用,并限制腕关节向桡侧移位。TFCC 主要由三角纤维软骨(triangular fibrocartilage,TFC)、掌、背侧远端桡尺韧带、尺月韧带、尺三角韧带、类半月板结构、尺侧腕伸肌腱鞘和尺侧副韧带构成。TFCC 的血供主要来自尺动脉、前骨间动脉的掌、背侧分支,而只有 TFC 外周 15%~20% 的区域有血管穿行供血,中央部及桡侧附着端为乏血供区,这种血供分布特点对治疗有一定影响,对于尺侧撕裂可以进行修复,而对于中央部和桡侧撕裂多采取关节镜下清创术。

TFCC 的损伤是引起腕关节尺侧疼痛的常见原因,并且可能会导致远端桡尺关节的不稳定,慢性损伤会导致腕尺侧或远端桡尺关节的退变、骨赘形成、软骨缺损、软骨下骨髓水肿及囊变等。Palmer 等人根据 TFCC 损伤的原因、位置以及损伤的程度提出了著名的 Palmer 分类,对于明确损伤机制及指导临床治疗有重要作用,因此一直被沿用至今。对于 TFCC 损伤的早期、及时、准确诊断对指导临床治疗以及减轻患者症状具有重要意义。

（殷玉明）

第二节　三角纤维软骨复合体损伤

三角纤维软骨复合体(TFCC),包括掌、背侧远端桡尺韧带,是维持远端桡尺关节稳定的重要结构,TFCC 的损伤常由于急性创伤和慢性退行性损伤所致。TFCC 组成部分中的一个或几个结构的损伤都可能导致远端桡尺关节不稳定和腕关节尺侧疼痛、活动受限等。

【病因】

TFCC 创伤性损伤多由摔倒、手背伸着地,腕关节承受背伸和旋前暴力,或者源自腕及前臂尺侧遭受的旋转牵拉暴力所致;另外,需要腕关节快速扭转、尺侧承载的体育活动,如挥拍击球也是常见的致伤原因。TFCC 退变性损伤可源于长期慢性的负荷过重,且随年龄增长,TFC 的穿孔率也随之增高;而对于年轻患者,退变性损伤往往与尺骨正变异、尺骨撞击综合征相关。

【临床表现】

TFCC 损伤患者表现为腕关节尺侧疼痛、压痛,尺偏腕关节或旋转前臂可加剧疼痛,间或有咔嗒声,活动后加重,并有抓握无力。体格检查时,有一些特殊的检查方法有助于诊断尺侧腕关节疼痛的病因。例如,被动尺偏腕关节并给予轴向负荷,并旋前旋后腕关节挤压 TF-CC,出现疼痛或捻发音,称为尺腕压力试验阳性,但该检查不具有特异性,还可见于尺腕撞击、月三角韧带损伤等;被动过伸和尺偏腕关节,腕尺侧疼痛者,称为尺骨撞击试验阳性;"尺骨茎突凹"征阳性,提示 TFCC 尺骨茎突凹附着端撕裂;冲击触诊试验阳性,尺骨头在腕关节完全旋前和旋后时发生异常移位,提示 TFCC 损伤、远端桡尺关节松弛;琴键征阳性,提示存在远端桡尺关节不稳定、有助于尺骨茎突凹附着端撕裂的诊断。

【分类和分级】

关于 TFCC 损伤的分类,目前应用最多的仍是经典的 Palmer 分类,将 TFCC 损伤分为两型,即创伤性(Ⅰ型)和退变性(Ⅱ型)。

Palmer Ⅰ型(创伤性),根据损伤部位又可分为:

  Ⅰ A 型:TFC 中央穿孔。

  Ⅰ B 型:TFCC 尺侧撕脱,伴/不伴尺骨茎突骨折。

  Ⅰ C 型:TFCC 远端撕脱。

  Ⅰ D 型:TFCC 桡侧撕脱,伴/不伴桡骨远端骨折。

Palmer Ⅱ型(退变性):

  Ⅱ A 型:TFC 磨损。

  Ⅱ B 型:TFC 磨损+尺、月骨软骨软化。

  Ⅱ C 型:TFC 穿孔+尺、月骨软骨软化。

  Ⅱ D 型:TFC 穿孔+软骨软化+月三角韧带撕裂。

  Ⅱ E 型:TFC 穿孔+软骨软化+月三角韧带撕裂+尺腕、远端桡尺关节骨性关节炎。

经典的 Palmer 分类虽然有助于识别 TFCC 损伤的机制、损伤的部位,从而指导临床治疗,但是随着高分辨磁共振技术和关节镜治疗技术的发展,已有较多研究表明,TFCC 的有些损伤类型未被 Palmer 分类所包括,并且随着对远端桡尺关节及尺腕关节的复杂解剖及生物力学研究的加深,也使临床医生意识到修复这些结构、维持 TFCC 功能完整的重要性。因此,我们建议对传统的 Palmer 分类进行细化和补充,在经典 Palmer 分类的基础上,建立一套关于 TFCC 损伤的综合完整且与临床密切相关的分类,即改良的 Palmer 分型。

改良的 Palmer 分型,仍将 TFCC 损伤分为两型,即创伤性(Ⅰ型)和退变性(Ⅱ型)。

Palmer Ⅰ型(创伤性),根据损伤部位和累及的结构,细分为:

  Ⅰ A 型:TFC 中央穿孔。

  Ⅰ B 型:TFCC 尺侧损伤

    TFCC 尺侧连接部损伤:Ⅰ B1,尺骨茎突凹附着端撕裂;

                        Ⅰ B2,尺骨茎突附着端撕裂;

                        Ⅰ B3,尺侧附着端完全撕裂;

                        Ⅰ B4,稳定性假关节;

                        Ⅰ B5,不稳定性假关节;

                        Ⅰ B6,"漂浮茎突"。

    TFCC 尺侧其他结构损伤:类半月板结构损伤;

                        尺侧腕伸肌腱及腱鞘损伤。

ⅠC 型：TFCC 远端撕脱。

ⅠD 型：TFCC 桡侧撕脱，伴/不伴桡骨远端骨折。

　　ⅠD1：TFC-桡骨交界面撕裂；

　　ⅠD2：背侧/掌侧边缘撕裂；

　　ⅠD3：交界面撕裂+背侧/掌侧边缘撕裂+/−桡骨远端乙状切迹撕脱骨折；

　　ⅠD4：桡侧完全撕裂。

ⅠE 型：TFC 水平撕裂。

ⅠF 型：关节囊撕裂。

　　ⅠF1：掌侧关节囊 TFC 附着端撕脱；

　　ⅠF2：背侧关节囊 TFC 附着端撕脱；

　　ⅠF3：背侧关节囊三角骨附着端撕脱；

　　ⅠF4：背侧关节囊 TFC 附着端+三角骨附着端撕脱。

ⅠG：TFCC 桶柄状撕裂。

Palmer Ⅱ型（退变性）：

ⅡA 型：TFC 磨损。

ⅡB 型：TFC 磨损+尺、月骨软骨软化。

ⅡC 型：TFC 穿孔+尺、月骨软骨软化。

ⅡD 型：TFC 穿孔+软骨软化+月三角韧带撕裂。

ⅡE 型：TFC 穿孔+软骨软化+月三角韧带撕裂+尺腕、远端桡尺关节骨性关节炎。

【影像学表现】

1. X 线　X 线片除显示骨性结构的损伤外，包括尺骨茎突骨折、桡骨远端骨折等，还可以评价尺骨变异情况，对远端桡尺关节的脱位也有一定的诊断价值。传统的关节造影检查通过显示异常造影剂渗漏的位置，从而诊断 TFCC 的撕裂，但该项检查具有一定的假阴性和假阳性，且随着 MRI 技术的发展，目前已很少单独应用。

2. CT 检查　CT 检查对细微骨质改变的显示优于 X 线，也可以评价远端桡尺关节的不稳定，但无法确切显示 TFCC 的损伤。而 CT 关节造影对显示 TFCC 撕裂有优势，对 TFCC 尺侧撕裂的诊断甚至优于常规的 MRI 平扫，但对软组织的显示不及 MRI 检查。

3. MRI 检查　MRI 检查有较高的软组织分辨率，能清晰显示 TFCC 复杂的解剖结构，因此是诊断 TFCC 损伤的首选检查方法。对于创伤性以及退变性损伤的诊断，需根据患者的年龄、有无创伤史、损伤发生的位置以及 MRI 图像上显示的伴随改变进行综合诊断。

（1）Palmer Ⅰ型（创伤性）损伤：多有明确的腕关节外伤史。

ⅠA 型，TFC 中央穿孔，是最常见的损伤类型，通常位于桡侧附着端内侧 2~3mm 处，在 PD-FS 序列图像上表现为低信号的 TFC 内线状的高信号（图 1-3-2-1），呈矢状方向，可为交通性或非交通性缺损，并可见远端桡尺关节内少量积液。

ⅠB 型，TFCC 尺侧附着端损伤，其中尺骨茎突凹附着端的损伤与远端桡尺关节不稳定密切相关，尤其是伴有尺骨茎突基底部骨折时。TFCC 尺侧束的条纹状信号以及韧带间隔物的稍高信号增加了诊断 TFCC 尺侧损伤的难度。损伤的 MRI 可表现为 TFCC 形态异常，尺侧附着端部分纤维不连续或显示不清、模糊水肿，并可见异常的高信号，可伴或不伴尺骨茎突骨折；尺骨茎突凹附着端或尺侧完全撕裂时，有时可见远端桡尺关节的半脱位

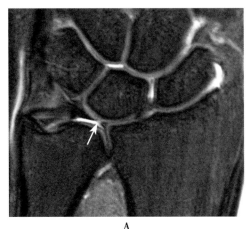
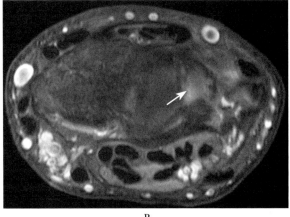

A　　　　　　　　　　　　　　　　　　　　B

图 1-3-2-1　TFC 中央穿孔（Palmer ⅠA）的 MRI 表现

A. 冠状位 PD-FS 序列图像显示 TFC 偏桡侧局部不连续,可见高信号贯穿 TFC 全层（箭）,还有一部分低信号的纤维软骨成分连接于桡骨远端乙状切迹的透明软骨处,远端桡尺关节少量积液;B. 轴位 PD-FS 序列图像显示正常低信号的 TFC 内异常的高信号（箭）

（图 1-3-2-2～图 1-3-2-4）。急性期还可见周围软组织水肿,尺骨远端骨髓水肿以及局部液体积聚。

ⅠC 型,TFCC 远端撕脱,很少见,指尺月韧带或尺三角韧带在远端月骨或三角骨附着部的损伤,MRI 图像上可表现为韧带结构显示不清、局部纤维不连续或韧带增粗水肿、信号增高,矢状位对诊断最有价值。

ⅠD 型,TFCC 桡侧附着端的损伤,可伴或不伴桡骨远端骨折,MRI 表现为 TFC 桡侧与桡骨远端乙状切迹之间异常的高信号,而不再有低信号的纤维软骨结构附着于桡骨乙状切迹的透明软骨（图 1-3-2-5）。应注意不要将桡骨乙状切迹透明软骨正常的稍高信号误认为撕裂。（ER1-3-2-1～ER1-3-2-5）

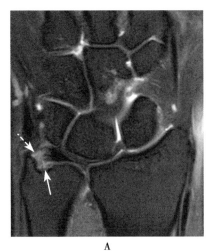
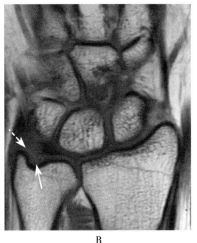

A　　　　　　　　　　　　　　　　　B

图 1-3-2-2　TFCC 尺侧附着端撕裂（Palmer ⅠB）的 MRI 表现

A、B. 冠状位 PD-FS 序列及 T₁WI 序列图像显示 TFCC 尺侧的近侧束（箭）和远侧束（虚箭）纤维不连续、信号增高

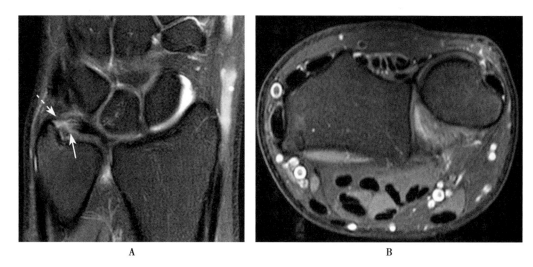

图 1-3-2-3 TFCC 尺侧附着端损伤伴远端桡尺关节不稳定的 MRI 表现

A. 冠状位 PD-FS 序列图像显示 TFCC 尺骨茎突凹附着端（箭）纤维不连续，尺骨茎突附着端（虚箭）部分纤维尚连续，尺腕部少量滑膜增生；B. 轴位图像可见远端桡尺关节半脱位，尺骨相对于桡骨向背侧移位

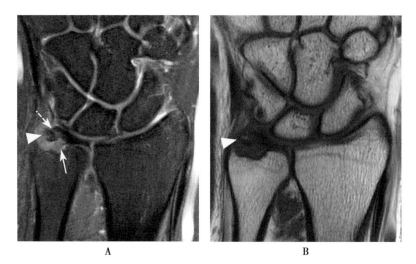

图 1-3-2-4 TFCC 尺侧附着端损伤伴尺骨茎突骨折的 MRI 表现

A、B. 冠状位 PD-FS 及 T_1WI 序列图像可见尺骨茎突尖部骨质不连续，为撕脱骨折（箭头），与 TFCC 尺侧远侧束（虚箭）相连，并向外上移位，PD-FS 序列可显示远侧束（虚箭）轻度水肿，近侧束（箭）明显增粗、肿胀，尺腕部滑膜增生

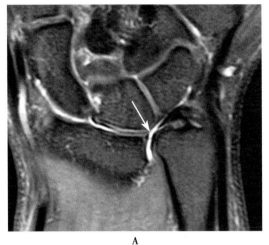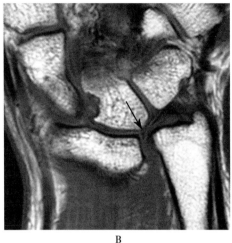

图 1-3-2-5 TFCC 桡侧附着端撕裂(Palmer ⅠD)的 MRI 表现

冠状位 PD-FS 序列和 T₁WI 序列图像显示 TFC 桡侧与桡骨远端乙状切迹的透明软骨附着处不连续(箭),TFC 向尺侧轻度回缩,远端桡尺关节少量积液,注意桡骨远端乙状切迹稍高信号的透明软骨处不再有低信号的纤维软骨成分附着,此为与 Palmer ⅠA 型损伤鉴别的要点

ER1-3-2-1 三角纤维软骨中央穿孔的影像表现

ER1-3-2-2 三角纤维软骨复合体尺侧附着端撕裂的影像表现

ER1-3-2-3 三角纤维软骨复合体尺侧附着端损伤伴远端桡尺关节不稳定的影像表现

ER1-3-2-4 三角纤维软骨复合体尺侧附着端损伤伴尺骨茎突骨折的影像表现

ER1-3-2-5 三角纤维软骨桡侧附着端撕裂的影像表现

（2） Palmer Ⅱ型(退变性)损伤:多见于年龄较大者,没有明确的外伤史,多与腕关节退行性变和尺骨正变异、尺腕撞击综合征有关,可以看作是一个逐渐进展加重的过程。

ⅡA 型,TFC 磨损,在 MRI 表现为 TFC 变薄、表面毛糙,低信号的 TFC 内可见团状或球形的稍高信号(图 1-3-2-6),代表黏液变性。

ⅡB 型,TFC 磨损、变薄比 ⅡA 明显,并且月骨的尺侧面及尺骨头的桡侧面关节软骨变薄、缺损、关节面下骨髓水肿、囊变等(图 1-3-2-7)。

ⅡC 型,TFC 穿孔伴有月骨、尺骨头的软骨软化(图 1-3-2-8),TFC 的穿孔与 ⅠA 型穿孔相比,通常较大、倾向为卵圆形、更靠近 TFC 的尺侧,且 TFC 有明显变薄。

ⅡD 型,在 ⅡC 的基础上,伴有月三角韧带的撕裂(图 1-3-2-9)。

ⅡE 型,可以看作是损伤的最后阶段,是 ⅡD 伴有尺腕和远端桡尺关节的骨性关节炎改变,该型损伤中的 TFC 通常完全缺失、难以观察清楚。（ER1-3-2-6~ER1-3-2-9）

另外,Palmer Ⅱ型损伤也常见于尺骨正变异和尺腕撞击综合征的患者。

（3） 与腕关节韧带损伤一样,MR 关节造影检查对诊断 TFCC 损伤也有一定优势,尤其对 TFCC 尺侧撕裂的诊断。TFCC 尺侧附着端由于内含疏松血管结缔组织,在 PD-FS 图像上

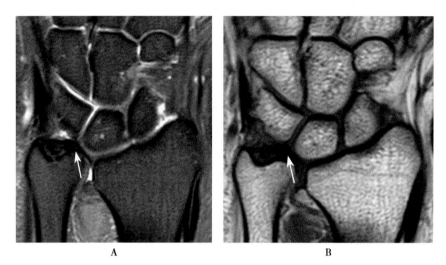

图 1-3-2-6　TFC 磨损（Palmer ⅡA）的 MRI 表现

A、B. 冠状位 PD-FS 序列及 T_1WI 序列图像显示低信号的 TFC 内见团状稍高信号（箭）

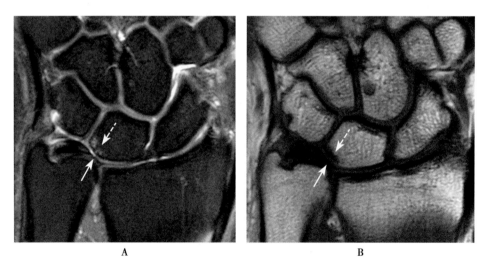

图 1-3-2-7　TFC 磨损 + 软骨软化（Palmer ⅡB）的 MRI 表现

A、B. 冠状位 PD-FS 序列及 T_1WI 序列图像显示 TFC 变薄（箭）、内部见斑片状稍高信号，邻近的月骨尺侧关节面下可见骨髓水肿（虚箭），在 PD-FS 序列图像显示更清晰

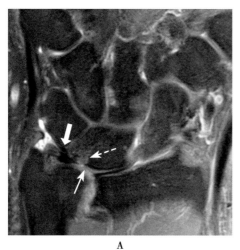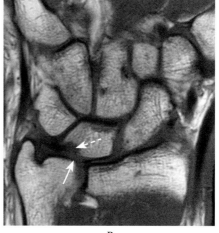

A　　　　　　　　　　　　**B**

图 1-3-2-8　TFC 穿孔+软骨软化（Palmer ⅡC）的 MRI 表现

A、B. 冠状位 PD-FS 序列及 T_1WI 序列图像显示 TFC 明显变薄、中央部纤维不连续（箭），月骨近端尺侧关节软骨变薄、缺损，关节面下见斑片状骨髓水肿（虚箭），月三角韧带尚表现正常（粗箭）

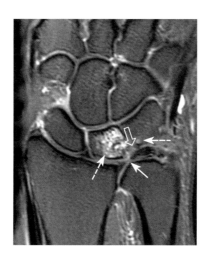

图 1-3-2-9　TFC 穿孔+软骨软化+月三角韧带损伤（Palmer ⅡD）的 MRI 表现

冠状位 PD-FS 序列图像显示 TFC 中央部变薄、穿孔（箭），月骨关节面下以及三角骨近端桡侧关节面下骨髓水肿、囊变（虚箭），月三角韧带结构显示不清、信号增高（空心箭）

ER1-3-2-6　三角纤维软骨磨损的影像表现

ER1-3-2-7　三角纤维软骨磨损+软骨软化的影像表现

ER1-3-2-8　三角纤维软骨穿孔+软骨软化的影像表现

ER1-3-2-9　三角纤维软骨穿孔+软骨软化+月三角韧带损伤的影像表现

常表现为条纹状稍高信号,增加了对尺侧损伤诊断的难度,而 MR 直接关节造影检查通过直接向关节腔内注入造影剂,扩展关节腔,通过观察异常造影剂聚集、渗漏的部位,从而清楚地显示病变。但是 MR 关节造影为有创性检查、检查时间长、操作技术复杂,因此在临床应用中,对于是否需要进行 MR 关节造影还需结合当地的实际情况、患者的舒适度以及临床需求等多方面综合考虑。

此外,Palmer 分类存在一些不足,较多研究表明,有些 TFCC 损伤类型未包括在 Palmer 分类中,例如 TFC 水平撕裂、掌侧或背侧关节囊的撕脱、类半月板结构损伤等,这些损伤类型同样会引起腕关节疼痛或对腕关节的稳定性有影响。

【治疗】

1. 保守治疗 保守治疗包括石膏或支具制动、理疗,以及局部封闭等缓解疼痛症状。采用长臂支具或石膏固定于屈肘前臂旋后位,固定 6~8 周。

2. 手术治疗 TFCC 血供为边缘向中央的辐射状,中央部血管直径小,数量少,血供差,因而只有ⅠB 型和ⅠC 型可进行修复,其余类型则需要关节镜下清创改善症状。当 TFCC 结构严重破坏无法修复出现 DRUJ 不稳时,可考虑行 TFCC 重建技术。

(1)清创术:镜下检查时,通常在中央部或桡侧缘发现撕裂口或活瓣样结构,可配合使用咬钳、刨削器、射频器等,对破损处进行清创扩大,并在边缘进行皱缩成形,形成稳定的创缘。TFCC 中央不具有韧带功能,损伤后愈合能力差,作局限切除利于缓解疼痛症状,功能干扰小,但清创时需注意保护掌、背侧的远端桡尺韧带。

(2)TFCC 修复术:TFCC 修复技术根据缝线穿过的方向大致可以分为 outside-in、inside-out 和 all-inside 三类技术。

1)Outside-in 修复技术:可使用 TFCC 专用修复器,亦可配合使用 18G 针头和直蚊式血管钳。从 6U 入路近端侧将对折的 2-0 PDS 缝线通过 18G 注射针头导入 TFCC 尺侧撕裂区域,经裂口深面,从 TFCC 桡侧断端穿出。通过 6U 入路,利用直蚊式血管钳咬住缝线后穿越尺腕关节囊,在皮下引导至 6U 近端小切口,拉紧缝线打结从而起到闭合裂口的修复作用。为避免误伤尺神经手背支,可于此处设计一纵行约 1.0cm 皮肤切口,便于直视下避开尺神经手背支。重复相同的步骤以形成双道或三道缝合,去除腕关节牵引后于前臂旋后、屈腕尺偏位将缝线在关节囊外直视下收紧并打结。近期研究表明,远侧桡尺韧带深部止点对于 DRUJ 的稳定性更加重要。因而,当 TFCC 隐窝处损伤时,可利用缝合技术,将 TFCC 向尺骨小凹处拉拢缝合。另外,也可以在尺骨茎突前隐窝处置入锚钉,利用锚钉缝线缝合 TFCC。

2)Inside-out 修复技术:该技术需要使用钝头腰穿针,自 1/2 或 3/4 入路进入,缓慢伸至尺腕关节,在 TFCC 损伤处的桡侧边缘穿过 TFCC,并自尺侧穿出皮肤,以缝线贯穿腰穿针,将腰穿针再次于 TFCC 损伤的桡侧边缘穿过 TFCC,并穿出皮肤,将缝线打结,即可将 TFCC 损伤裂口拉合。根据不同的出针方向,可分别用来修复 TFCC 止点的浅层或深层。

3)All-inside 修复技术:该技术需利用 Fast-fix 修复器械,该器械由两个可吸收聚左旋乳酸锚钉组成,两锚钉之间有预置但未拉紧的线结。6R 入路插入关节镜观察,将该 Fast-fix 器械从 3-4 入路置入,向尺侧关节囊处穿刺,有突破感时回拉,将第一个聚左旋乳酸锚钉置于尺腕关节囊外,即 TFCC 裂口的尺侧远端,再利用该修复器械穿过 TFCC 中间部分,即将第二个聚左旋乳酸铆钉置于 TFCC 裂口的桡侧近端,利用推结器将预制的线结拉紧后切断。

TFCC 修复术后腕关节以长臂石膏屈肘 60°,前臂轻度旋后位,腕尺偏位固定 3 周,然后短臂石膏托继续固定 3 周。6 周后拆除固定,开始康复训练。

（3）TFCC 重建术:TFCC 结构严重破坏无法修复,并出现 DRUJ 不稳时,可利用移植肌腱重建远侧桡尺韧带。Adams 报道的重建方式最为常用。该技术利用移植的掌长肌腱在桡骨远端建立骨隧道,置入肌腱,将两端分别引至尺骨隐窝处,经尺骨隐窝处骨洞穿出,缝合固定。这一操作过程可作为开放手术或是作为关节镜辅助下的微创手术。

关节镜手术需要若干小切口。于桡骨远端尺侧交的掌、背侧做切口,以便暴露桡骨远端尺侧。使用保护套筒,将导针从背侧打入掌侧。注意保护软组织,尤其是正中神经。导针进针点位于距离桡骨远端掌侧缘和乙状切迹缘各 5mm。术中透视确定导针位置,再用空心钻打通骨隧道后,从掌侧切口穿出。通常采用 2.5mm 的空心钻头。然后将移植肌腱从背侧置入,掌侧拉出。

在关节镜下行 TFCC 清创,直至暴露尺骨隐窝及尺腕关节面。在 6U 入路近端作一长 1.0~1.5cm 小切口,术中注意确认并保护尺神经手背支。显露尺骨远端,导针从近端向远端置入尺骨,从尺骨隐窝处穿出,之后用 3.2mm 空心钻头建立骨隧道。镜下骨洞完成后,用细直蚊式钳从近端到远端穿过骨洞。掌长肌腱两端置于关节内。先将移植肌腱掌侧端于稍远于桡骨边缘,将缝线尾部置入关节内,用细蚊钳将缝线拽出尺骨骨隧道,这时肌腱掌侧末端被拉入关节腔。很重要的一点是,先将掌侧移植肌腱穿过骨隧道,再将背侧移植肌腱穿过骨隧道,否则移植肌腱背侧末端将阻挡镜下视野。下一步在背侧关节囊桡骨骨洞的远尺侧建立入路,将背侧移植肌腱置入关节内,此时用细蚊钳抓住缝线尾部,同法将缝线从尺骨远端骨洞拉出。

肌腱的两端均置入关节腔内,两侧缝线尾部从骨隧道穿出。同时将肌腱两端拉出骨洞可能较为容易些。当移植肌腱两端均穿过骨洞,拉出尺骨后,给予张力,稳定肌腱。解除腕部轴向牵引力,在肌腱保持张力状态下置入挤压螺钉。也可将肌腱用锚钉固定于尺骨远端或环绕尺骨远端后再用锚钉固定。

术后长臂石膏或支具固定 6 周,肘关节可做屈伸运动。去除固定后,即开始行康复理疗。

（4）尺骨正变异的手术处理技术:TFCC 退化性 Ⅱ 型损伤被认为与尺骨正变异有关,该情况下,进行 TFCC 清创或修复常不能有效解除临床症状,一般需进行尺腕关节减压相关手术。

1）尺骨短缩术:该术式由 Milch 等最早报道,通过尺骨干短缩减轻尺骨头对腕部的撞击压迫,并且不影响 TFCC 的结构和功能。目前,临床上有多种精确截骨装置,截骨后达到 1~2mm 的负变异,并利用钢板坚强固定。

2）TFC 切除术:切除 TFCC 中央部的软骨盘,该手术方式与 TFCC 清创术类似,可配合使用咬钳、刨削器、射频器等,切除 TFC 后可起到尺腕关节减压的作用,但清创时需注意保护掌、背侧的桡尺韧带。

3）Wafer 手术:Wafer 的中文意思为"薄饼",该手术是在尺骨头远端作一"薄片"样截骨因而得名。最早为开放手术,目前多进行镜下手术。关节镜下进行该操作,可在 TFCC 清创之后,利用直径 2.5mm 的机械磨钻头,在尺骨头进行打磨,打磨同时应进行前臂的旋转,从而在尺骨头打磨出一"C"形的凹槽,但操作时应注意保护尺侧止点包括尺骨茎突及隐窝。

4）尺骨干骺端短缩截骨术:该术式由 Slade 最早报道,在尺骨干骺端进行楔形截骨,短缩尺骨头的桡侧,并保留尺侧皮质的连续性。该手术方式能够减轻尺骨小头与月骨的撞击,同时降低截骨端不愈合。

(詹惠荔　白荣杰　殷玉明)

参 考 文 献

1. Pedowitz R,Chung CB,Resnick D. Magnetic Resonance Imaging in Orthopedic Sports Medicine[M]. New York: Springer-Verlag,2008.

2. Chung CB,Steinbach LS. MRI of upper extremity:shoulder,elbow,wrist and hand[M]. Philadelphia:Lippincott Williams & Wilkins,2010.

3. Vezeridis PS,Yoshioka H,Han R,et al. Ulnar-sided wrist pain. Part. I. Anatomy and physical examination[J]. Skeletal Radiol,2010,39(8):733-745.

4. Bencardino JT,Rosenberg ZS. Sports-related injuries of the wrist:an approach to MRI interpretation[J]. Clin Sports Med,2006,25(3):409-432.

5. Burns JE,Tanaka T,Ueno T,et al. Pitfalls that may mimic injuries of the triangular fibrocartilage and proximal intrinsic wrist ligaments at MR imaging[J]. Radiographics,2011,31(1):63-78.

6. Cockenpot E,Lefebvre G,Demondion X,et al. Imaging of sports-related hand and wrist injuries:sports imaging series[J]. Radiolody,2016,279(3):674-692.

7. Zhan H,Zhang H,Bai R,et al. High-resolution 3T MRI of the triangular fibrocartilage complex in the wrist:injury pattern and MR features[J]. Skeletal Radiol,2017,46(12):1695-1706.

8. Zhan H,Bai R,Qian Z,et al. Traumatic injury of the triangular fibrocartilage complex(TFCC)——a refinement to the Palmer classification by using high-resolution 3-T MRI. Skeletal Radiology,2020. (https://doi.org/ 10. 1007/s00256-020-03438-4).

9. Ng AWH,Tong CSL,Hung EHY,et al. Top-ten tips for imaging the triangular fibrocartilaginous complex[J]. Semin Musculoskelet Radiol,2019,23(4):436-443.

10. 王澍寰. 手外科学[M]. 3 版. 北京:人民卫生出版社,2011.

11. Canale ST,Beaty JH. 坎贝尔骨科手术学:第 7 卷[M]. 12 版. 王岩,毕郑刚,译. 北京:人民军医出版社,2013.

12. Ng AWH,Griffith JF,Fung CSY,et al. MR imaging of the traumatic triangular fibrocartilaginous complex tear[J]. Quant Imaging Med Surg,2017,7(4):443-460.

13. Cody ME,Nakamura DT,Small KM,et al. MR imaging of the triangular fibrocartilage complex[J]. Magn Reson Imaging Clin N Am,2015,23(3):393-403.

第四章　肌　腱　损　伤

第一节　概　　述

腕关节肌腱损伤比较常见,通常包括肌腱病、部分撕裂、完全撕裂、半脱位和脱位,既可由创伤导致,也常由工作、运动相关的过度使用所致,后者常见于使用球拍或球棍的运动,如网球、高尔夫球,也可见于腕关节反复负荷、承受压力的运动,如赛艇及体操。

腕关节肌腱损伤很常见,首先要先明确几个概念。现在已经明确认识到,大部分与过度使用相关的肌腱病变本质上主要是由退变导致的,而不是炎症。"肌腱炎"一词暗指肌腱的炎症,一直被不恰当地用于描述疼痛性肌腱病变,而"肌腱变性"指的是一种退变过程,由于过度使用以及年龄增长引起的黏液变性、血管内生以及软骨化生。"肌腱病"一词没有涉及肌腱发生病变的潜在病理过程,因此可能用于指代有症状的肌腱病变更合适。"肌腱滑膜炎"或"腱鞘炎"指的是由于反复受力导致腱鞘的炎症,肌腱周围被腱鞘积液所环绕,肌腱本身可伴或不伴退变或部分撕裂改变;"狭窄性肌腱滑膜炎"通常是指由于瘢痕或滑膜增生导致的肌腱局部卡压。"肌腱周围炎"是指肌腱以及周围软组织的异常。由于过度使用所致的肌腱病变最常见于第 1 伸肌间室和第 6 伸肌间室,前者又称为 De Quervain 综合征。

此外,肌腱的病变还包括部分撕裂、完全断裂、半脱位和脱位,除了肌腱裂伤,大多数肌腱撕裂发生于已有退变的肌腱,而肌腱的半脱位和脱位更常见于炎性关节病的患者,例如类风湿性关节炎。

(殷玉明)

第二节　桡骨茎突狭窄性腱鞘炎

桡骨茎突狭窄性腱鞘炎,又称 De Quervain 综合征,是指累及第 1 伸肌间室,即拇长展肌腱和拇短伸肌腱的病变,是运动员中最常见的腕关节肌腱病变,也是引起腕关节桡侧疼痛的常见原因。病变通常位于桡骨茎突或稍近侧水平,临床上需和第 1 伸肌间室的感染性肌腱滑膜炎、第 1 腕掌关节的骨关节炎、桡侧腕屈肌腱的肌腱滑膜炎、交叉综合征以及"Wartenberg 综合征"(桡神经浅支的孤立性神经炎)相鉴别。

【病因】

De Quervain 综合征最多发于 30~50 岁,女性多于男性,30% 的患者为双侧受累,见于球拍运动、高尔夫球或其他需要反复进行捏、抓握、腕关节桡偏或尺偏动作的运动,是由于拇长展肌腱和拇短伸肌腱在桡骨茎突表面反复滑行所致。此外,在妊娠期间和分娩后的 12 个月内,De Quervain 综合征的发生率也会增加,后者又称为"婴儿腕"(baby wrist)。导致 De Quervain 综合征的其他诱因和潜在的亚临床情况包括:反复创伤、糖尿病、雌激素代谢变化、痛风、类风湿性关节炎等。

【临床表现】

起病多比较缓慢,有时可突然产生症状,桡骨茎突处疼痛和压痛,有时可触及增厚的鞘管,拇指与腕关节屈伸活动时局部疼痛明显,尤以腕关节尺偏及屈拇动作时加重,个别病例拇指伸展活动受限。Finkelstein 试验阳性,即拇指置于掌心、握拳,腕关节尺偏时桡骨茎突处出现剧痛。

【影像学表现】

De Quervain 综合征常为临床诊断,MRI 为肌腱损伤的主要检查方法,并且可以排除引起腕关节桡侧疼痛的其他病因。在 MR 轴位图像上可清晰显示各伸肌间室的肌腱,有助于评价伸肌腱的损伤。De Quervain 综合征在 MR 图像上可表现为受累的第 1 间室内的肌腱,即拇长展肌腱和拇短伸肌腱增粗、信号增高,腱鞘内积液,腱鞘滑膜增厚以及由于软组织水肿和低信号瘢痕所致的周围脂肪层缺失,有时也可显示邻近的伸肌支持带弥漫性增厚(图 1-4-2-1)。Glajchen 和 Schweitzer 等人研究发现,肌腱内信号增高不是诊断 De Quervain 综合征的可靠征象。(ER1-4-2-1)

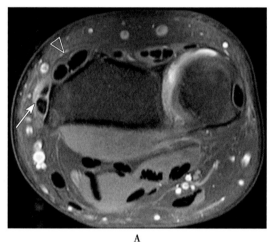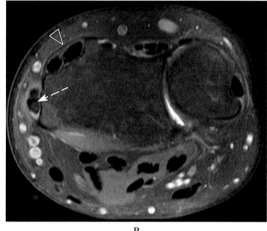

图 1-4-2-1 De Quervain 综合征的 MRI 表现

轴位 PD-FS 序列图像显示拇长展肌腱和拇短伸肌腱信号增高(虚箭),腱鞘及伸肌支持带增厚、信号增高(箭),空心箭头示正常的伸肌支持带

ER1-4-2-1 桡骨茎突狭窄性腱鞘炎的影像表现

【治疗】

1. 保守治疗 对于首次发病,或症状较轻的尺侧腕伸肌腱腱鞘炎,可以拇人字石膏或支具制动 2~3 周,并口服非甾体抗炎药物。若无显著改善,可以进行局部封闭注射治疗。文献报道,局部封闭有效率远高于制动,高达 83%。

2. 手术治疗 对于反复发作,症状严重的患者,建议手术治疗。手术方式选择腱鞘切开减压,拇长展和拇短伸肌腱松解。多数病例第 1 间室内为 2 根拇长展肌腱,1 根拇短伸肌腱,二者间可能存在间隔,术中需要彻底松解。术中活动拇指,若拇长展肌腱有半脱位趋势,需要将拇短伸肌腱移出鞘管后,缝合第1间室的伸肌支持带。

(詹惠荔 殷玉明)

第三节 尺侧腕伸肌腱病、肌腱滑膜炎

尺侧腕伸肌腱是位于腕关节尺侧,第6伸肌间室的唯一一条肌腱,走行于尺骨远端的背侧凹内,常会发生肌腱变性及肌腱滑膜炎,是上肢发生肌腱滑膜炎的第二常见部位,仅次于De Quervain综合征。尺侧腕伸肌腱变性和肌腱滑膜炎可以单独发生,也可合并尺侧腕伸肌腱的半脱位或脱位。

【病因】

常见于从事需要腕关节反复活动、反复尺偏的运动员,常见于划桨手、体操运动员以及棒球、高尔夫球或各种球拍运动的运动员。此外,尺侧腕伸肌腱病也可能与腕关节尺侧疼痛的其他病变有关,例如TFCC撕裂。

【临床表现】

临床上常表现为位于尺骨背侧的疼痛,有时会伴有捻发音,腕关节旋前-旋后及尺偏运动时疼痛加重。

【影像学表现】

尺侧腕伸肌腱病在MR轴位及冠状位图像上可清晰显示,并且可显示周围软组织及其他伸肌腱的改变,尤其是轴位图像的诊断价值最大。尺侧腕伸肌腱病在MR图像上表现为肌腱肿胀增粗、信号增高,合并腱鞘炎时,可见腱鞘增厚、腱鞘内积液,肌腱周围组织水肿(图1-4-3-1、图1-4-3-2、ER1-4-3-1)。

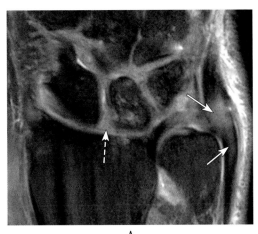
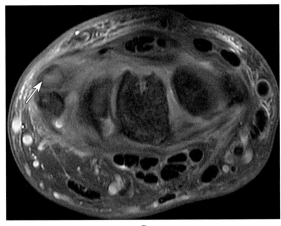

A   B

图1-4-3-1 尺侧腕伸肌腱病及腱鞘炎的MRI表现

A、B.冠状位及轴位PD-FS序列图像显示尺侧腕伸肌腱明显增粗、信号增高(箭),腱鞘增厚,周围皮下软组织水肿。此外,该病例还可见舟月韧带结构模糊、显示不清(虚箭),腕关节滑膜增生

ER1-4-3-1　尺侧腕伸肌腱病
及腱鞘炎的影像表现

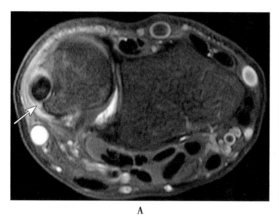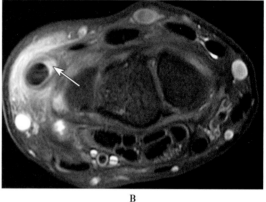

A　　　　　　　　　　　　B

图 1-4-3-2　尺侧腕伸肌腱病和腱鞘炎的 MRI 表现

轴位 PD-FS 序列图像显示尺侧腕伸肌腱内信号增高,腱鞘增厚、腱鞘内积液(箭),以及肌腱周围软组织明显水肿

【治疗】

1. 保守治疗　对于首次发病,或症状较轻的尺侧腕伸肌腱腱鞘炎,可以石膏或支具制动腕关节背伸 30°位 2~3 周,并口服非甾体抗炎药物。若无显著改善,可以进行局部封闭注射治疗。

2. 手术治疗　对于反复发作,症状严重的患者,建议手术治疗。手术方式选择腱鞘切开减压,尺侧伸腕肌腱松解。从桡侧切开第 6 间室,彻底松解后,修复浅层的伸肌支持带或利用部分分伸肌支持带翻折固定尺侧伸腕肌腱,防止术后出现尺侧伸腕肌腱脱位。

(詹惠荔　殷玉明)

第四节　尺侧腕屈肌腱病

屈肌腱病可见于高尔夫运动及球拍运动,最常累及桡侧腕屈肌腱及尺侧腕屈肌腱。

【病因】

尺侧腕屈肌腱病通常是由于慢性反复创伤、反复尺偏,例如反复锤击,或见于球拍运动(尤其是壁球、羽毛球)或高尔夫运动的反复高速冲击力所致,也可能与豆三角关节的骨性关节炎或豌豆骨的软骨软化(所谓的运动员豌豆骨)有关。

【临床表现】

尺侧腕屈肌腱病的患者可表现为豌豆骨处疼痛以及在抵抗腕关节屈曲和尺偏过程中,尺侧腕屈肌腱远端的疼痛,有时也可表现出相关的尺神经受累的症状。

【影像学表现】

1. X线　X线(半旋后斜位)有时可显示豌豆骨附近的肌腱钙化或豆三角关节的骨性关节炎改变。

2. MRI检查　MRI检查是显示肌腱损伤的主要方法,可见尺侧腕屈肌腱末端邻近豌豆骨的位置肌腱退变,有时伴肌腱周围炎,由于尺侧腕屈肌腱没有腱鞘,因此不会表现出肌腱滑膜炎的改变。有时在尺侧腕屈肌腱插入豌豆骨的稍近端水平也可见到钙化性肌腱炎的改变。

【治疗】

尺侧腕屈肌腱病变临床少见,其中相对多见的类型是近止点处的肌腱炎。疾病早期可以行石膏或支具固定于腕关节屈曲20°位2~3周。由于该处距离尺神经血管束很近,不建议封闭注射。对于症状显著的患者,可以手术治疗。手术以松解尺侧腕屈肌腱和周围炎性滑膜组织清创为主。

(詹惠荔　殷玉明)

第五节　肌　腱　撕　裂

肌腱撕裂可分为急性或慢性、部分性或完全性,肌腱撕裂也可分为开放性撕裂(肌腱裂伤)或闭合性撕裂,伸肌腱撕裂较屈肌腱多见。

【病因】

急性肌腱撕裂通常见于肌腱远端插入点处的撕脱,有时可伴撕脱骨折;肌腱实质内撕裂不常见,常为裂伤。此外,肌腱撕裂常发生于原有病变的肌腱以及某些慢性病变导致肌腱强度减弱,例如类风湿性关节炎、反复的类固醇注射或邻近骨科移植物等。慢性撕裂常是由于肌腱与邻近骨折畸形及退变骨赘所致的骨性突起之间的慢性摩擦造成反复的微创伤。

【临床表现】

肌腱撕裂的患者临床上表现为疼痛、手指功能障碍,伸肌腱的撕裂导致手指伸展功能不同程度丧失,屈肌腱断裂表现为屈指功能受限。

【影像学表现】

大多数肌腱开放性撕裂临床就可以进行诊断,MRI检查主要是用于显示肌腱撕裂的部位,定位肌腱撕裂的断端、评价肌腱回缩程度以及测量肌腱断端间的距离。肌腱全层厚完全撕裂在MR图像上表现为肌腱断裂、纤维不连续,断端之间存在裂隙或裂口,其间可被积液、出血或瘢痕组织填充,断端不规则,有时可见肌腱断端不同程度回缩。肌腱部分撕裂表现为正常低信号的肌腱形态不规则,局部纤维不连续、代之以异常高信号。肌腱实质内撕裂,表现为沿着肌腱长轴的异常高信号。

【治疗】

肌腱断裂均需手术治疗恢复相应的手部功能。对于新鲜的肌腱损伤,若肌腱断端整齐,可以行直接缝合修复;若肌腱断端磨损明显,修整断端后造成肌腱缺损,需行肌腱移植修复。

陈旧肌腱损伤是指超过 1 个月的肌腱损伤。该型损伤的肌腱断端发生挛缩,无法直接修复,可以通过肌腱移植修复,或采用肌腱移位重建相关的功能。

(詹惠荔　殷玉明)

参 考 文 献

1. Pedowitz R,Chung CB,Resnick D. Magnetic Resonance Imaging in Orthopedic Sports Medicine[M]. New York:Springer-Verlag,2008.

2. Chung CB,Steinbach LS. MRI of upper extremity:shoulder,elbow,wrist and hand[M]. Philadelphia:Lippincott Williams & Wilkins,2010.

3. Thomas H. Berquist. MRI of the musculoskeletal system[M]. 6th ed. Philadelphia:Lippincott Williams & Wilkins,2013.

4. 王澍寰. 手外科学[M].3 版. 北京:人民卫生出版社,2011.

5. Bencardino JT,Rosenberg ZS. Sports-related injuries of the wrist:an approach to MRI interpretation[J]. Clin Sports Med,2006,25(3):409-432.

6. Cockenpot E,Lefebvre G,Demondion X,et al. Imaging of sports-related hand and wrist injuries:sports imaging series[J]. Radiolody,2016,279(3):674-692.

7. Lok RL,Griffith JF,Ng AW,et al. Imaging of radial wrist pain. Part II:pathology[J]. Skeletal Raidol,2014,43(6):725-743.

8. Blum AG,Zabel JP,Kohlmann R,et al. Pathologic conditions of the hypothenar eminence:evaluation with multidetector CT and MR imaging[J]. Radiographics,2006,26(4):1021-1044.

9. Lisle DA,Shepherd GJ,Cowderoy GA,et al. MR imaging of traumatic and overuse injuries of the wrist and hand in athletes[J]. Magn Reson Imaging Clin N Am,2009,17(4):639-654.

10. Plotkin B,Sampath SC,Sampath SC,et al. MR imaging and US of the wrist tendons[J]. Radiographics,2016,36(6):1688-1700.

11. Bencardino JT. MR imaging of tendon lesions of the hand and wrist[J]. Magn Reson Imaging Clin N Am,2004,12(2):333-347.

第五章　神经血管损伤

第一节　腕管综合征

腕管综合征,是上肢最常见的神经卡压性病变,指深屈肌腱、指浅屈肌腱、拇长屈肌腱以及正中神经从腕管内通过,任何使腕管内压力增加的因素都将使正中神经受压,从而引起一系列症状及功能障碍,即腕管综合征。

【病因】

任何导致腕管容积减小、腕管内压力增加的腕管内病变或腕管外压迫都会导致正中神经受压,引起神经缺血脱髓鞘等改变、神经传导功能受损,从而引起腕管综合征。腕管内病变,包括屈肌腱的肌腱滑膜炎、腕管内肿物(如腕管内腱鞘囊肿、脂肪瘤、血管瘤)、脂肪沉积、水肿、解剖变异等;腕管外压迫包括邻近区域的肿物、解剖变异以及骨性异常,例如腕关节不稳定或骨折。

本病常见于40~60岁,女性多于男性,也常见于需要进行腕关节反复屈伸运动的职业和运动,例如长期使用电脑、体操及曲棍球运动员。妊娠以及某些系统性疾病也会增加腕管综合征的发生率,如糖尿病、类风湿性关节炎、甲状腺功能减退等。

【临床表现】

腕管综合征的典型表现为正中神经分布区(包括桡侧三个半手指)的麻木、疼痛,夜间较明显。腕管综合征体格检查时表现为叩击试验(Tinel征)阳性和屈腕试验(Phalen试验)阳性,前者是指用手指轻叩腕掌部,出现正中神经分布区异常感觉;后者是指腕关节极度掌屈,1分钟后,自觉正中神经单一分布区手指皮肤麻木加重。正中神经在腕管以远支配鱼际肌、拇短展肌表浅部和第1、2蚓状肌,腕管综合征患者可有肌肉收缩力减弱,晚期严重者可见鱼际肌萎缩和功能丧失。拇长展肌部分受正中神经支配,因此也可能表现为早期受累。肌电图检查是诊断腕管综合征应用最广泛的检查,表现为神经传导速度减慢。

【影像学表现】

应该强调的是,腕管综合征的诊断主要靠临床诊断,大多是根据典型的临床病史、体格检查以及肌电图综合诊断,影像检查主要是发现引起腕管综合征的原因。

1. X线　X线仅能显示明显的骨质改变、腕骨脱位等,腕管位还可以显示大多角骨、舟骨结节、钩骨钩和豌豆骨的掌侧情况,但X线对腕管内软组织结构显示不清。

2. CT检查　CT对骨质的显示优于X线,但对软组织的分辨率不如MRI检查,因此很少用于腕管综合征的诊断。

3. MRI检查　MRI检查能很好地显示腕管内的结构,轴位图像对评价腕管综合征最有价值,可以显示正中神经的改变以及屈肌支持带的弓形弯曲改变(图1-5-1-1、图1-5-1-2),有时也可见到鱼际肌水肿、萎缩、脂肪浸润等去神经支配性改变。(ER1-5-1-1)

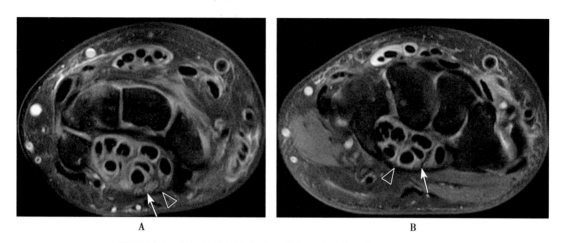

图 1-5-1-1　腕关节弥漫性肌腱滑膜炎导致腕管综合征的 MRI 表现
A、B.近端腕管水平和远端腕管水平的轴位 PD-FS 序列图像可见腕关节屈肌腱、伸肌腱的腱鞘增厚、信号增高,部分伸肌腱鞘内积液,正中神经(箭)受压,屈肌支持带(空心箭头)向掌侧弯曲

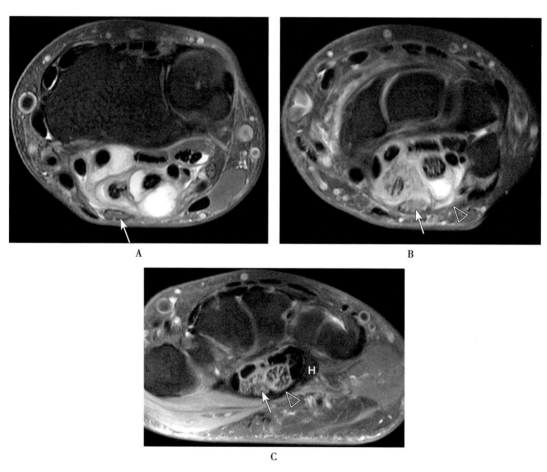

图 1-5-1-2　腕管综合征的 MRI 表现
A～C.远端桡尺关节水平、近端腕管水平及腕管远端水平的轴位 PD-FS 序列图像,可见腕管内屈肌腱鞘增厚、信号增高以及滑膜增生,其中示指、中指的指浅屈肌腱明显增粗、信号增高,中指的指浅屈肌腱鞘囊肿,正中神经(箭)增粗、信号增高,屈肌支持带(空心箭头)向掌侧弓形弯曲。此外,还可见背侧第 1 伸肌间室和桡侧腕长伸肌腱鞘少量积液(A)。H,钩骨钩

腕管综合征主要的 MRI 表现包括:①在豌豆骨水平,正常的正中神经为扁平状,发生腕管综合征时,正中神经肿胀、体积增大在该平面观察最佳。轴位 MR 图像上评价正中神经是通过测量比较远端桡尺关节水平和豌豆骨水平的正中神经的横截面积发现其近端增粗、体积增大,有研究表明,腕管综合征患者在豌豆骨水平的正中神经比桡尺关节水平大 1.6~3.5 倍。②在钩骨水平观察正中神经变扁。正中神

ER1-5-1-1 腕管综合征的影像表现

经变扁是通过测量钩骨钩水平和远端桡尺关节水平的正中神经扁平率(flattening ration,即正中神经的长轴与短轴之比),研究表明,无症状人群中远端桡尺关节水平的扁平率为 2.5,钩骨水平为 2.9;而腕管综合征患者,桡尺关节水平的扁平率为 1.8,钩骨水平为 3.8,因此钩骨钩水平的正中神经扁平率大于 3,则表明存在正中神经病变。③屈肌支持带向掌侧弓形弯曲(在钩骨钩水平评价最佳)。正常的屈肌支持带笔直或轻度突出,弯曲通过测量屈肌支持带的弯曲率来判断,即屈肌支持带掌侧移位的距离和钩骨钩与大多角骨结节之间距离的比值,正常时该比值为 0~0.15(平均为 0.05),腕管综合征患者该比值为 0.14~0.26(平均为 0.18)。④在液体敏感序列上可见正中神经信号增高。

此外,MRI 检查还可以显示导致腕管内压力增加的原因,例如腕管内占位、桡侧或尺侧的滑囊炎等,以及正中神经病变,如神经鞘瘤、神经纤维瘤等。

【治疗】

治疗可以分为保守治疗和手术治疗。保守治疗包括全身相关疾患的治疗、夜间佩戴腕关节中立位支具,局部封闭,以及对症的药物治疗。若保守治疗症状无改善,或手部出现肌肉萎缩时,需要手术治疗。

手术治疗的主要方式为腕横韧带切开加压,正中神经松解。滑膜增生明显的患者需同时切除指屈肌腱滑膜组织。腕横韧带切开的方式可以选择微创的内镜和小切口,也可以选择常规切口,以及滑膜切除所需的延长切口。对于出现大鱼际长期萎缩,拇外展显著受限的患者,可以在腕横韧带切开松解的同时,进行拇外展功能重建。

(李新民 殷玉明)

第二节 尺管综合征

尺管综合征,又称为 Guyon 管综合征,是指尺神经在尺管内走行时受卡压而引起的一系列症状。

【病因】

孤立性尺管综合征主要是由尺管内占位性病变所致,最常见的为腱鞘囊肿,其他引起尺管综合征的原因有钩骨钩骨折、解剖变异的肌肉(以小指展肌最常见)、类风湿性滑膜炎、肿瘤、骨刺等。

此外,尺动脉的动脉瘤也可引起尺神经的受压,临床上称为"小鱼际捶打综合征"(hypothenar hammer syndrome),是由于尺动脉受到反复钝性或急性严重性损伤导致动脉壁受损、动脉瘤形成,压迫邻近尺神经的感觉支,从而产生相应症状。常见于手球、球拍或击球运

动、武术等。

【临床表现】

尺神经受压会引起手部运动功能障碍、感觉异常，或二者兼有，根据尺神经受累部位不同，症状会有所差异。尺神经在 Guyon 管近端、尺神经分成感觉支和运动支之前受压(1 区受压)，可表现为尺神经支配的手内在肌无力，手掌尺侧部及小鱼际感觉障碍。尺神经分叉后的运动支受累(2 区受压)时，会导致手内在肌无力，而没有感觉异常，该处为尺神经受压最常见的部位。在 Guyon 管远端水平(3 区受压)，尺神经受压最少见的部位，只累及尺神经的浅支，引起小鱼际和环指、小指的感觉异常，而没有运动功能受累。

患者临床上表现为尺神经分布区的感觉异常和不同程度的手部无力。体格检查时，尺管区的压痛以及 Tinel 征阳性，握力减低。

【影像学表现】

应当强调的是，尺管综合征的诊断主要靠临床诊断，大多是根据典型的临床病史、体格检查以及肌电图综合诊断，影像检查主要是发现引起尺管综合征的原因。

1. X 线　X 线对尺管综合征的诊断价值有限，仅能显示明显的骨质异常，此外，腕管位可以显示钩骨钩的骨质情况。

2. CT 检查　CT 检查对细微骨质改变的显示优于 X 线，可以显示小的骨折及骨赘等，但对 Guyon 管内的软组织结构的诊断价值有限。CT 血管造影检查，有助于显示、评估尺动脉的动脉瘤。

3. MRI 检查　MRI 检查主要用于显示、评估引起 Guyon 管狭窄的病因，其中最常见的是腱鞘囊肿和肌肉变异。Guyon 管综合征的 MRI 表现主要包括尺神经增粗，信号增高。此外，还可见由于尺神经损伤导致的去神经支配而引起的小鱼际、第 3、4 蚓状肌以骨间肌的水肿、萎缩。

【治疗】

治疗可以分为保守治疗和手术治疗。保守治疗包括休息，腕部制动，以及对症的药物治疗。若保守治疗症状无改善，或手部出现肌肉萎缩时，需要手术治疗。

手术治疗的主要方式为腕尺管切开加压，尺神经松解。若局部存在原发疾病，如合并腕尺管肿物等，需要同期切除。

（李新民　殷玉明）

参 考 文 献

1. Pedowitz R，Chung CB，Resnick D. Magnetic Resonance Imaging in Orthopedic Sports Medicine[M]. New York：Springer-Verlag，2008.

2. Chung CB，Steinbach LS. MRI of upper extremity：shoulder，elbow，wrist and hand[M]. Philadelphia：Lippincott Williams & Wilkins，2010.

3. 王澍寰. 手外科学[M]. 3 版. 北京：人民卫生出版社，2011.

4. Cockenpot E，Lefebvre G，Demondion X，et al. Imaging of sports-related hand and wrist injuries：sports imaging

series［J］. Radiolody,2016,279(3):674-692.

5. Blum AG,Zabel JP,Kohlmann R,et al. Pathologic conditions of the hypothenar eminence:evaluation with mul-
tidetector CT and MR imaging［J］. Radiographics,2006,26(4):1021-1044.

6. Bordalo-Rodrigues M,Amin P,Rosenberg ZS. MR imaging of common entrapment neuropathies at the wrist［J］.
Magn Reson Imaging Clin N Am,2004,12(2):265-279.

第六章　骨与软骨运动损伤

第一节　月骨缺血性坏死

月骨缺血性坏死，又称为 Kienbock's 病或月骨无菌性坏死、月骨骨坏死、月骨软化。Kienbock's 病的病理生理机制是多因素的，但月骨的血供发生障碍是最常见的原因，最终导致骨坏死。Kienbock's 病通常为进展性，如果不及时治疗，3~5 年内会导致月骨塌陷、关节破坏。

【病因】

准确的病因尚不明确。有研究报道，Kienbock's 病与尺骨负变异有关，尺骨负变异导致作用于月骨的剪切力、应力增加，促进了 Kienbock's 病的进展。急性创伤或反复的微创伤作用于月骨，可能导致神经血管损伤（随后发生血管舒缩反应）、血管直接破裂、韧带断裂或直接骨折，使月骨的血供中断，最终发生缺血坏死；其余尚存活的区域发生过度灌注、血管扩张，引起区域性骨量减少。骨坏死和区域性骨量减少可以导致病理性骨折、月骨塌陷，最终发生腕骨不稳定、腕中关节和桡腕关节的关节畸形以及退行性骨性关节炎改变。

【临床表现】

Kienbock's 病最常见于 20~40 岁，男性多见，单侧多见，以优势腕为主，但有时也可为双侧发生。症状没有特异性，最常见的症状是位于腕背侧中央部的疼痛以及月骨周围压痛，关节乏力、握力减弱，运动受限且伴有疼痛，尤其是背伸运动时。滑膜炎或滑膜增生可能导致关节背侧肿胀呈弥漫性，少数患者合并有腕管综合征，也是由关节滑膜增生所致。关节疼痛与坏死程度不平行，可先于平片异常出现。

【分类和分级】

关于月骨缺血坏死的分期，最常用的是 Lichtman 分类，对指导临床治疗有重要作用，这种分类方法是根据月骨形态、密度/信号改变，将月骨缺血坏死分成 4 期：

Ⅰ期：患者有 Kienbock's 病的临床症状，X 线检查阴性，MRI 检查显示信号异常。

X 线或 CT 表现为月骨形态和密度正常，CT 有时可发现细微的线状骨折，MRI 显示月骨形态正常、骨髓水肿。骨扫描可能有助于诊断，但无法鉴别骨折、骨软骨损伤、软骨下硬化等退行性改变。

Ⅱ期：月骨密度增高或硬化，没有塌陷。

X 线或 CT 显示月骨形态正常、骨质硬化、密度增高，MRI 显示月骨形态存在、T_1WI 可见低信号、T_2WI 信号多样，主要位于桡侧。

Ⅲ期：月骨冠状面从远端向近端塌陷，矢状面变长。

ⅢA期,X 线或 CT 显示月骨塌陷、桡舟角<60°,MRI 显示月骨塌陷、T_1WI 低信号、T_2WI 信号多样。

ⅢB期,X 线或 CT 显示月骨塌陷、桡舟角>60°、舟骨半脱位,MRI 显示月骨塌陷、T_1WI 低信号、T_2WI 信号多样。

此外,文献中还有ⅢC期,即 X 线或 CT 显示月骨塌陷、月骨发生冠状面骨折(慢性),MRI 显示月骨塌陷、T_1WI 低信号、T_2WI 信号多样,月骨冠状面骨折(慢性)。

Ⅳ期:在Ⅲ期的基础上合并关节炎。

X 线或 CT 显示月骨塌陷、桡腕关节或腕中关节退行性关节炎改变,MRI 显示月骨塌陷、桡腕关节或腕中关节退行性关节炎改变、T_1WI 低信号、T_2WI 信号多样。

此外,文献中也有根据放射学表现将 Kienbock's 病分为 4 期:

Ⅰ期:月骨内线状或压缩骨折,但月骨的密度及高度正常。

Ⅱ期:月骨密度轻度增高,高度轻度减低,尤其是在近端桡侧面。

Ⅲ期:月骨中度到重度塌陷,头状骨向近侧移位。

Ⅳ期:继发骨性关节炎改变。

【影像学表现】

1. X 线　X 线检查是 Kienbock's 病的首选检查方法,对于ⅢB 期及Ⅳ期病变的诊断不需要再进行进一步的影像学检查,可显示月骨异常的高密度及月骨塌陷、碎裂和形变(图 1-6-1-1)。此外,X 线检查还可显示尺骨变异情况,或用来排除其他的病变,如关节炎、骨折。但 X 线检查对早期病变不敏感。

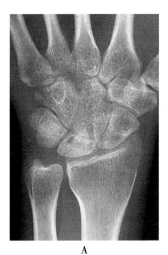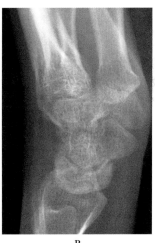

A　　　　　　　　　　**B**

图 1-6-1-1　月骨缺血性坏死的 X 线表现

A、B.腕关节正、侧位 X 线片,可显示月骨密度不均匀,局部硬化,内部可见低密度区,侧位片可清晰显示月骨塌陷、变扁

2. CT 检查　CT 检查对细微骨质结构的显示优于 X 线,有助于显示月骨早期异常的高密度以及月骨塌陷的程度、月骨隐匿性骨折(图 1-6-1-2、ER1-6-1-1)。

3. MRI 检查　MRI 检查有助于 Kienbock's 病的早期诊断,Ⅰ期的 X 线和 CT 检查为阴性,MRI 检查则可以显示骨髓水肿改变,即 T_1WI 低信号、T_2WI 或 PD-FS 为高信号

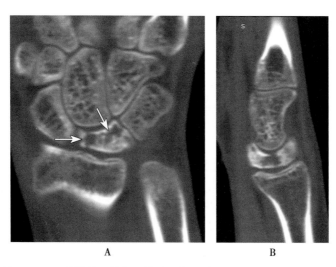

图 1-6-1-2　月骨缺血性坏死的 CT 表现（与图 1-6-1-1 为同一患者）

A、B. 腕关节冠状位和矢状位的 CT 重建图像显示月骨密度不均匀，可见低密度囊变区及高密度骨质硬化区，月骨塌陷、变扁，较 X 线可更清晰地显示月骨的骨折线（箭）

ER1-6-1-1　月骨缺血性坏死的影像表现

（图 1-6-1-3）。注意与月骨骨挫伤或急性骨折相鉴别，月骨骨挫伤或急性骨折的 X 线片也可表现正常，而 MRI 的 T_2WI 图像上表现为月骨内弥漫性高信号，T_1WI 可见低信号的骨折线，此外，主要鉴别点还在于月骨急性骨折或骨挫伤常有腕关节急性的外伤史。还需注意与尺骨撞击综合征相鉴别，尺骨撞击综合征是尺骨头、TFCC 与尺腕部发生慢性撞击，MRI 可见月骨的骨髓水肿、关节面下囊变，月骨骨髓水肿主要位于月骨近端尺侧面，且常伴有尺骨正变异、TFCC 和尺骨头的退行性改变，而 Kienbock's 病时月骨信号改变一般先累及月骨近端桡侧面。

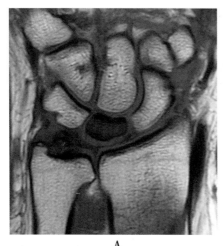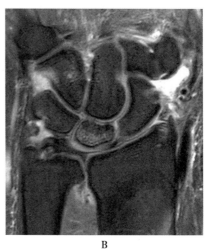

图 1-6-1-3　Ⅰ 期月骨坏死的 MRI 表现

A、B. 冠状位 T_1WI 和 PD-FS 序列图像显示月骨形态保持正常，T_1WI 显示弥漫性低信号，PD-FS 序列呈高信号，而 X 线检查未见明显骨质异常（未显示）

病变继续进展,月骨的骨质硬化在 T_1WI、T_2WI 图像上表现为信号减低区,还可见月骨骨折、塌陷、碎裂(图 1-6-1-4)。

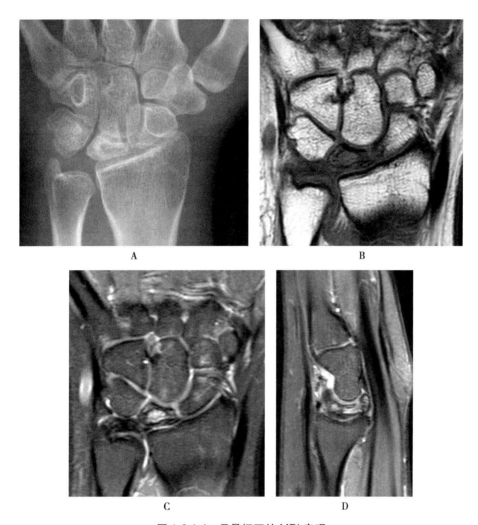

图 1-6-1-4　月骨坏死的 MRI 表现

A. 腕关节正位 X 线片显示月骨内密度不均匀、塌陷变扁;B~D 分别为冠状位 T_1WI、PD-FS 和矢状位 PD-FS 序列图像,显示月骨骨折、塌陷、变扁,T_1WI 呈低信号、PD-FS 呈不均匀高信号

此外,MRI 增强检查有助于评价月骨坏死的程度、进行功能评价,判断病变月骨对直接或间接血运重建术的反应,从而指导治疗。

Kienbock's 病 MRI 的信号特点有三种类型:①月骨骨髓水肿,T_1WI 表现为均一的低信号,T_2WI 或 PD-FS 为高信号,MRI 增强显示均匀强化(灌注正常),该种信号特点反映了 Kienbock's 病早期的水肿样改变。②月骨部分坏死,即同时存在坏死区与修复区,T_1WI 表现为低信号,T_2WI 或 PD-FS 表现为信号不均匀,MRI 增强显示局部有强化和局部不强化,不强化的坏死区通常位于近端(图 1-6-1-5)。③月骨完全坏死,T_1WI 为低信号,T_2WI 或 PD-FS 表现为信号斑片状或不均匀分布,MRI 增强显示整个月骨都没有强化,代表月骨完全坏死,最常见于 Kienbock's 病的终末期。(ER1-6-1-2、ER1-6-1-3)

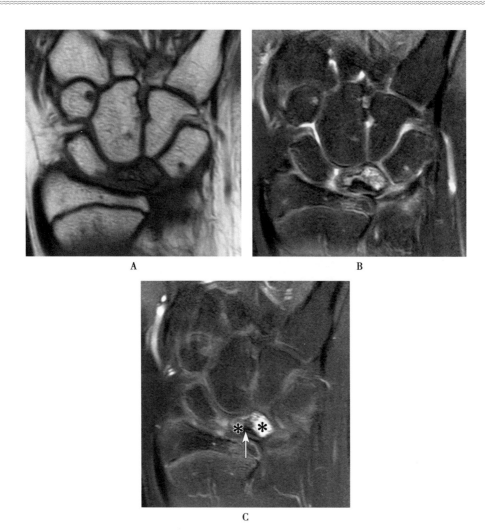

图 1-6-1-5　月骨坏死的程度及功能评价

A～C. 冠状位 T_1WI、PD-FS 及增强后 T_1WI 脂肪抑制序列图像,可见月骨塌陷,T_1WI 呈低信号、PD-FS 呈不均匀高信号,近端见斑片状低信号,增强后可见月骨内局部强化(✱),近端 PD-FS 序列表现为低信号的区域,增强后仍未见强化(箭),提示月骨发生部分坏死

ER1-6-1-2　月骨缺血性坏死的影像表现

ER1-6-1-3　月骨缺血性坏死的程度及功能评价

【治疗】

1. 保守治疗　Ⅰ期和Ⅱ期的患者,可以考虑行支具或石膏固定 2~3 个月。

2. 手术治疗　按照不同分期可以采用不同的手术方式。Ⅱ期和ⅢA 期的手术方式包括桡骨短缩、头状骨短缩,以及月骨再血管化。ⅢB 期的手术方式包括月骨切除后舟头融合、STT 融合或肌腱团填塞。Ⅳ期关节退变若未累及桡舟关节,治疗方式同Ⅲ期,若累及桡舟关节,适合全腕关节融合或腕关节置换。

临床应用较多的术式为月骨切除肌腱团填塞和月骨切除舟头融合。从腕关节运动学和生物力学角度而言,月骨切除肌腱团填塞并不是最理想的术式。月骨切除后,舟骨必然会发生屈曲,进而导致桡舟关节退变,但从临床随访结果来看,术后患者中短期疼痛症状改善,并能保留一定的腕关节活动度。因此,月骨切除肌腱团填塞更适用于老年患者或对腕关节力量要求不高的患者。舟头融合能够维持桡舟关节的正常解剖关系,因此更适于年轻患者。

（张恒　袁慧书）

第二节　尺骨撞击综合征和尺骨挤压综合征

与腕关节尺侧疼痛相关的撞击综合征包括尺骨撞击综合征(ulnar impaction syndrome)、尺骨挤压综合征(ulnar impingement syndrome)、尺骨茎突撞击综合征(ulnar styloid impaction syndrome)、继发于尺骨茎突不连的尺腕部撞击综合征、钩月撞击综合征(hamatolunate impingement syndrome)。

尺骨撞击综合征,最常见,是由于腕尺侧、TFCC 和尺骨头承受过多的应力导致腕关节尺侧的退行性改变。尺骨头与 TFCC 和尺侧腕骨的慢性撞击会导致一系列的病理改变:TFC 退变性撕裂,月骨、三角骨和尺骨远端的软骨软化、剥脱,月三角韧带撕裂或腕骨不稳定,最终导致腕尺侧和远端桡尺关节的骨性关节炎。

尺骨挤压综合征,是指由于尺骨远端缩短、短于桡骨远端,从而与桡骨远端乙状切迹的近端发生撞击。

【病因】

尺骨撞击综合征常见于先天性或获得性的尺骨正变异(偶尔也可见于尺骨中性变异或尺骨负变异),其他诱发因素包括桡骨远端骨折畸形愈合、桡骨远端骺板提前闭合、桡骨头切除术后(Essex-Lopresti 骨折后)等。以上诱发因素导致尺骨远端相对延长或桡骨远端背倾增加,引起腕尺侧负荷增加。有些患者没有明显的结构异常,尺骨撞击综合征可能是由于可以引起腕尺侧间歇性负荷过重的日常活动导致的。此外,尺骨撞击综合征也见于无明显症状者。

尺骨挤压综合征常见于某些病变术后造成的尺骨远端明显缩短,如腕关节创伤、Madelung 畸形修复术后以及类风湿性关节炎术后。此外,也可见于尺骨远端骺板提前闭合等。缩短的尺骨撞击桡骨远端,形成一个疼痛性的假关节,旋前及旋后时撞击加重。

【临床表现】

尺骨撞击综合征表现为慢性或亚急性的腕关节尺侧疼痛,活动后加重、休息后缓解,常伴有肿胀、前臂旋转和腕部活动受限。任何可以引起尺骨变异程度增加的活动,如腕关节握紧、前臂旋前、尺偏,都会使症状加重。体格检查时,被动过伸和尺偏腕关节,腕尺侧疼痛,即为尺骨撞击试验阳性。

尺骨挤压综合征的临床症状可与尺骨撞击综合征相似,表现为腕尺侧疼痛,但是尺骨挤压综合征的患者在前臂旋前及旋后时疼痛加重。

【影像学表现】

1. X 线　尺骨撞击综合征在中立位的后前位 X 线片常可见尺骨正变异,偶尔也可呈中性变异或尺骨负变异。X 线片还可显示其他的骨质异常,包括桡骨远端骨折的畸形愈合、桡骨缩短、异常背倾,桡骨远端骺早闭,桡骨头切除术后,以及尺骨撞击综合征的继发改变,如尺骨头、月骨近端尺侧面、三角骨近端桡侧面的软骨下硬化、囊变(图 1-6-2-1)。病变严重者,X 线还可显示尺腕部的骨性关节炎改变。

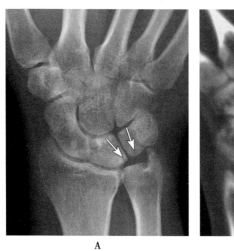
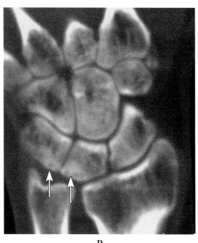

图 1-6-2-1　尺骨撞击综合征的 X 线和 CT 表现

A、B 可见月骨近端尺侧关节面、三角骨近端桡侧关节面局部硬化、关节面下多发小囊变(箭)

尺骨挤压综合征 X 线图像表现为尺骨明显缩短,桡骨远端乙状切迹近端的尺侧面与尺骨撞击处的骨皮质侵蚀性改变,边缘可见扇贝状硬化边,晚期可见尺桡骨远端骨质增生、骨刺等骨关节炎改变。

2. CT 检查　CT 对细微骨质的显示优于 X 线(图 1-6-2-1),但对早期骨质改变、关节软骨及软组织的改变不如 MRI 检查敏感。(ER1-6-2-1)

3. MRI 检查　MRI 检查有利于显示早期及隐匿性病变。对于尺骨撞击综合征,可显示早期引起的尺骨头和尺侧腕骨的关节软骨改变,进展期 T_1WI 低信号、T_2WI 高信号的骨髓水肿、软骨下囊变(图 1-6-2-2)以及 T_1WI 低信号、T_2WI 低信号的骨质硬化改变。此外,MRI 检查还可以显示并存的 TFCC 和月三角韧带的损伤(图 1-6-2-2)。对于尺骨挤压综合征,MRI 可显示早期的骨髓水肿、皮质下骨髓信号的改变,MRI 检查除可以显示尺骨缩短、尺桡骨远端骨质改变外,还可以显示继发的 TFCC 改变,尤其是形状改变。

ER1-6-2-1　尺骨撞击综合征的影像表现

【治疗】

1. 保守治疗　症状轻微的患者,可以通过制动和休息缓解症状。

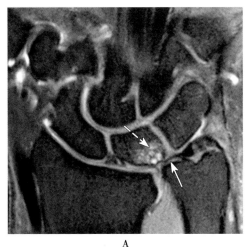
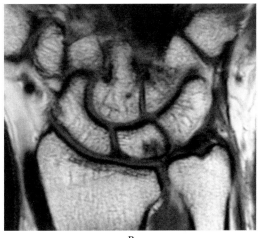

图 1-6-2-2　尺骨撞击综合征的 MRI 表现

A、B. 冠状位 PD-FS、T$_1$WI 序列图像,可见月骨近端尺侧关节面下骨髓水肿、囊变(虚箭),并可见并存的 TFC 明显变薄(箭)、月三角韧带结构模糊、信号增高

2. 手术治疗　对于症状明显且保守治疗无效的患者,需要进行手术治疗。手术方式包括关节内手术和关节外手术。关节内最常用的手术方式为关节镜下 TFC 清创和尺骨远端部分切除术(Wafer),以及尺骨干骺端进行楔形截骨术。关节外最常用的手术方式为尺骨短缩截骨术。近年来,随着截骨装置的应用,临床极少发生尺骨截骨端不愈合,因此关节外操作的尺骨短缩截骨术已经成为目前治疗尺腕撞击综合征的主流术式。详细手术步骤可以参见三角纤维软骨复合体章节的治疗部分。

（张恒　袁慧书）

第三节　尺骨茎突撞击综合征

尺骨茎突撞击综合征是指由于尺骨茎突过长而引起尺骨茎突与三角骨近端发生撞击,从而产生腕尺侧疼痛症状。

【病因】

尺骨茎突过长或呈"鹦鹉嘴"样,会使茎突尖端与三角骨反复撞击,导致骨挫伤、相对的关节面发生软骨软化、滑膜炎以及腕尺侧疼痛。一次猛烈撞击可能会导致三角骨背侧骨折,长时间的慢性撞击会导致月三角关节的不稳定。

【临床表现】

患者主要表现为腕尺侧疼痛。

【分类和分级】

Cerezal 等根据尺骨茎突的形态及病理情况将尺骨茎突撞击综合征分为 4 类:

Ⅰ型:尺骨茎突撞击综合征继发于尺骨茎突过长。

Ⅱ型:尺骨茎突撞击综合征继发于尺骨茎突桡偏("鹦鹉嘴样")。

Ⅲ型:尺骨茎突撞击综合征继发于尺骨茎突增大。

Ⅳ型:尺骨茎突撞击综合征继发于尺骨茎突不连。

　　ⅣA. 远端桡尺关节稳定,尺骨茎突不连、TFCC 尺侧附着端完整。

　　ⅣB. 远端桡尺关节不稳定,尺骨茎突不连、TFCC 尺侧附着端撕脱。

【影像学表现】

1. X 线　X 线可显示过长的尺骨茎突(最常见),或尺骨茎突向掌侧或桡侧弯曲。Carcia-Elias 等人提出了一种评估尺骨茎突长度(又称尺骨茎突指数,ulnar styloid process index,USPI)的方法,即尺骨茎突的长度减去尺骨变异的长度,然后除以尺骨头的横向宽度,当 USPI>0.21±0.07 或尺骨茎突长度>6mm,说明尺骨茎突过长。

2. CT 检查　CT 检查显示细微骨质改变优于 X 线。

3. MRI 检查　MRI 检查除显示尺骨茎突过长外,还可显示尺骨茎突和三角骨近端的软骨软化,例如软骨缺损、骨髓水肿、软骨下硬化及囊变以及可能导致的月三角韧带撕裂。

【治疗】

对于症状较轻的早期病例,可以通过避免反复的腕尺偏动作和局部制动改善症状。若保守治疗无效,可以手术切除过长的尺骨茎突远端。术中注意保护远侧桡尺韧带深部位于尺骨隐窝的止点,避免造成远侧桡尺关节不稳定。

(张恒　袁慧书)

第四节　继发于尺骨茎突不连的尺腕部撞击综合征

尺骨茎突骨折不愈合的远端游离骨折块可能会成为尺腕部的游离体,撞击尺侧腕骨,从而产生相应的症状。此外,尺骨茎突不连伴有 TFCC 尺侧附着端撕裂及远端桡尺关节不稳定时也会产生症状。

【病因】

尺骨茎突骨折不愈合、不连的骨折块是发生撞击的主要原因。尺骨茎突骨折可以单独发生,更常见于和桡骨远端骨折合并发生。尺骨茎突不连有两种类型:Ⅰ型,尺骨茎突不连、远端桡尺关节尚稳定;Ⅱ型,尺骨茎突不连伴有远端桡尺关节半脱位。前者只累及尺骨茎突尖端,TFCC 相对完整,远端桡尺关节仍保持稳定;后者主要是由尺骨茎突基底部骨折,TFCC 尺侧附着端撕裂导致远端桡尺关节不稳定。腕尺侧存在的副骨可能会与尺骨茎突不连相混淆,但副骨通常为双侧可见,且没有创伤的病史。

【临床表现】

临床表现和其他撞击综合一样,也表现为腕关节尺侧疼痛。

【影像学表现】

1. X 线　X 线可显示尺骨茎突骨折不连、游离骨块影,有时也可见三角骨近端的骨质硬化、软骨下囊变。

2. CT 检查　CT 检查较 X 线检查能更清晰地显示骨质改变。

3. MRI 检查　MRI 检查除了可以显示尺骨茎突骨质不连之外,还可以检测 TFCC 尺侧损伤的部位、程度以及发生撞击综合征后导致的尺侧腕骨(主要是三角骨)的软骨软化改变。

【治疗】

若尺骨茎突的骨块较小,远侧桡尺关节稳定,可以手术切除骨折块。若骨折块较大,同时合并远侧桡尺关节不稳定,建议一期或分为两期进行骨折切复内固定,远侧桡尺韧带重建。

(张恒　袁慧书)

第五节　钩月撞击综合征

钩月撞击综合征是引起腕尺侧疼痛的一个不太常见的病因,见于存在月骨解剖变异(Ⅱ型月骨)的患者,月骨与钩骨之间形成关节,使钩骨近端关节软骨磨损的发生率增高。

【病因】

据报道,44% ~77%的月骨远端内侧有一个关节面与钩骨相关节,腕关节完全尺偏时,Ⅱ型月骨与钩骨近极之间发生反复撞击,从而引起月骨与钩骨的软骨软化。

【临床表现】

患者主要表现为腕关节完全尺偏时疼痛。

【影像学表现】

1. X 线　腕关节完全尺偏位的 X 线片可能会显示月骨的变异以及钩骨近端与月骨相关节、关节面硬化等撞击改变。

2. CT 检查　CT 检查对细微骨质结构的显示较 X 线更清晰。冠状位重建可显示Ⅱ型月骨,钩骨近端以及月骨远端关节软骨缺损、关节面下囊变或硬化等改变。

3. MRI 检查　MRI 冠状位图像可显示Ⅱ型月骨,钩骨近端以及月骨骨髓水肿,关节软骨缺损、关节面下囊变或硬化等改变(图 1-6-5-1)。(ER1-6-5-1)

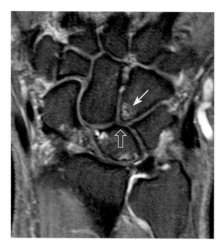

图 1-6-5-1　钩月撞击综合征的 MRI 表现

冠状位 PD-FS 序列图像可见Ⅱ型月骨（空心箭），邻近的钩骨近端关节面下见斑片状骨髓水肿（箭）

ER1-6-5-1　钩月撞击综合征的影像表现

【治疗】

对于症状较轻的早期病例，可以通过避免反复的腕尺偏动作和局部制动改善症状。若保守治疗无效，出现钩月关节骨关节炎，可以考虑四角融合。

（张恒　袁慧书）

参 考 文 献

1. Pedowitz R, Chung CB, Resnick D. Magnetic Resonance Imaging in Orthopedic Sports Medicine［M］. New York：Springer-Verlag, 2008.

2. Watanabe A, Souza F, Vezeridis PS, et al. Ulnar-sided wrist pain. Part. II. Clinical imaging and treatment［J］. Skeletal Radiol, 2010, 39（9）：837-857.

3. Arnaiz J, Piedra T, Cerezal L, et al. Imaging of Kienbock disease［J］. AJR Am J Rogentgenol, 2014, 203（1）：131-139.

4. Chung CB, Steinbach LS. MRI of upper extremity：shoulder, elbow, wrist and hand［M］. Philadelphia：Lippincott Williams & Wilkins, 2010.

5. Lok RL, Griffith JF, Ng AW, et al. Imaging of radial wrist pain. Part II：pathology［J］. Skeletal Radiol, 2014, 43（6）：725-743.

6. Cerezal L, del Pinal F, Abascal F, et al. Imaging findings in ulnar-sided wrist impaction syndromes［J］. Radiographics, 2002, 22（1）：105-121.

7. 王澍寰. 手外科学［M］. 3 版. 北京：人民卫生出版社, 2011.

8. Coggins CA. Imaging of ulnar-sided wrist pain［J］. Clin Sports Med, 2006, 25（3）：505-526.

9. Cerezal L, del Pinal F, Abascal F. MR imaging findings in ulnar-sided wrist impaction syndromes［J］. Magn Reson Imaging Clin N Am, 2004, 12（2）：281-299.

第七章　腕关节常见疾病的术后影像学评价

第一节　概　　述

　　腕关节常见病变的非手术治疗包括夹板或支具固定、理疗、制动或调整运动,使用非甾体抗炎药或关节内注射类固醇对改善功能、缓解疼痛也有一定作用。大多数病变保守治疗效果较好,但随着疾病进展、保守治疗无效或病变严重时,往往需要进行手术治疗。而影像学检查对腕关节常见疾病的术后评价有重要作用,因此放射科医生需要熟悉腕关节常见病变的不同治疗方案,尤其是手术方式,并且能够识别正常的术后表现以及可能发生的术后并发症。

　　腕关节手术的主要类型包括修复手术(包括软组织修复及骨关节修复)、重建手术(包括软组织重建和骨关节重建)和补救性手术(包括关节融合、关节成型和关节置换)。不同类型术后,对腕关节的影响不同。

　　腕关节外伤最常见的手术方式是切开复位内固定,按手术方式分类,可归为修复手术或重建手术。其他病变的手术方式包括腕关节固定术(关节融合术)、近排腕骨切除术以及腕关节成形术,此外,还有尺骨远端半切除术、尺骨延长术、尺骨短缩术等,这些手术方式属于重建手术或补救性手术。

(袁慧书)

第二节　舟月韧带损伤与不稳定

　　舟月关节不稳定是最常见的腕关节不稳定,其手术治疗方式是根据韧带损伤的程度、舟月分离的程度以及可能并存的退行性改变、关节炎的程度来判断。

　　舟月韧带损伤的手术治疗,属于修复手术的一种。修复手术主要应用于新鲜腕关节损伤,可以分为软组织修复和骨关节修复两大类。常见的软组织修复如舟月韧带损伤、月三角韧带损伤、TFC损伤,以及远侧桡尺韧带损伤等。骨关节修复如舟骨骨折、月骨周围脱位等。

　　软组织损伤后,主要造成骨性结构分离、位置异常等腕关节不稳定表现。若软组织获得成功修复,腕关节不稳定应该获得彻底的纠正。因此软组织修复术后,主要的影像学评价指标应该和腕关节不稳定的测量指标相同。以舟月分离为例,术后影像学评估的指标包括:①舟月间隙;②舟月角;③桡舟角;④桡月角;⑤腕高比;⑥远期的周围关节退变和固定畸形等。若上述指标在正常范围内,则表明舟月韧带成功修复。

　　1. 术后正常的影像学表现　韧带修复或重建后的X线影像表现为舟月间隙恢复正常(图1-7-2-1),术后MR图像上可见韧带连续以及锚钉影。

　　舟骨切除、四角关节融合术后随访检查可见月骨、三角骨、钩骨、头状骨之间逐渐发生融合,骨小梁穿过关节间隙,由于有金属钢板的影响,因此CT是评价骨性融合最佳的影像学检

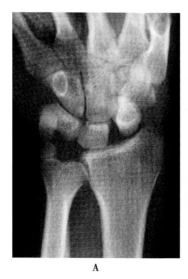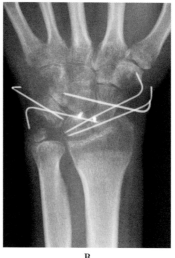

A　　　　　　　　　　　　　　B

图 1-7-2-1　舟月分离术后改变

A. 术前 X 线片显示舟月关节间隙明显增宽。B. 术后 X 线片显示舟月
关节复位良好,关节间隙恢复正常,舟骨和月骨分别可见锚钉影,舟月
及舟头关节之间见克氏针暂时固定以减小舟月间隙、减小作用于舟骨
的屈曲力;此外,由于该患者并存三角骨骨折、存在月骨掌屈,在三角骨
和月三角关节分别可见一克氏钉来固定

查。此外,术后正常还应表现为腕骨的排列正常,内固定物位置正常(四角融合的背侧板位
于四块融合腕骨的中央,且钢板的长度不能超过腕骨背侧骨皮质,以免发生背侧桡腕关节处
的撞击)。近排腕骨切除术后可见舟骨、月骨、三角骨缺如,头状骨与桡骨远端的月骨窝相关
节,还可残留大约 2mm 的关节间隙。

腕关节整体融合术正常表现为桡骨远端与近排、远排腕骨之间,最常见的是桡舟、桡月、
舟月、舟头、头月关节之间逐渐发生融合。

X 线检查是全腕关节成形术最常用的影像检查方法,桡骨远端及腕骨切除的程度与关
节成形术的设计方法以及患者自身因素有关,术后腕高度以及腕骨的排列应恢复正常,人工
关节之间没有移位或半脱位,有时也可见与成形术有关的尺骨远端切除。

2. 术后异常表现或并发症　行韧带修复或重建术后可能的并发症除了内固定物或锚
钉的松动移位以及术后感染外,在随访的影像学检查中还可能见到舟月间隙进行性增宽、舟
月分离晚期塌陷,MRI 检查显示韧带不连续、松弛、变薄或不规则,提示修复或重建的韧带
损伤。

四角关节融合术常见的并发症是内固定物松动、折断、背侧板在桡腕关节处发生撞击、
术后感染,异常表现包括腕骨排列异常,手术融合的骨质之间部分融合、延迟融合或不融合
等。近排腕骨切除术最常见的并发症是桡头关节的骨性关节炎,表现为桡腕关节间隙狭窄、
骨赘形成、软骨下硬化及囊变等;此外,还可能会伴有术后软组织感染、血肿以及肌腱损
伤等。

腕关节整体融合术并发症包括腕骨之间不融合,软组织血肿、皮肤开裂、表浅部感染、腕
管综合征、伸肌腱粘连,神经血管损伤,感染,内固定物松动、折断、螺钉断裂以及由于过度尺
偏进行关节融合而导致术后发生尺腕撞击综合征等。

全腕关节成形术的并发症可发生于术中、术后立即发生或术后随访过程中。最常见的并发症是腕关节不稳定和移植物松动（尤其是远端的移植物），这些发生在术后长期随访过程中，在 X 线上显示假体周围的透亮区（宽度>2mm）并不一定与假体松动有关，对这类患者推荐继续密切随访观察。此外，还有术中骨折、术中肌腱损伤，人工关节不稳定、移位，术后感染等。

（张伟　袁慧书）

第三节　舟骨骨折

腕骨骨折中最常见的是舟骨骨折，以舟骨腰部骨折最常见，其次是近极、远极骨折。骨折移位导致骨折畸形愈合或不愈合，可能会引起腕骨塌陷或退行性关节炎，并且舟骨骨折越靠近近端，发生缺血坏死的概率越大。骨折累及近极、粉碎性骨折、骨折移位大于1mm、舟月角大于 60°、桡月角或头月角>15°、有骨折不愈合或缺血坏死征象以及特殊职业需要（长期使用支具有困难）时，则需进行手术治疗。

舟骨骨折的手术治疗，可分为修复手术或重建手术。新鲜舟骨骨折的手术治疗，属于骨关节修复手术（图 1-7-3-1）。骨关节损伤后，主要造成骨关节的骨折脱位，因此除腕关节不稳定的相关指标外，还应当增加骨关节复位和愈合的指标。以经舟骨月骨周围脱位为例，术后评价的指标包括：①舟骨骨折和腕关节的复位；②内固定物的位置；③骨折部位的愈合情况；④舟月间隙和月三角间隙；⑤舟月角；⑥桡舟角；⑦桡月角；⑧腕高比；⑨远期的周围关节退变和固定畸形等。

而当舟骨出现骨折不愈合或缺血坏死时，则应进行重建手术。重建手术主要用于陈旧损伤，尽管软组织或骨关节损伤无法直接进行修复，但未发生骨关节退变，仍可以通过重建手术恢复正常的解剖关系。重建手术可以分为软组织重建和骨关节重建。常见的软组织重建手术包括桡腕背侧韧带重建舟月韧带、腱固定三韧带重建、远侧桡尺韧带重建等。骨关节重建最常见的手术为舟骨骨折不愈合切复植骨内固定，月骨缺血坏死血运重建等。

骨关节重建术后，影像学的观察指标主要包括腕关节不稳定的相关指标、骨关节复位和愈合的指标，以及周围关节退变等。以舟骨骨折不愈合为例，术后评价的指标包括：①舟骨骨折的复位和植骨块位置；②内固定物的位置；③骨折部位的愈合情况；④舟骨近极血运；⑤舟月角；⑥桡舟角；⑦腕高比；⑧远期的周围关节退变和固定畸形等。

手术可通过开放手术或关节镜手术进行，手术方式包括闭合复位和开放复位。粉碎骨折和骨折不愈合时，需进行骨移植。对于骨折不

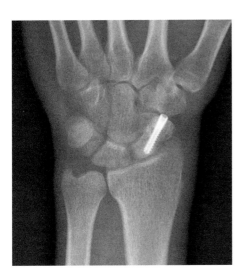

图 1-7-3-1　舟骨骨折螺钉内固定术后的影像学表现

后前位 X 线片显示内固定螺钉穿过舟骨骨折线，舟骨骨折对位良好

愈合的其他手术方式包括桡骨茎突截短术、近侧骨折块切除术、近排腕骨切除术以及腕关节完全融合术或部分融合术。

1. 术后正常的影像学表现 术后 X 线显示舟骨骨折应该接近解剖复位，内固定物穿过骨折线（图 1-7-3-1）；术后 20 周内可见骨折愈合征象。

2. 术后异常表现或并发症 发生舟骨骨折不愈合时，表现为骨折线清晰、骨折断端边缘硬化或伴有囊变（图 1-7-3-2）。当舟骨腰部骨折塌陷、向背侧成角时，形成舟骨驼背畸形，并可以导致 DISI 型腕关节不稳定。舟骨骨折后，近极最常发生缺血坏死，通常表现为近极的密度增高、硬化，严重时发生骨质塌陷、碎裂（图 1-7-3-3）；MRI 检查可表现为 T_1WI 低信

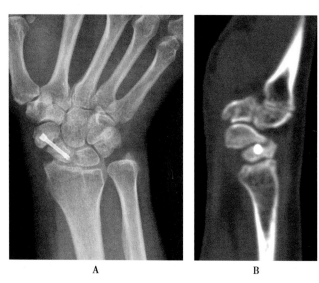

A   B

图 1-7-3-2 舟骨骨折术后发生骨折不愈合
A、B.舟骨位 X 线和矢状位 CT 重建图像显示舟骨骨折内固定后骨折线仍清晰可见，断端边缘硬化

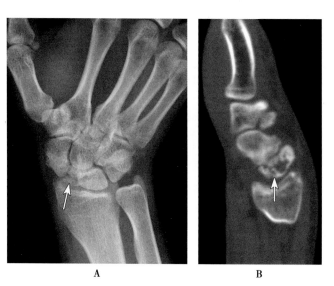

A   B

图 1-7-3-3 舟骨骨折后近极发生骨坏死
A、B.舟骨位 X 线和舟骨长轴位 CT 重建图像显示舟骨骨折、骨折线清晰，近极密度不均匀、局部发生碎裂（箭），CT 图像显示更清晰

号、T_2WI 低信号。另外,和其他手术一样,也有发生术后感染的风险,影像上可表现为骨质破坏、死骨形成(图 1-7-3-4),周围软组织肿胀。

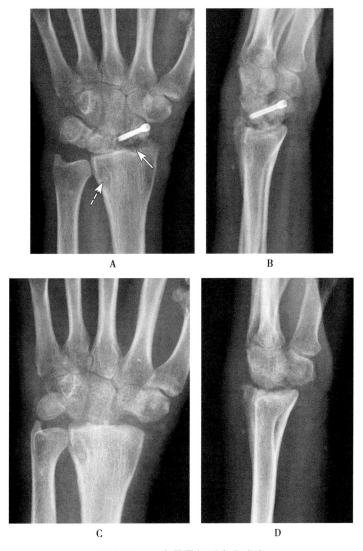

图 1-7-3-4 舟骨骨折后发生感染

A、B. 后前位及侧位 X 线片显示舟骨骨折内固定后改变,舟骨近极(箭)、桡骨远端关节面及桡骨茎突、月骨、三角骨尺侧面及头状骨近侧关节面骨皮质毛糙不规整、骨质密度不均匀、多发骨质破坏,桡骨远端还可见死骨形成(虚箭),腕关节周围软组织肿胀,侧位片还可显示腕骨排列;C、D. 患者进行了近排腕骨切除术治疗

(王崧铭 袁慧书)

第四节 前臂远端骨折

桡骨远端骨折在腕关节外伤中最常见,常常合并尺骨茎突骨折。当桡骨远端骨折块稳定、轻度移位或压缩时,可采用保守治疗,但当骨折块明显移位、粉碎性骨折或骨折线累及关

节面造成关节面压缩时,以及 Barton 骨折、反 Barton 骨折、桡骨茎突骨折等,需进行切开复位内固定手术治疗。

当前臂远端骨折累及远端桡尺关节时,除应对受累骨进行修复、重建手术外,还应对远端尺桡韧带进行重建。软组织重建术后影像学的观察指标与软组织修复的观察指标类似,成功的软组织重建能够纠正腕骨的异常排列,并且远期无关节退变的发生。以远侧桡尺韧带重建为例,术后影像学评估的指标包括:①远侧桡尺骨间隙;②远侧桡尺关节半脱位;③远侧桡尺关节退变等。

1. 术后正常的影像学表现　术后常需拍摄腕关节后前位及侧位 X 线片,骨折术后应达到解剖复位或功能复位,骨折断端对位良好、没有明显移位,腕骨的排列应接近正常,尺骨保持中性变异;随访的 X 线显示骨折线模糊,断端愈合(图 1-7-4-1)。

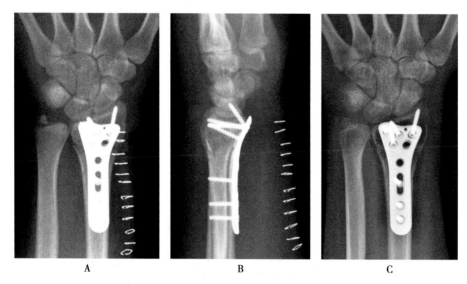

图 1-7-4-1　桡骨远端骨折内固定术后改变
A、B. 后前位及侧位 X 线片显示桡骨远端骨折术后正常,骨折断端对位、对线良好,内固定物在位,腕关节、远端桡尺关节的对位及腕骨的排列正常;C. 3 个月后复查的后前位 X 线片可见桡骨远端骨折线模糊,断端愈合

2. 术后异常表现或并发症　腕关节是全身发生骨折畸形愈合最常见的部位(高达5%),其次术后还可能会发生骨折不愈合、神经损伤、内固定物不稳定或松动、螺钉延伸进入关节面,感染以及肌腱周围粘连。当桡骨骨折复位不满意导致相对缩短,尺骨呈正向变异时,会发生尺腕撞击综合征以及 TFCC 损伤。此外,还可能会发生腕关节内在韧带和外在韧带的损伤。

(王崧铭　袁慧书)

第五节　月骨缺血性坏死

月骨缺血性坏死,即 Kienbock's 病,治疗是根据病变的分期以及患者的年龄、手的功能状态等综合判断,手术治疗通常适用于Ⅱ~Ⅲb 期的患者。由于以往认为尺骨负变异与

Kienbock's病有关,因此对于Ⅱ~Ⅲa期的患者较多采用的手术方式为桡骨截骨短缩术,少见的有尺骨延长术。此外,减轻月骨负荷的一种相对较新的方法还有头状骨短缩截骨术联合头钩融合和/或头掌融合。对于Ⅲb期以后的损伤,手术方法包括近排腕骨切除术、舟月融合、舟头融合、部分或完全的腕关节融合术、腕关节成形术等。

对于Ⅲb期以后的损伤手术,应归类为补救性手术。补救性手术主要用于病变或损伤进展至出现骨关节炎阶段的病例。补救性手术包括关节融合、关节成型和关节置换。常见的关节融合包括:第1腕掌关节融合、STT融合、舟头融合、四角融合、桡舟月融合、头月融合、舟月融合和全腕关节融合等。常见的关节成型包括:第1和第5腕掌关节成型、近排腕骨切除、Darrach手术和Sauve-Kapandji手术等。关节置换包括腕骨的假体置换和全腕关节置换。

补救性手术术后影像学的观察指标包括:骨关节的异常排列是否纠正,有无继发的骨关节损伤,以及周围关节远期是否发生退变。以Sauve-Kapandji手术为例,该术式用于治疗远侧桡尺关节骨关节炎。术中将远侧桡尺关节近端的部分尺骨切除,并融合远侧桡尺关节。术后影像学评估的指标包括:①远侧桡尺关节复位和植骨块位置;②内固定物的位置;③融合部位的愈合情况;④尺骨截骨端与桡骨干是否存在撞击;⑤远期的周围关节退变和固定畸形等。

1. 术后正常的影像学表现 采用桡骨截骨短缩术或尺骨延长术后的X线显示截骨或延长部位的内固定影,尺骨呈中性变异,截骨部位通常在3个月内愈合,月骨硬化、囊变、塌陷以及尺骨负变异不同程度改善(图1-7-5-1)。但是许多研究表明,临床结局与放射学检查的结果存在一些差异,一小部分患者的疼痛及功能状况得到改善之后还会继续进展为月骨塌陷;正因如此,当放射学检查显示术后月骨硬化加重、塌陷时,也未必表明临床治疗失败。

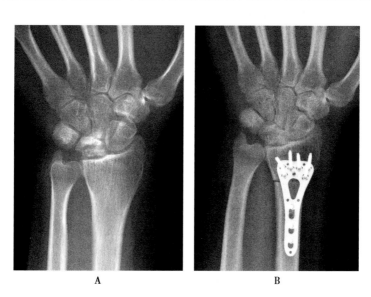

A   B

图 1-7-5-1　月骨缺血坏死术后的影像表现

A. 术前 X 线片显示月骨硬化、密度不均匀、轻度塌陷;B. 桡骨截骨短缩术后 X 线片显示尺骨呈中性变异,月骨硬化、塌陷没有进展

采用头状骨短缩截骨术后的X线可见舟头角(后前位X线片上舟骨长轴与头状骨长轴的夹角)较术前增大。

采用腕关节融合术后的 X 线可见桡舟排列正常 (理想情况下的桡舟角为 30°~57°) ，没有发生腕骨尺侧移位的征象，同时注意评价腕骨融合部位骨质融合的程度 (图 1-7-5-2) 。通过测量头尺距可以评价是否发生尺侧移位，即头状骨中心与通过尺骨中心的直线之间的距离，头尺距与第 3 掌骨的长度之比减小 (正常值约为 0.3) 时，提示可能发生了尺侧移位；此外，对比术前与术后的该测量值应该没有明显变化。

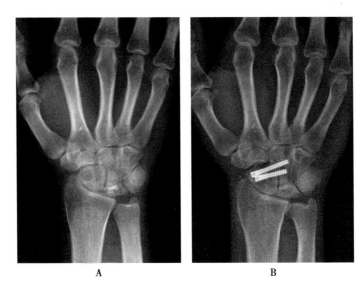

图 1-7-5-2　月骨坏死术后的影像表现

A. 术前腕关节后前位 X 线片显示月骨硬化、塌陷、密度不均匀；B. 舟头融合术后 5 个月复查的 X 线片显示舟骨与头状骨局部融合，桡舟关节排列正常，腕骨没有尺侧移位，月骨高度有所恢复

对于腕关节成形术后的 X 线检查，应该评价内固定物以及移植物或填充物有无松动、移植物周围有无骨折或排列不良。

2. 术后异常表现或并发症　头状骨缩短截骨术后发现舟头角减小，表明会进一步发生月骨塌陷，进而头状骨发生近侧移位，近排腕骨移位和/或腕骨塌陷。

（王崧铭　袁慧书）

第六节　三角纤维软骨复合体损伤

根据 Palmer 分类，三角纤维软骨复合体（TFCC）损伤分为创伤性和退变性，创伤性损伤根据损伤的部位可行关节镜下清创、缝合、修复，退变性损伤常常继发于尺骨正变异和尺骨撞击综合征，通常进行尺骨短缩术进行纠正。

1. 术后正常的影像学表现　术后 X 线检查可以用来评价腕关节的对位情况、腕骨的排列以及内固定物是否发生移位等，MRI 检查可用来评价 TFCC 修复、缝合后改变（图 1-7-6-1）；对于尺骨正变异导致 TFCC 损伤的患者行尺骨短缩术后表现为尺骨变为中性变异（图 1-7-6-2）。

2. 术后异常表现或并发症　并发症包括原损伤处再次发生断裂、韧带缝合修复处发生

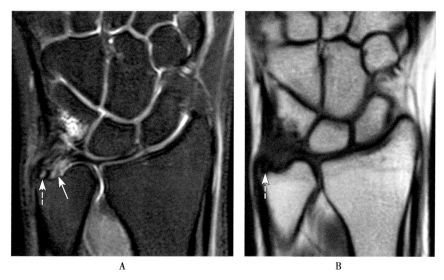

图 1-7-6-1　三角纤维软骨尺侧附着端修复术后改变

A、B. 冠状位 PD-FS 和 T_1WI 序列图像显示 TFCC 尺骨茎突凹附着端(箭)信号增高,尺骨茎突处可见骨道影(虚箭);此外,该患者还可见三角骨的骨髓水肿

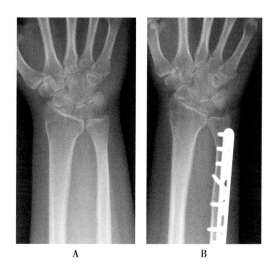

图 1-7-6-2　尺骨正变异行尺骨短缩术后改变

A. 术前 X 线显示尺骨呈正向变异;B. 行尺骨短缩术后 X 线显示尺骨呈中性变异

断裂,尺骨短缩术后不愈合等。

(张伟　袁慧书)

第七节　肌腱损伤

肌腱断裂后常需进行肌腱再连接或移植。

1. **术后正常的影像学表现**　肌腱损伤术后常用 MRI 或超声进行评价,术后的肌腱 MRI

表现为肌腱连续、增粗、呈中等信号(图1-7-7-1),之后随访检查可见信号减低。

　　2. 术后异常表现或并发症　肌腱断裂后的并发症主要是肌腱再次发生断裂。

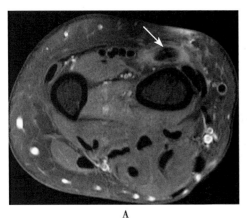 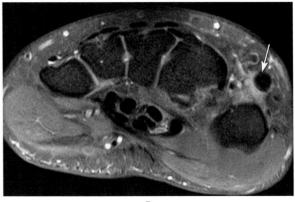

A B

图 1-7-7-1　拇长伸肌腱重建术后改变

拇长屈肌腱重建术后表现为肌腱增粗、肌腱内及腱鞘周围信号稍增高

(杨勇　袁慧书)

第八节　腕管综合征

　　腕管综合征的保守治疗包括夹板固定、药物、注射以及休息,保守治疗失败时需进行腕管减压的手术治疗。

　　1. 术后正常的影像学表现　进行超声或 MRI 检查时可见腕管的前后径增大,腕管内结构向掌侧移位,腕横韧带不连续,正中神经的信号及大小较术前影像明显改善。

　　2. 术后异常表现或并发症　腕管松解不完全时(更常见于内镜下手术),MRI 或超声检查可见腕横韧带仍保持连续。有时由于炎症、纤维化、肉芽组织和瘢痕,可导致腕横韧带重塑。此外,还可能导致神经撕裂伤、尺动脉撕裂伤以及钩骨钩骨折。当 MRI 显示豌豆骨水平正中神经增粗以及持续存在的肌腱滑膜炎时,可提示腕管综合征复发。

(杨勇　袁慧书)

参 考 文 献

1. Watanabe A,Souza F,Vezeridis PS,et al. Ulnar-sided wrist pain. II. Clinical imaging and treatment[J]. Skeletal Radiol,2010,39(9):837-857.

2. Petscavage JM,Ha AS,Chew FS. Imaging assessment of the postoperative arthritic wrist[J]. Radiographics,2011,31(6):1637-1650.

3. Bazzocchi A,Aparisi Gómez MP,Spinnato P,et al. Imaging the postsurgical upper limb:the radiologist perspective[J]. Radio Clin North Am,2019,57(5):977-1000.

4. MacMahon PJ,Murphy DT,Zoga AC,et al. Postoperative imaging of the elbow,wrist,and hand[J]. Semin Musculoskeletal Radiol,2011,15(4):340-356.

5. White C, Benhaim P, Plotkin B. Treatments for Kienbock disease: what radiologist needs to know[J]. Skeletal Radiol, 2016, 45(4): 531-540.

6. Kani KK, Mulcahy H, Porrino J, et al. Update on operative treatment of scapholunate(SL) instability for radiologist: part 1-SL ligament repair, dorsal capsulodesis and SL ligament reconstruction[J]. Skeletal Radiol, 2017, 46 (12): 1615-1623.

7. Kani KK, Mulcahy H, Porrino J, et al. Update on the operative treatment of scapholunate instability for radiologists. II. Salvage procedures, total wrist arthrodesis, and total wrist arthroplasty[J]. Skeletal Radiol, 2017, 46 (8): 1031-1040.

第二篇　手及手指运动损伤

　　手是人类上肢运动和功能正常发挥的重要组成部分,其解剖结构复杂精细。人类双手能做复杂而灵巧的捏、握、抓、夹、提等动作,具有极其精细的感觉。手功能的复杂性和稳定性的发挥,是以其精细而复杂的解剖结构为基础的。因此,研究手指的精细解剖结构特点与损伤的影像学表现具有极其重要的临床应用价值。

　　手和手指损伤在临床上常见,以肌腱韧带及其支持结构损伤最常见,这些损伤导致手部不同程度的疼痛、关节不稳定和功能障碍。而早期肌腱韧带损伤常难以发现而延误诊断和治疗,严重影响患者的功能恢复,导致生活质量下降。因此,如何早期发现、精准诊断和治疗是影像诊断和外科治疗亟待解决的科学难题,也是肌腱韧带损伤影像学表现及损伤和修复机制研究的重点和难点。而正确全面掌握手和手指精细解剖结构,明确损伤的影像学表现和发生机制,对损伤的早期诊断、治疗和功能恢复至关重要。因此,熟悉手和手指的正常解剖结构和损伤的影像学表现,对影像诊断、外科治疗和术后追踪随访具有重要的临床应用价值。

第一章 解剖与影像检查方法

第一节 手及手指的解剖

手和手指的解剖结构复杂精细,其稳定性发挥主要由支持结构维持,包括肌腱、韧带和关节囊。手的支持结构是其解剖结构中不可忽略的重要组成部分。手和手指解剖包括骨骼、关节、肌肉、肌腱韧带、神经和脉管系统等解剖结构。骨与关节组成了手部的骨性结构,为手功能的实现提供了结构基础。手的精细功能依靠手部肌肉肌腱韧带的相互协调配合。手部的运动和感觉功能依赖于神经的支配。支配手部肌肉的神经主要有尺神经、桡神经和正中神经。手部的血管供应主要来源于尺动脉、桡动脉、骨间前动脉和骨间后动脉的分支。这些血管之间存在更多交通支吻合,保证手在捏、持、抓、握等多种功能位上仍保持充分的血液供应。

一、骨性结构

手指包括拇指和第 2~5 指,其骨性结构由掌骨和指骨构成。拇指包括第 1 掌骨、掌指关节、近节指骨、指间关节和远节指骨;第 2~5 指骨由掌骨、掌指关节、近节指骨、近节指间关节、中节指骨、远节指间关节和远节指骨构成。

掌骨为短管状骨,共有 10 块,左右手各 5 块(图 2-1-1-1、图 2-1-1-2),由桡侧至尺侧分为第 1~5 掌骨,近端称为掌骨基底部,与远排腕骨构成腕掌关节。第 1 掌骨较为粗短,基底部为鞍状关节面,与大多角骨的鞍状关节面构成关节,第 2 掌骨与小多角骨构成关节,第 3 掌骨与头状骨构成关节,第 4、5 掌骨的基底部与钩骨共同构成关节。中段称为掌骨体。远端为掌骨头,呈圆形,关节面偏向掌侧,与近节指骨基底部构成掌指关节。每块掌骨各有一个骨骺,第 1 掌骨的骨骺位于基底部,其他各掌骨的骨骺位于远端(图 2-1-1-3)。拇指腕掌关节最为复杂,可作屈、伸、收、展运动,但轴向的旋转运动受限。第 2~4 指的腕掌关节属于平面关节,活动度小,小指活动度稍大。

指骨为短管状骨,共有 28 块,左右手各 14 块,第 2~5 指各有 3 节指骨,分别称为近节指骨、中节指骨、远节指骨,拇指有 2 节指骨,无中节指骨(图 2-1-1-1、图 2-1-1-2)。每节指骨由近端至远端分别为基底部、体部和远端。近节指骨较长较粗,基底部为凹形关节面,与掌骨头构成掌指关节;远端呈半球形,中央有一小沟,两侧各有一髁状突起,与中节指骨基底部形成近节指间关节(拇指近节指骨远端与远节指骨基底部形成指间关节)。中节指骨基底部关节面上形成嵴,与近节指骨关节面的沟相吻合。远节指骨远端膨大,形成甲粗隆。中节指骨远端与远节指骨基底部构成远节指间关节。每节指骨有 1 个骨骺,位于指骨近端(图 2-1-1-3)。拇指掌指关节可进行屈曲和背伸活动,而其余 4 指除屈曲、背伸活动之外,还可进行轻度的桡偏和尺偏。手指的各指间关节仅可进行屈曲、背伸活动。

拇指掌指关节的解剖与其他4指略有不同,其掌侧面有2块籽骨,分为内侧籽骨和外侧籽骨,形成掌指关节籽骨复合体。拇指内收肌腱止于掌侧籽骨复合体上的尺侧副韧带,另有一些纤维向上和背侧延伸至尺侧副韧带的表面,形成内收肌腱膜,止于拇指近节指骨基底部。

(一)X线片

手部X线片见图2-1-1-1~图2-1-1-3。

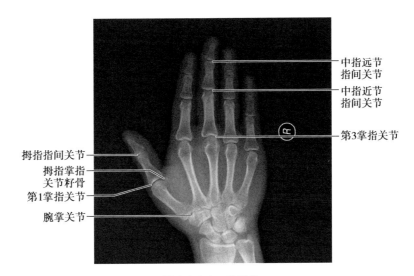

图2-1-1-1 手正位

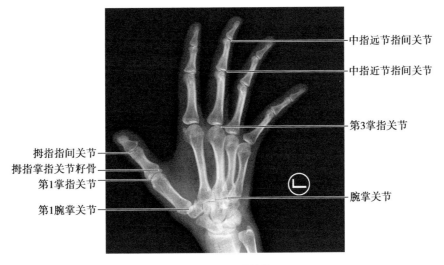

图2-1-1-2 手斜位

125

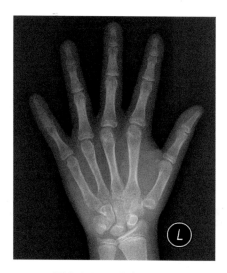

图 2-1-1-3　儿童手正位

（二） CT

1. CT 轴位

（1）第 2~5 手指 CT 轴位

1）第 2~5 腕掌关节（图 2-1-1-4~图 2-1-1-8）：

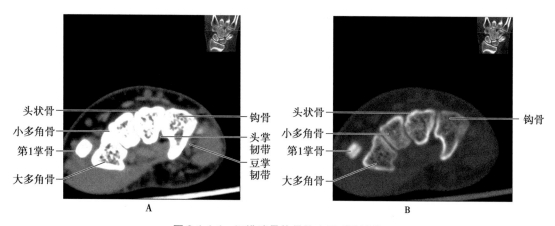

图 2-1-1-4　远排腕骨钩骨钩水平 CT 轴位

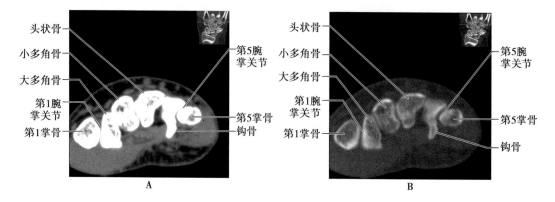

图 2-1-1-5　第 5 腕掌关节水平掌骨近端关节面 CT 轴位

126

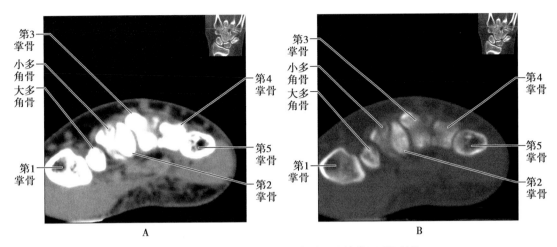

图 2-1-1-6 第 4 腕掌关节水平掌骨近端关节面 CT 轴位

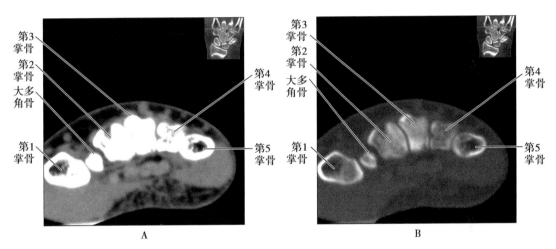

图 2-1-1-7 第 2、3 腕掌关节水平掌骨近端关节面 CT 轴位

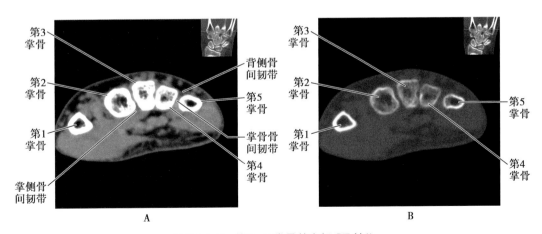

图 2-1-1-8 第 2~5 掌骨基底部 CT 轴位

127

2）第2~5掌指关节（图2-1-1-9）：

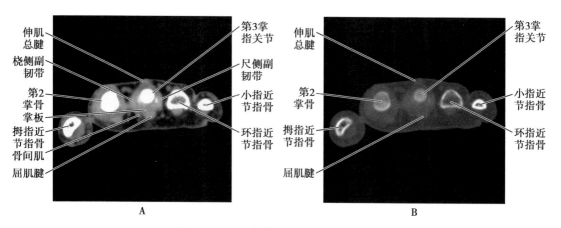

伸肌总腱
桡侧副韧带
第2掌骨
掌板
拇指近节指骨
骨间肌
屈肌腱

第3掌指关节
尺侧副韧带
小指近节指骨
环指近节指骨

伸肌总腱
第2掌骨
拇指近节指骨
屈肌腱

第3掌指关节
小指近节指骨
环指近节指骨

A　　　　　B

图2-1-1-9　中指掌指关节水平CT轴位

3）第2~5近指间关节（图2-1-1-10）：

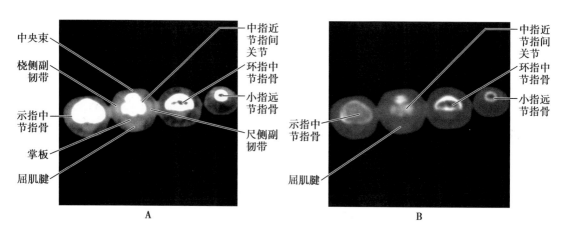

中央束
桡侧副韧带
示指中节指骨
掌板
屈肌腱

中指近节指间关节
环指中节指骨
小指远节指骨
尺侧副韧带

示指中节指骨
屈肌腱

中指近节指间关节
环指中节指骨
小指远节指骨

A　　　　　B

图2-1-1-10　中指近节指间关节水平CT轴位

4）第2~5远节指间关节（图2-1-1-11）：

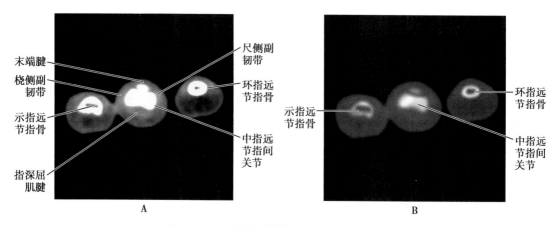

末端腱
桡侧副韧带
示指远节指骨
指深屈肌腱

尺侧副韧带
环指远节指骨
中指远节指间关节

示指远节指骨

环指远节指骨
中指远节指间关节

A　　　　　B

图2-1-1-11　中指远节指间关节水平CT轴位

（2）拇指 CT 轴位

1）第 1 腕掌关节（图 2-1-1-12）：

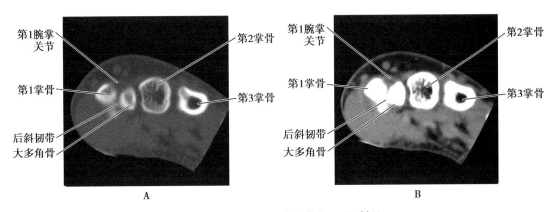

图 2-1-1-12　第 1 腕掌关节水平 CT 轴位

2）拇指掌指关节（图 2-1-1-13）：

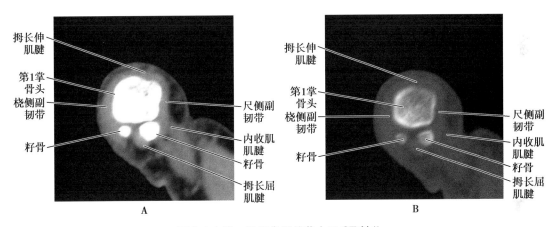

图 2-1-1-13　拇指掌指关节水平 CT 轴位

3）拇指指间关节（图 2-1-1-14）：

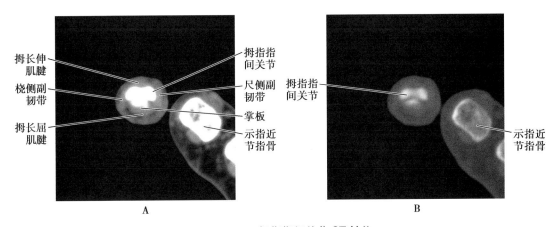

图 2-1-1-14　拇指指间关节 CT 轴位

2. CT 矢状位

（1）第 2~5 腕掌关节、掌指关节和指间关节

1）第 2~5 腕掌关节（图 2-1-1-15~图 2-1-1-18）：

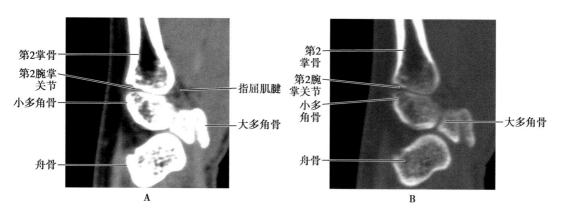

图 2-1-1-15　第 2 腕掌关节正中层面 CT 矢状位

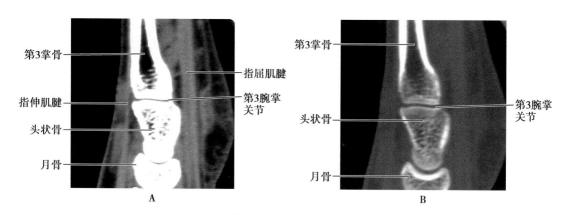

图 2-1-1-16　第 3 腕掌关节正中层面 CT 矢状位

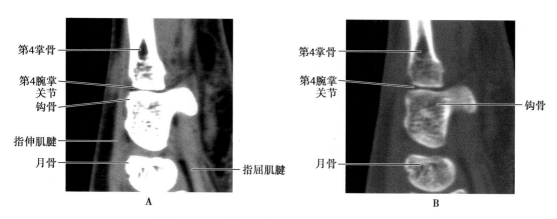

图 2-1-1-17　第 4 腕掌关节正中层面 CT 矢状位

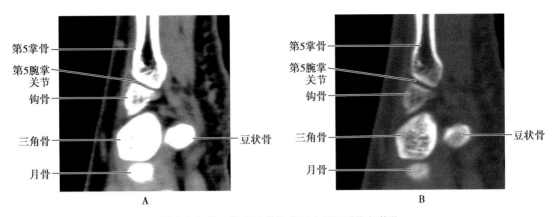

图 2-1-1-18　第 5 腕掌关节正中层面 CT 矢状位

2）第 2~5 掌指关节和指间关节（图 2-1-1-19）：

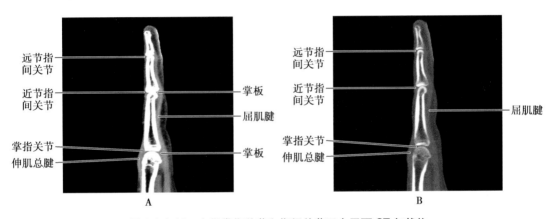

图 2-1-1-19　中指掌指关节和指间关节正中层面 CT 矢状位

（2）拇指腕掌关节、掌指关节和指间关节

1）第 1 腕掌关节（图 2-1-1-20）：

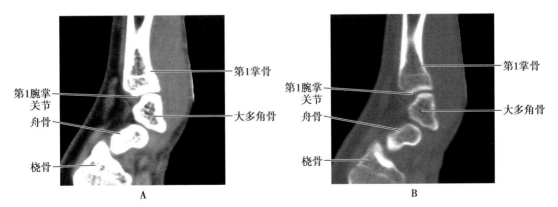

图 2-1-1-20　第 1 腕掌关节水平正中层面 CT 矢状位

2）拇指掌指关节和指间关节（图 2-1-1-21~图 2-1-1-23）：

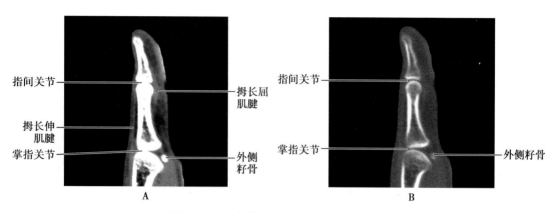

图 2-1-1-21　拇指外侧籽骨层面 CT 矢状位

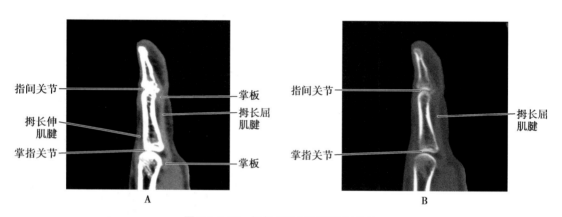

图 2-1-1-22　拇指正中层面 CT 矢状位

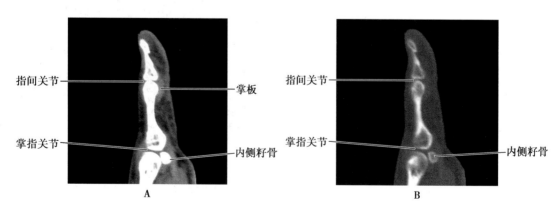

图 2-1-1-23　拇指内侧籽骨层面 CT 矢状位

3. CT 冠状位

（1）第 2~5 腕掌关节、掌指关节和指间关节

1）第 2~5 腕掌关节（图 2-1-1-24）：

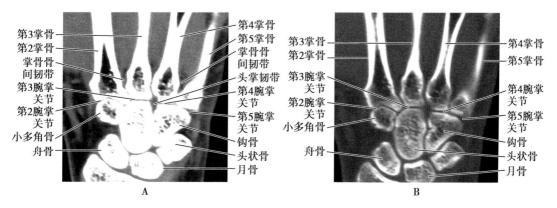

图 2-1-1-24 第 2~5 腕掌关节水平 CT 冠状位

2）第 2~5 掌指关节和指间关节（图 2-1-1-25）：

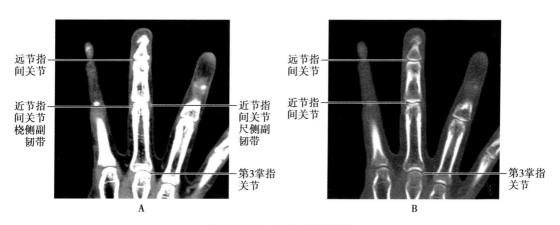

图 2-1-1-25 中指 CT 冠状位

（2）拇指腕掌关节、掌指关节和指间关节

1）第 1 腕掌关节（图 2-1-1-26）：

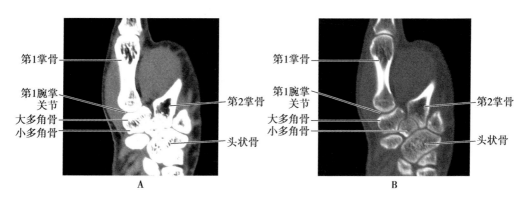

图 2-1-1-26 第 1 腕掌关节水平 CT 冠状位

2）拇指掌指关节和指间关节（图 2-1-1-27）：

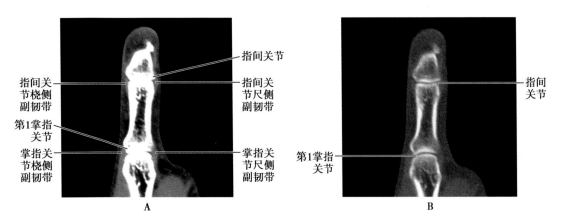

图 2-1-1-27　拇指掌指关节和指间关节 CT 冠状位

二、肌肉

手部肌肉主要位于掌骨周围，可分为外侧群、中间群和内侧群。

外侧群，在拇指侧形成隆起，称为鱼际肌群，这群肌肉能使拇指屈、内收、外展和对掌运动，包括拇短展肌、拇短屈肌、拇对掌肌和拇收肌。拇短展肌起自屈肌支持带和手指骨，止于拇指近节指骨的桡侧面，主要作用是外展拇指。拇短屈肌分为深头和浅头，浅头起自大多角骨和屈肌支持带，深头起自小多角骨，深头和浅头形成的肌腱共同附着于拇指近节指骨基底部桡侧掌侧面，主要功能是屈曲和旋转拇指。拇对掌肌起自屈肌支持带和大多角骨，止于第 1 掌骨干桡侧面，主要作用是屈曲、旋前拇指。拇收肌分为横头和斜头，横头起自第 3 掌骨桡侧面，斜头起自第 3 掌骨基底部和大多角骨、小多角骨和头状骨的掌侧面，拇收肌止于拇指近节指骨基底部，主要作用是内收拇指和屈曲第 1 掌指关节。

中间群，在手掌中部凹陷处形成掌心。这群肌肉可使手指屈伸以及向中指靠拢和分开，包括蚓状肌和骨间肌。蚓状肌共有 4 条，起自指深屈肌腱，沿第 2~5 腕掌关节的桡侧延伸至近节指骨桡侧的伸肌腱膜，作用为屈曲掌指关节及指间关节。骨间肌为手的最深层肌肉，分为掌侧和背侧肌群。掌侧肌群由三块肌肉组成，分别起自第 4、第 5 掌骨桡侧面和第 2 掌骨的尺侧面，止于伸肌腱膜；骨间背侧肌群起自相邻的掌骨，止于近节指骨基底部；骨间肌的功能为外展和内收手指。

内侧群，在小指侧形成隆起，称为小鱼际肌群，这群肌肉能使小指屈、外展和对掌运动，分为深浅两层。浅层的掌短肌起自掌腱膜的尺侧，止于手掌内侧缘的皮肤。深层肌肉包括小指展肌、小指短屈肌和小指对掌肌。小指展肌起自豆状骨的远侧面，止于小指近节指骨基底部的尺侧，主要作用为屈曲及外展小指。小指短屈肌起自钩骨钩和屈肌支持带，去小指展肌共同附着于小指近节指骨基底部的尺侧，主要作用为屈曲第 5 掌指关节。小指对掌肌位置最深，起自小指展肌和小指短屈肌的深部及钩骨钩，止于第 5 掌骨干的尺侧，作用是使小指对掌。

三、肌腱

手部各关节主要通过伸肌腱和屈肌腱完成关节的活动和功能。（图 2-1-1-28）

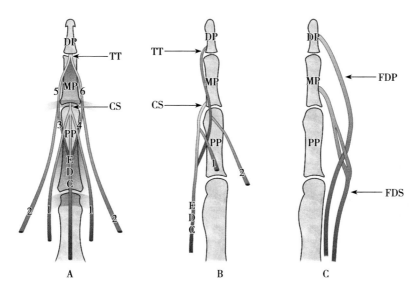

图 2-1-1-28 手指肌腱示意图

A、B.手指肌腱背面和侧面示意图,显示手指伸肌腱和伸肌结构。C.手指侧面示意图显示指深屈肌腱和指浅屈肌腱。EDC(extensor digitorum communis):伸肌总腱;PP(proximal phalanx):近节指骨;MP(middle phalanx):中节指骨;DP(distal phalanx):远节指骨;1:骨间肌;2:蚓状肌;3:外侧束;4:内侧束;5:外侧联合腱;6:内侧联合腱;FDS(flexor digitorum superficialis):指浅屈肌腱;FDP(flexor digitorum profundus):指深屈肌腱;CS(central slip):中央束;TT(terminal tendon):末端腱

第2~5指的伸肌结构由内在肌肌腱和外在肌肌腱共同组成。外在肌肌腱起源于前臂,包括指总伸肌(extensor digitorum communis)、示指固有伸肌(extensor indicis proprius,EIP)、小指伸肌(extensor digiti quinti minimi,EDQM),其功能为背伸掌指关节和指间关节。内在肌的起点和止点均在手部,包括骨间肌和蚓状肌。骨间肌肌腱来自背侧骨间肌深层的纤维,止于近节指骨基底部的外侧结节和掌指关节。蚓状肌肌腱比骨间肌更具有收缩潜力,蚓状肌肌腱形成指伸肌腱的桡侧缘,止于内外侧束。

第2~5指的伸肌结构自近端至远端分别为伸肌总腱、中央束、内外侧束、末端腱。

伸肌总腱均起自前臂背侧伸肌的远端,经腕背部伸肌支持带深面,通过不同的4个腱滑液鞘走向手背。手指伸肌总腱行走在掌指关节(metacarpophalangeal joint,MCPJ)背侧时,有纤维与关节囊相连,同时分出纤维向两侧扩张,形成腱帽,腱帽向远侧分出三束纵行腱束:中央束和内、外侧束。伸肌腱帽由指伸肌总腱、骨间肌肌腱和蚓状肌肌腱共同构成三角形的膜状结构,包含横行纤维和斜行纤维。横行纤维可使近节指骨伸展,且能固定伸肌肌腱于掌指关节的背面。斜行纤维走向远端和内侧与中央束合并。

中央束近端起于伸肌总腱,在近节指骨远端与骨间肌融合,远端止于中节指骨背侧基底部,构成中央束末端,插入中节指骨背侧基底部。

内、外侧束在近节指骨中部起源于伸肌总腱,在近节指间关节处与蚓状肌融合形成联合腱,走行于中节指骨两侧,再移行至背侧,与背侧的三角韧带紧密相连,并在远节指骨背侧基底部融合构成末端腱,插入远节指骨背侧基底部。侧束的近侧部有骨间肌肌腱参与,远侧部有蚓状肌肌腱参与。指伸肌腱在骨间肌和蚓状肌协同下,可屈曲掌指关节、伸直骨间关节。

末端腱呈膜状腱性组织,与骨相连接,两端宽厚、中央窄薄,并有斜支持韧带参与加强。

起于中节指骨远端,并插入远节指骨背侧基底部,部分与远侧指间关节囊融合。

拇指的伸肌腱结构与其他四指不同,主要包括拇长伸肌腱(extensor pollicis longus,EPL)和拇短伸肌腱(extensor pollicis brevis,EPB)。拇长伸肌起于尺骨中段背侧,止于拇指远节指骨基底部,可与拇短伸肌融合,作用是伸直拇指尖端与远节指骨,也能使第1掌指关节伸直。拇短伸肌起于桡骨中段背侧,止于拇指近节指骨基底部。它的作用是伸直腕掌关节和拇指掌指关节。拇短伸肌可以缺如,也可以与拇长展肌融合。

第2~5指各有两个屈肌腱,分别为指浅屈肌腱(flexor digitorum superficialis,FDS)和指深屈肌腱(flexor digitorum profundus,FDP)。

指浅屈肌腱,起于肱骨内上髁屈肌总腱及桡骨中部,经腕管到达手指,止于中节指骨中部,主要功能为屈曲近节指间关节。指浅屈肌腱在掌骨远端水平分成两束,在近节指间关节水平,这两束交叉合并,其间形成一环状裂孔容纳指深屈肌腱穿行,然后指浅屈肌腱的这两束分别插入中节指骨中部的侧缘,其间的环状孔隙称为腱裂孔。指浅屈肌腱可以保证手指在屈曲时保持平衡,而指浅屈肌腱的损伤又会导致近节指间关节的过伸。

指深屈肌腱,起于桡骨中部及前臂骨间膜,经腕管到达手掌,止于远节指骨掌侧基底部,并由尺神经及正中神经进行支配。指深屈肌腱穿出腱裂孔后走行于指浅屈肌腱掌侧。指深屈肌腱远端插入远节指骨掌侧的基底部。指深屈肌腱的功能主要为屈曲远节指间关节,同时也可以屈曲掌指关节的活动(需蚓状肌及骨间肌协助)和近节指间关节的活动。

拇指的屈肌结构与其余四指有所不同,分为拇长屈肌腱(flexor pollicis longus,FPL)和拇短屈肌腱(flexor pollicis brevis,FPB)。拇长屈肌腱起始于桡骨中段骨间膜,在拇短屈肌与拇内收肌间深度穿行至屈肌支持带,插入拇指远节指骨基底部;拇短屈肌腱由浅部和深部两个部分组成。浅部起始于屈肌支持带浅背侧,深部起始于大多角骨深部。拇短屈肌走行于拇短展肌的中远段,并插入拇指近节指骨桡侧基底部。

四、韧带

手的韧带结构主要对肌腱的活动起到限制、固定的作用,手指的韧带结构包括矢状束、侧韧带、手指背侧固定纤维结构和滑车系统,腕掌关节周围韧带解剖较为复杂。

矢状束位于掌指关节上方,并延伸构成伸肌总腱,与掌板和掌深横韧带相连,走行于主要侧韧带和骨间韧带的内侧。它构成掌指关节腱帽的近端,远端与腱帽组织相融合,矢状束近侧缘游离,较厚,宽7~8mm,远侧与骨间肌腱帽的远侧纤维融合,界限不清。主要作用是在掌指关节侧方控制伸肌总腱,防止它向侧方滑脱,限制伸肌总腱的移动。(图2-1-1-29)

第2~5指侧韧带位于掌指关节、近节指间关节和远节指间关节的两侧,主要起到维持关节动

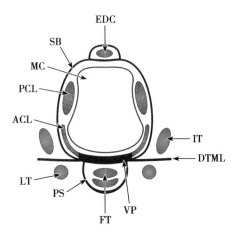

图 2-1-1-29　掌指关节轴位解剖示意图

掌指关节轴位,显示伸肌总腱、侧韧带、矢状束等结构。EDC(extensor digitorum communis):伸肌总腱;SB(sagittal band):矢状束;MC(metacarpale):掌骨;PCL(proper collateral ligament):固有侧副韧带;ACL(accessory collateral ligament):附属侧副韧带;LT(lumbricalis):蚓状肌;PS(pulley system):滑车;FT(flexor tendon):屈肌腱;VP(volar plate):掌板;DTML(deep transverse metacarpal ligament):掌深横韧带;IT(interosseous muscle):骨间肌

态稳定的作用,侧韧带包含固有侧副韧带(proper collateral ligament)和附属侧副韧带(accessory collateral ligament)。掌指关节水平固有侧副韧带起于掌骨头两侧的压迹,纤维斜向掌面,止于近节指骨基底部的侧方结节;附属侧副韧带是一薄层纤维束,位于侧副韧带的掌侧,自掌骨头压迹呈扇形放散至近节指骨基底部侧方和掌板侧缘,并与手指屈肌腱鞘相连。掌指关节的稳定性在手指屈曲时主要依靠侧副韧带,而手指伸直时依靠骨间肌。指间关节水平固有侧副韧带起自指骨头侧面的圆形压迹,止于指骨基底部的侧方结节。附属侧副韧带位于侧副韧带的掌侧,起于固有侧副韧带起点的稍下方,止于指骨基底部的侧方。

拇指掌指关节尺侧副韧带(ulnar collateral ligament,UCL)起始于第 1 掌骨背侧结节,倾斜走行至第 1 掌骨掌侧远端并插入近节指骨基底部。尺侧副韧带的稳固主要依靠于内收肌腱膜,内收肌腱膜覆盖在尺侧副韧带表面,从背侧连接伸肌腱帽(图 2-1-1-30)。桡侧副韧带(radial collateral ligament,RCL)从背侧起始于掌骨头,斜行由掌侧插入近节指骨的远端结节。拇指指间关节侧韧带走行与掌指关节类似。尺侧副韧带起始于近节指骨背侧结节,插入远节指骨基底部;桡侧副韧带从背侧起始于近节指骨头,斜行由掌侧插入远节指骨的远端结节。

手指背侧固定纤维结构,主要包括掌指关节的矢状束、斜行纤维、横行纤维,近节指间关节的伸肌支持带和远节指间关节的三角韧带(图 2-1-1-28)。

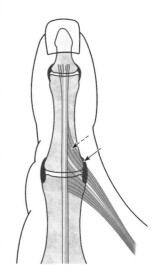

图 2-1-1-30 拇指掌指关节尺侧副韧带示意图
拇指掌指关节尺侧副韧带(实箭)位于掌指关节尺侧,止于近节指骨基底部,拇指内收肌腱膜(虚箭)位于尺侧副韧带的表面

掌指关节的矢状束位于掌指关节背侧,并与伸肌总腱融合,向两侧延伸,分为桡侧和尺侧束,向掌侧走行于侧韧带的外侧,与掌骨深横韧带相连,止于掌板。斜行纤维在掌指关节两侧对称性延伸,一部分止于近节指骨远侧 1/3 的掌侧面和屈肌腱腱鞘,另一部分斜行跨过掌指关节的侧面,止于近节指骨远侧 1/2,其纤维与内外侧束的纤维融合形成中央束,止于中节指骨基底部。横纤维位置表浅,在掌指关节周围的皮下和筋膜下间隙内走行。近节指间关节的伸肌支持带位于指间关节背侧,与中央束融合,向两侧延伸,分为桡侧和尺侧束,向掌侧走行于双侧侧韧带的外侧,止于掌板。远节指间关节的三角韧带位于中节指骨远端背侧,是由内外侧联合腱内侧缘的纤维所构成的薄三角形纤维膜,其远端与末端腱融合。

手指掌侧滑车系统为局部增厚的屈肌腱鞘结构,第 2~5 指滑车系统由 5 个环形滑车(A1~A5)和 3 个十字形滑车(C1~C3)组成(图 2-1-1-31)。A1 滑车起于掌指关节的掌板延伸到近节指骨基底部。A2 滑车起于近节指骨近端的掌面延伸到近节指骨远端 1/3 处。A3 滑车很小,位于近节指间关节区域。A4 滑车位于中节指骨中部,A5 滑车位于远节指间关节。C1 滑车位于 A2 和 A3 滑车间,C2 滑车位于 A3 和 A4 滑车间,C3 滑车位于 A4 和 A5 滑车间。大致规律为,每个滑车的长度与手指的长度成正比,滑车的厚度与滑车的长度成正比;A1、A3、A5 滑车为奇数位环形滑车,位于关节水平;A2、A4 偶数位环形滑车位于指骨水平。环状滑车的生物力学作用是防止手指屈曲过程中肌腱偏移,十字滑车的作用是环形滑车屈曲时给予必要弹性,以保持屈肌腱鞘的完整性。手指滑车系统的主要功能是将肌-肌腱单位的作用力和直线移动转换成手指关节的旋转、扭转运动,滑车系统部分或全部损伤会导致手指运动能力不同程度的下降。

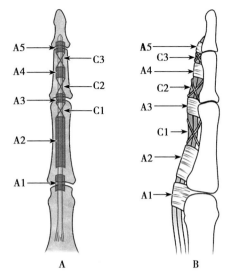

图 2-1-1-31　手指滑车系统示意图

拇指的滑车结构与其他手指不同,包括 2 个环形滑车、1 个斜行滑车和/或 1 个可变滑车(Av),没有十字滑车。拇指的滑车结构主要维持拇长屈肌腱的稳定,通常包括 3~4 个滑车,A1 滑车位于掌指关节水平;A2 滑车位于指间关节水平;斜行滑车(Ao)位于 A1 与 A2 滑车之间,自近节指骨中部尺侧至近节指骨远端桡侧斜行走行。Av 滑车位于斜行滑车的近侧呈斜行,其走行方向与 Ao 滑车一致,并与其平行,即由近节指骨近端尺侧向近节指骨远端桡侧斜行走行。此外,有研究报道,93% 以上的研究对象中,在 A1 滑车与 Ao 滑车之间可见一可变滑车(Av),其走行各不相同,分为横行和斜行。因此,也有研究将拇指滑车结构根据 Av 滑车的解剖特点分为 4 种类型:Ⅰ型由 A1、Ao 和 A2 滑车构成,这种类型最常见;Ⅱ型由 A1、与 A1 滑车平行且分离的横行 Av 滑车、Ao 和 A2 滑车构成;Ⅲ型由 A1、斜行或三角形的 Av 滑车、Ao 和 A2 滑车构成;Ⅳ型由 A1、与 A1 滑车融合的 Av 滑车(纤维可为横行或斜行)、Ao 和 A2 滑车构成。

第 2~5 掌骨间关节(intermetacarpal joints,IMCJ)和腕掌关节(common carpometacarpal joints,CCMCJ)的周围韧带较为复杂。掌骨间韧带包括背侧掌骨间韧带(palmar IMCJ ligament)、掌侧掌骨间韧带(dorsal IMCJ ligament)和骨间掌骨间韧带复合体(interosseous IMCJ ligament complex)。背侧掌骨间韧带是位于第 2~5 掌骨下段背侧的菲薄纤维结构。掌侧掌骨间韧带位于第 2~5 掌骨下段掌侧,较背侧掌骨间韧带厚,位于其近端。骨间掌骨间韧带复合体位于第 2~5 掌骨下段的间隙内,垂直于腕关节长轴,分为前束和后束,呈"V"形排列。前束起自第 2、3、5 掌骨下段约掌侧掌骨间韧带水平,距腕掌关节面 4~6mm,向远端、背侧走行,止于邻近掌骨。后束起自第 2、3、5 掌骨下段约背侧掌骨间韧带水平,向远端、掌侧走行,止于邻近掌骨颈。

腕掌关节韧带包括背侧韧带(dorsal CCMCJ ligaments)、掌侧韧带(palmar CCMCJ ligaments)、桡侧副韧带(radial collateral ligament)、尺侧副韧带(ulnar collateral ligament)、头状骨-第 3 掌骨间韧带(头掌韧带,capito-third ligament)和豆状骨-第 5 掌骨间韧带(豆掌韧带,pisometacarpal ligament,PML)(图 2-1-1-32)。背侧腕掌韧带较厚,位于腕掌关节背侧;掌侧腕掌韧带位于腕掌关节掌侧,较薄,与关节囊融合为一体。背侧与掌侧腕掌关节韧带呈对称排列,均起自大多角骨,呈 Z 形连续,将大多角骨、第 2 掌骨、小多角骨、第 3 掌骨、头状骨、第 4 掌骨、钩骨、第 5 掌骨连接在一起。豆掌韧带为一细长的纤维结构,起自豆状骨远端,沿钩骨尺侧沟走行,止于第 4、第 5 掌骨基底部。桡侧副韧带起自大多角骨的背侧,止于第 2 掌骨桡背侧,约桡侧腕长伸肌腱止点近端 3mm 处。尺侧副韧带起自钩骨背侧,止于第 5 掌骨尺背侧,约尺侧腕伸肌腱止点近端 2mm 处。头掌韧带起源于头状骨远端尺侧,止于第 3 掌骨基底部。

拇指腕掌关节(carpometacarpal joint,CMCJ)呈马鞍形,其稳定性的维持主要依赖于 5 条主要的韧带结构,分别是:前斜韧带(anterior oblique ligament,AOL)、后斜韧带(posterior ob-

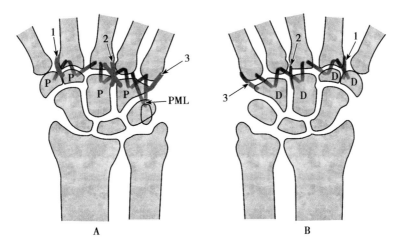

图 2-1-1-32　第 2~5 腕掌关节韧带结构解剖示意图

A、B.腕掌关节掌侧韧带和背侧韧带示意图,示腕掌关节韧带在远侧列腕骨和掌骨基底部之间的分布。除第 5 掌骨外,第 2~4 掌骨均各有 2 条掌侧及背侧腕掌韧带分布。背侧腕掌韧带略厚于掌侧腕掌韧带。1:桡侧副韧带;2:头掌韧带;3:尺侧副韧带;PML:豆掌韧带;P:掌侧;D:背侧

lique ligament,POL)、背桡韧带(radial dorsal ligament,RDL)、尺侧副韧带(ulnar ligament)和掌骨间韧带(inter-metacarpal ligament,IML)(图 2-1-1-33)。前斜韧带起源于大多角骨的掌侧结节,矢向走行连接第 1 掌骨的掌骨喙突,以对角线的形式由近桡侧跨过拇指腕掌关节至远尺侧;后斜韧带由大多角骨背侧结节起源,斜行至第 1 掌骨基底部背桡侧结节,在矢状位上观察最佳;背桡韧带起源于大多角骨背侧结节,冠向走行连接第 1 掌骨基底部;掌骨间韧带起源于第 2 掌骨桡侧基底部,横向走行,连接第 1 掌骨尺侧基底部。

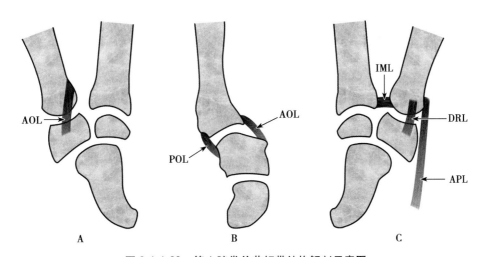

图 2-1-1-33　第 1 腕掌关节韧带结构解剖示意图

A~C.第 1 腕掌关节掌侧面、矢状面及背侧面示意图。POL:后斜韧带;DRL:背桡韧带;AOL:前斜韧带;IML:掌骨间韧带;APL:拇长展肌腱

五、相关血管与神经

手部的血供依靠尺动脉、桡动脉汇合而成的掌深弓、掌浅弓提供。尺动脉的末端与桡动

脉的掌浅支汇合成掌浅弓,最远段约位于掌骨中段,位于掌腱膜深面。掌浅弓发出3条指掌侧总动脉和1条小指尺掌侧动脉。3条指掌侧总动脉行至掌指关节附近分为2条指掌侧固有动脉,分布至第2~5指相对缘。小指尺掌侧动脉分布至小指掌面的尺侧缘。桡动脉的末端与尺动脉的掌深支汇合成掌深弓,位于掌浅弓近端,约腕掌关节水平,位于指深屈肌腱的深面。掌深弓发出3条掌心动脉,行至掌指关节附近,分别汇入相应的指掌侧总动脉。

手部的神经主要包括正中神经、桡神经和尺神经。正中神经在手部屈肌支持带的下方发出一粗短的返支,行于桡动脉掌浅支外侧进入鱼际,支配除拇收肌以外的鱼际肌群。正中神经在手掌区发出数条指掌侧总神经,每条指掌侧总神经下行至掌骨头附近又分为两支指掌侧固有神经,后者沿手指的相对缘行至指间。正中神经在手部的运动纤维支配第1、2蚓状肌和除拇收肌以外的鱼际肌群;感觉纤维分布于桡侧半手掌、桡侧三个半手指掌面皮肤及其中节和远节指背侧皮肤。尺神经在腕部伸肌支持带浅面行至手背部,发出分支分布于手背尺侧半和小指、环指尺侧半背侧皮肤,另有分支分布于环指桡侧半及中指尺侧半的近节指背面皮肤。浅支分布于小鱼际表面的皮肤、小指掌面皮肤和环指尺侧半掌面皮肤。深支分布于小鱼际肌、拇收肌、骨间掌侧肌、骨间背侧肌及第3、4蚓状肌。

六、掌板

掌板(volar plate)是位于掌指关节、近节指间关节、远节指间关节,近似四边形的致密纤维结构,不属于传统意义的伸肌结构,因其具有防止关节过伸的功能,故与伸肌结构一起讨论。掌板远端为纤维软骨成分,紧密附着于近节、中节、远节指骨的掌侧基底部,形成唇样结构。远端附着端的两侧增厚,与附属侧副韧带的纤维互相融合。掌板的近端较薄且较有弹性,在近端指间关节,掌板近端插入两侧的矢状束之间,形成"缰绳韧带"(the checkrein ligaments)。掌板中心部分的掌侧游离,与骨骼不相连。

七、手和手指断层解剖与 MR 对照

(一) 横轴位

1. 第2~5手指横轴位解剖与 MR 对照图像

(1) 第2~5腕掌关节水平(图2-1-1-34、图2-1-1-35):

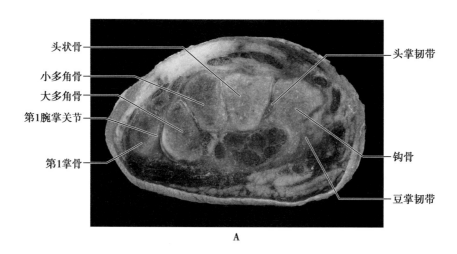

头状骨　小多角骨　大多角骨　第1腕掌关节　第1掌骨　头掌韧带　钩骨　豆掌韧带

A

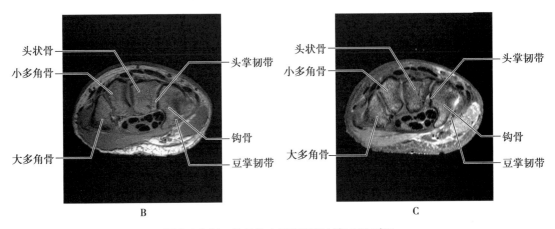

图 2-1-1-34 钩骨钩水平断层解剖与 MR 对照

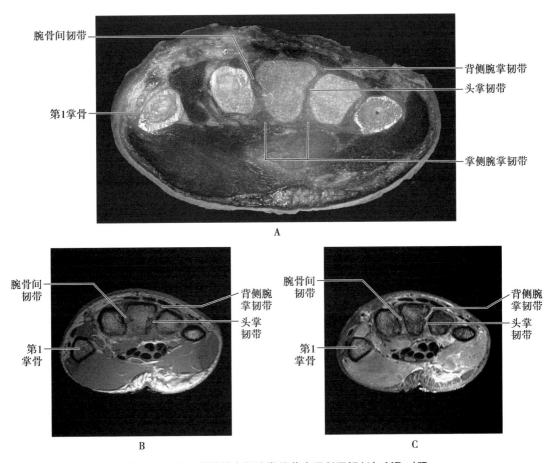

图 2-1-1-35 掌骨基底部腕掌关节水平断层解剖与 MR 对照

（2）第2~5掌指关节水平(图2-1-1-36、图2-1-1-37)：

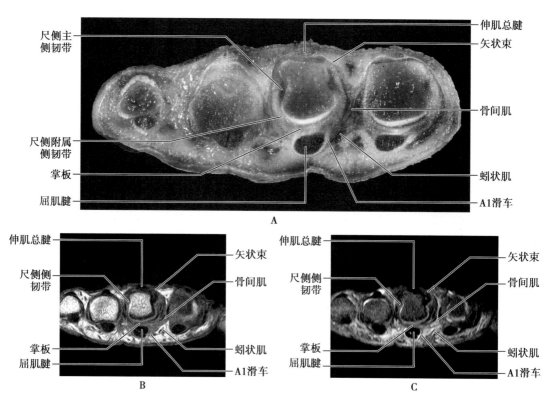

图 2-1-1-36 掌指关节水平断层解剖与 MR 对照

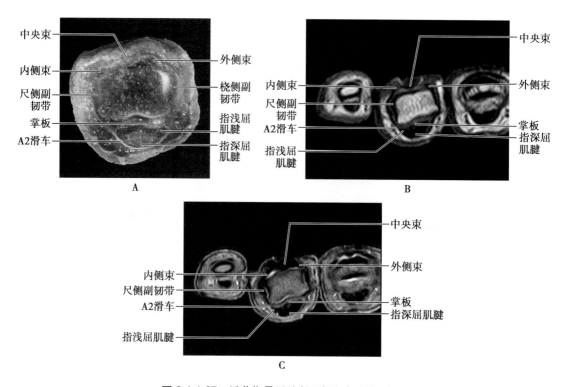

图 2-1-1-37 近节指骨近端断层解剖与 MR 对照

（3）第 2~5 近节指间关节水平（图 2-1-1-38~图 2-1-1-40）：

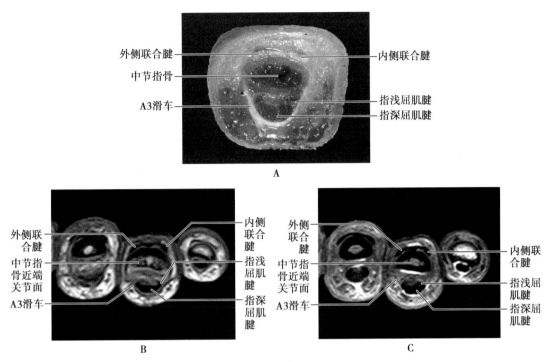

图 2-1-1-38 左手第 4 指近节指间关节（PIPJ）水平断层解剖与 MR 对照

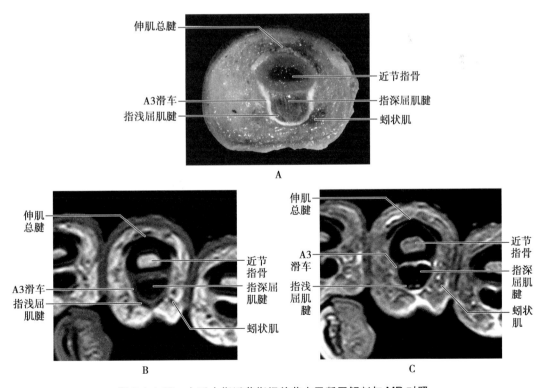

图 2-1-1-39 左手中指近节指间关节水平断层解剖与 MR 对照

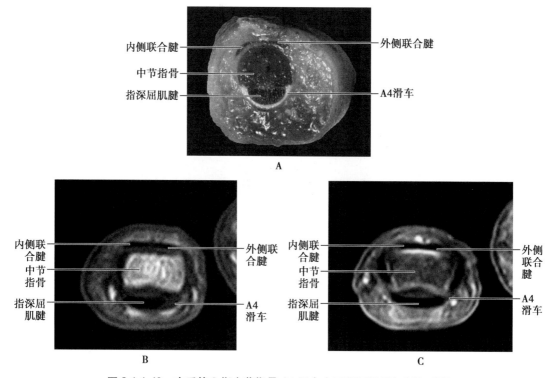

图 2-1-1-40 右手第 2 指中节指骨 A4 滑车水平断层解剖与 MR 对照

（4）第 2~5 远节指间关节水平（图 2-1-1-41）：

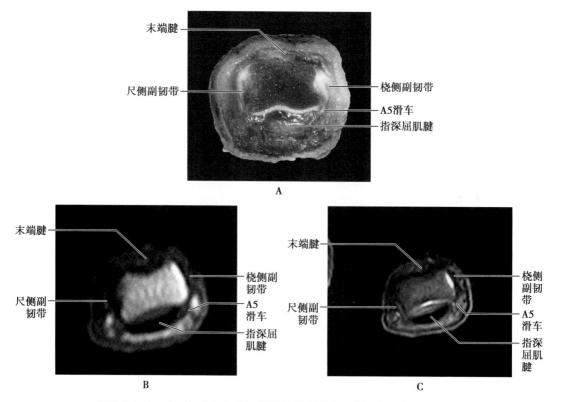

图 2-1-1-41 左手第 2 指远节指间关节（DIPJ）水平断层解剖与 MR 对照

2. 拇指轴位解剖与 MR 对照图像

（1）拇指腕掌关节水平（图 2-1-1-42）：

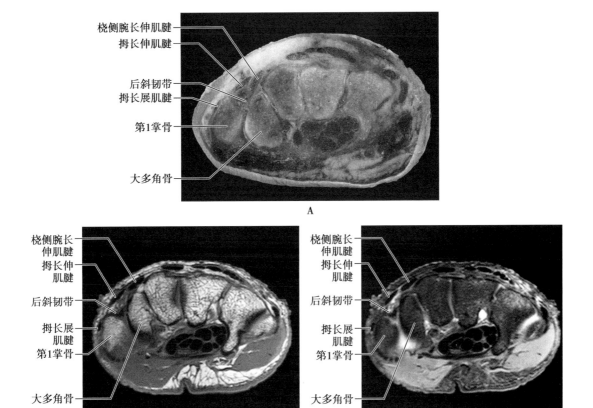

图 2-1-1-42　拇指腕掌关节水平断层解剖与 MR 对照

（2）拇指掌指关节水平（图 2-1-1-43～图 2-1-1-48）：

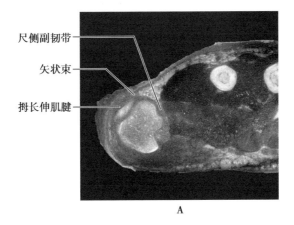

145

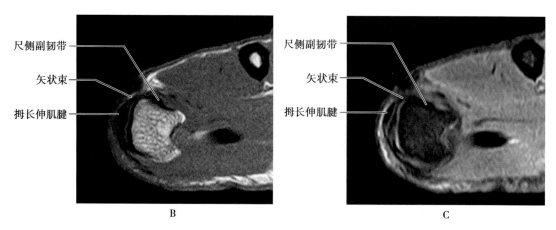

图 2-1-1-43　拇指掌指关节水平断层解剖与 MR 对照

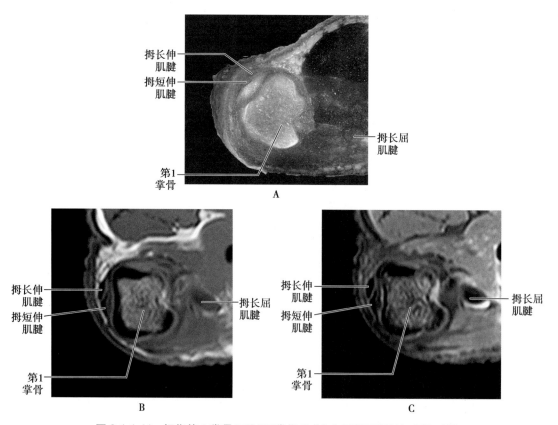

图 2-1-1-44　拇指第 1 掌骨远端（近掌指关节）水平断层解剖与 MR 对照

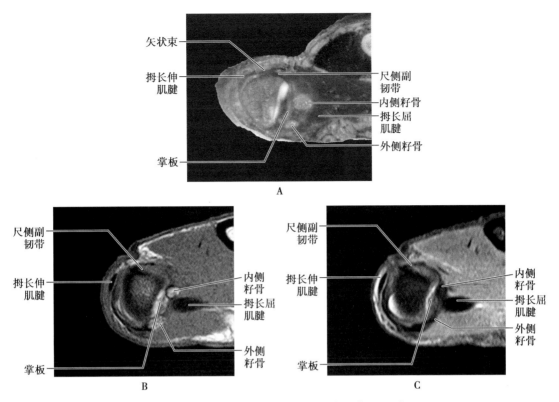

图 2-1-1-45 拇指掌指关节水平断层解剖与 MR 对照

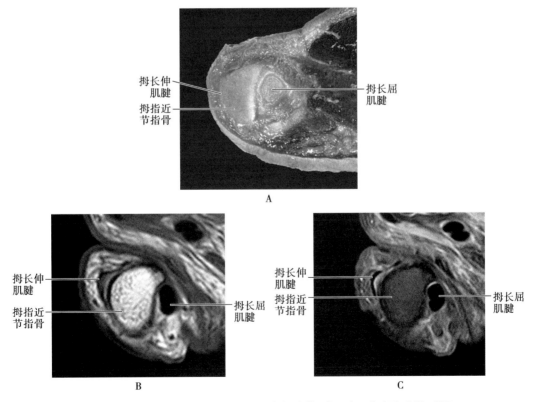

图 2-1-1-46 拇指近节指骨近端(近掌指关节)水平断层解剖与 MR 对照

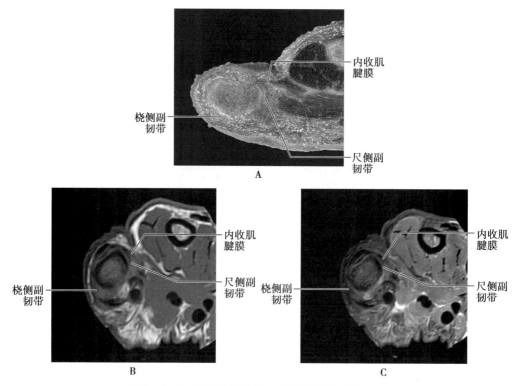

图 2-1-1-47 拇指掌指关节水平断层解剖与 MR 对照

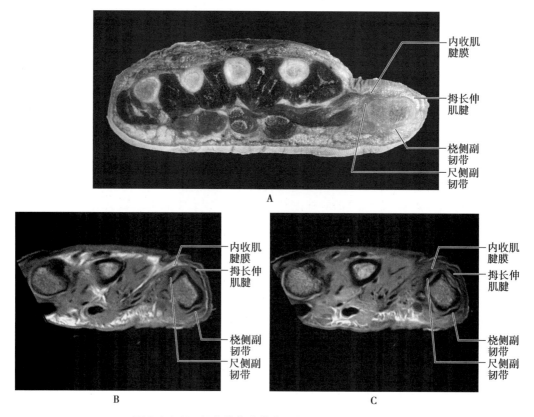

图 2-1-1-48 拇指掌指关节水平断层解剖与 MR 对照

（3）拇指指间关节水平：

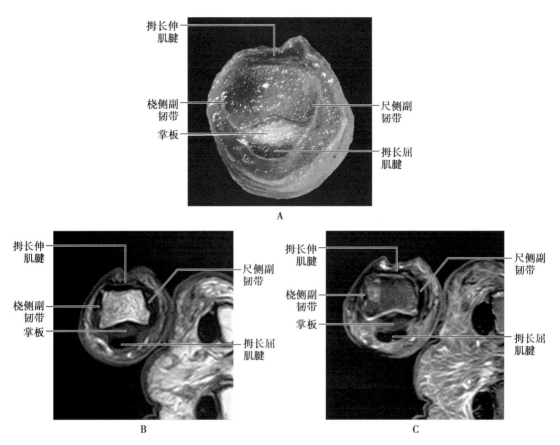

图 2-1-1-49　拇指指间关节水平断层解剖与 MR 对照

（二）矢状位

1. 第 2~5 指矢状位（图 2-1-1-50、图 2-1-1-51）

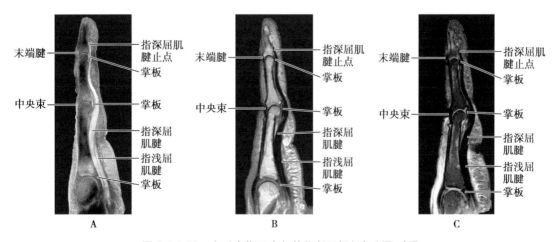

图 2-1-1-50　左手中指正中矢状位断层解剖与 MR 对照

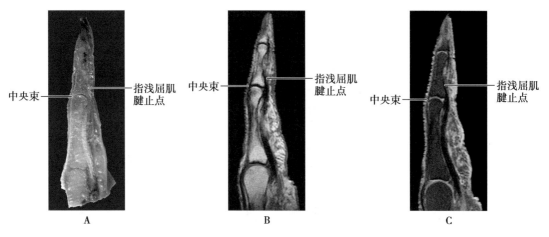

图 2-1-1-51　右手示指旁正中矢状位断层解剖与 MR 对照

2. 拇指矢状位解剖与 MR 对照图像

（1）拇指腕掌关节水平（图 2-1-1-52）：

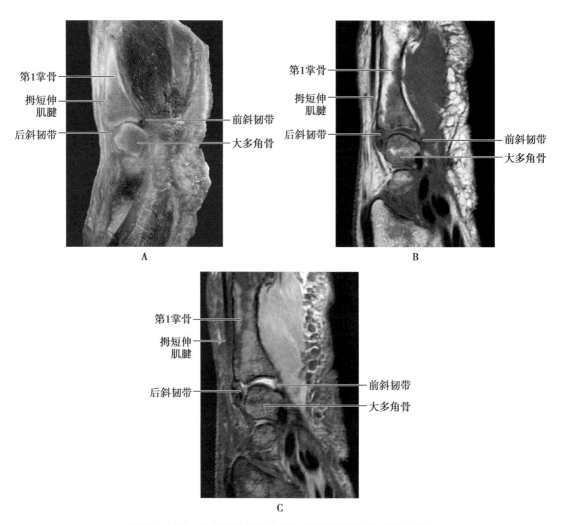

图 2-1-1-52　拇指腕掌关节水平矢状位断层解剖与 MR 对照

（2）拇指掌指关节和指间关节水平（图 2-1-1-53、图 2-1-1-54）：

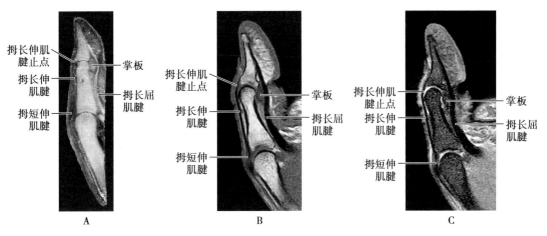

图 2-1-1-53 拇指矢状位掌指和指间关节水平断层解剖与 MR 对照

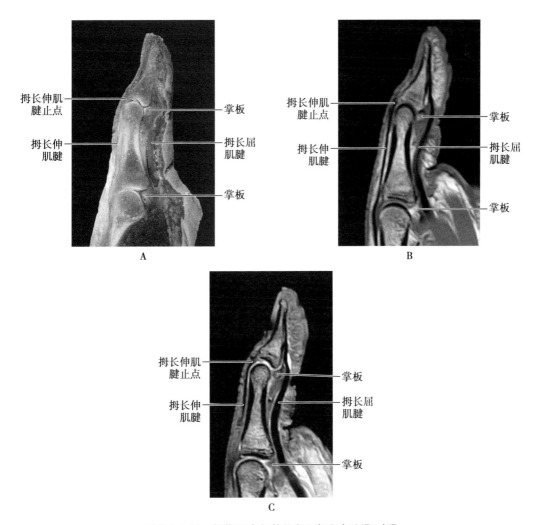

图 2-1-1-54 拇指正中矢状位断层解剖与 MR 对照

151

（三）冠状位

1. 第 2~5 手指冠状位解剖与 MR 对照

（1）第 2~5 腕掌关节水平（图 2-1-1-55、图 2-1-1-56）：

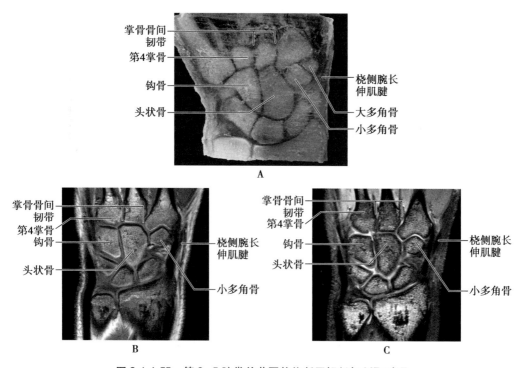

图 2-1-1-55　第 2~5 腕掌关节冠状位断层解剖与 MR 对照

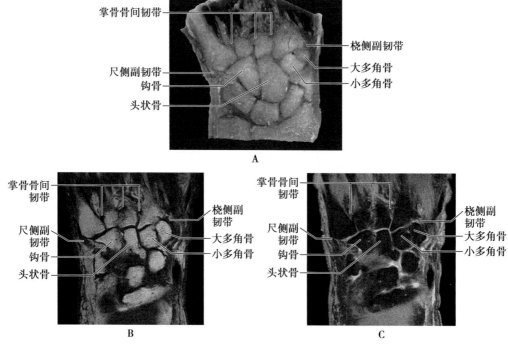

图 2-1-1-56　第 2~5 腕掌关节冠状位断层解剖与 MR 对照

（2）第 2~5 掌指关节、近节指关节和远节指间关节（图 2-1-1-57）：

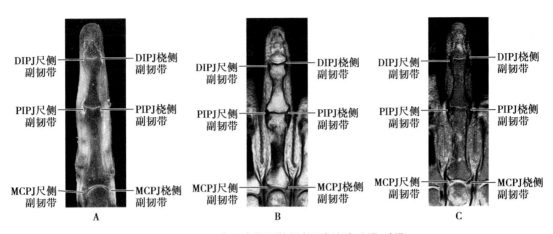

图 2-1-1-57　右手中指冠状位断层解剖与 MR 对照

2. 拇指冠状位解剖与 MR 对照图像

（1）拇指腕掌关节水平（图 2-1-1-58）：

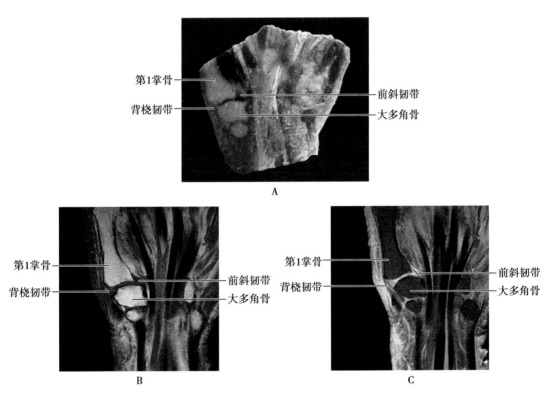

图 2-1-1-58　拇指腕掌关节水平冠状位断层解剖与 MR 对照

（2）拇指掌指关节和指间关节水平（图 2-1-1-59、图 2-1-1-60）：

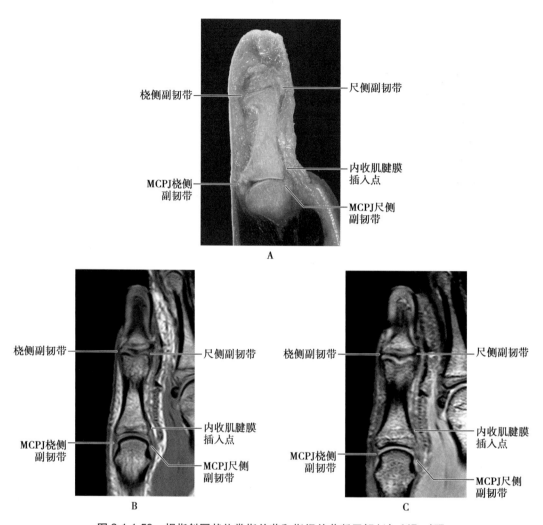

图 2-1-1-59　拇指斜冠状位掌指关节和指间关节断层解剖与 MR 对照

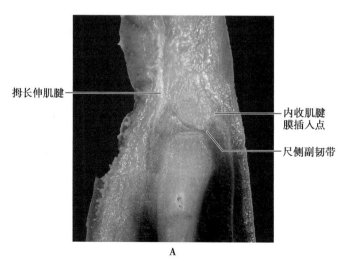

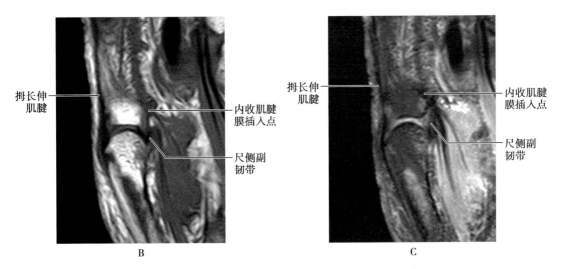

拇长伸
肌腱

内收肌腱
膜插入点

尺侧副
韧带

拇长伸
肌腱

内收肌腱
膜插入点

尺侧副
韧带

B

C

图 2-1-1-60　拇指斜冠状位掌指关节断层解剖与 MR 对照

八、手和手指 MRI 解剖

（一）轴位

1. 第 2~5 手指轴位 MR 解剖（图 2-1-1-61~图 2-1-1-65）。

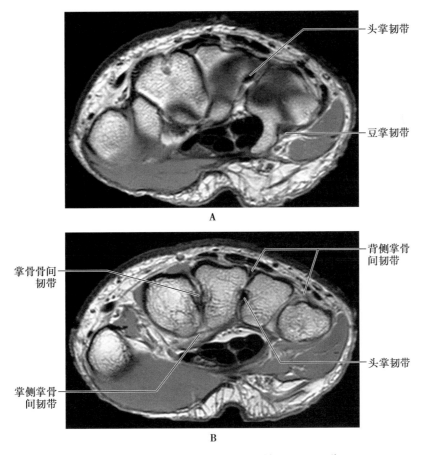

头掌韧带

豆掌韧带

A

背侧掌骨
间韧带

掌骨骨间
韧带

头掌韧带

掌侧掌骨
间韧带

B

图 2-1-1-61　第 2~5 腕掌关节水平轴位 T_1WI 图像

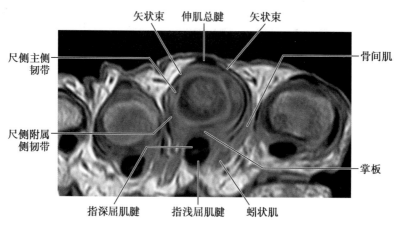

矢状束　伸肌总腱　矢状束

尺侧主侧韧带

骨间肌

尺侧附属侧韧带

掌板

指深屈肌腱　指浅屈肌腱　蚓状肌

图 2-1-1-62　中指掌指关节水平轴位 T$_1$WI 图像

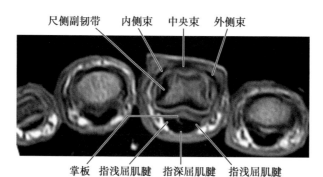

尺侧副韧带　内侧束　中央束　外侧束

掌板　指浅屈肌腱　指深屈肌腱　指浅屈肌腱

图 2-1-1-63　中指近节指间关节水平轴位 T$_1$WI 图像

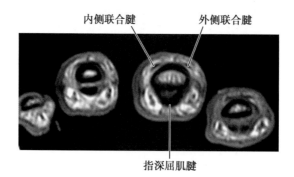

内侧联合腱　外侧联合腱

指深屈肌腱

图 2-1-1-64　中指中节指骨基底水平轴位 T$_1$WI 图像

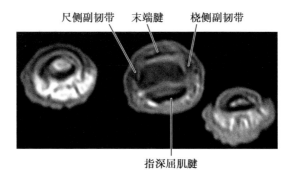

尺侧副韧带 末端腱 桡侧副韧带

指深屈肌腱

图 2-1-1-65 中指远节指间关节水平轴位 T₁WI 图像

2. 拇指轴位 MR 解剖(图 2-1-1-66~图 2-1-1-68)。

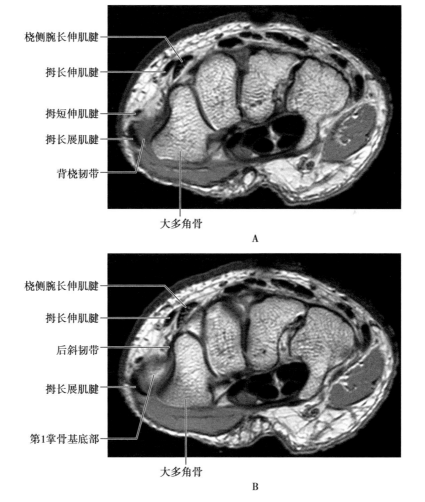

桡侧腕长伸肌腱

拇长伸肌腱

拇短伸肌腱

拇长展肌腱

背桡韧带

大多角骨

A

桡侧腕长伸肌腱

拇长伸肌腱

后斜韧带

拇长展肌腱

第1掌骨基底部

大多角骨

B

图 2-1-1-66 第 1 腕掌关节水平轴位 T₁WI 图像

157

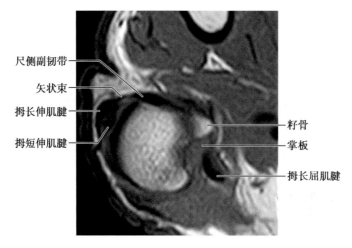

尺侧副韧带

矢状束

拇长伸肌腱

拇短伸肌腱

籽骨

掌板

拇长屈肌腱

图 2-1-1-67 第 1 掌指关节水平轴位 T₁WI 图像

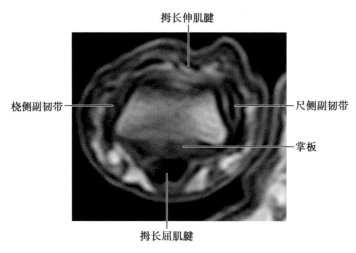

拇长伸肌腱

桡侧副韧带

尺侧副韧带

掌板

拇长屈肌腱

图 2-1-1-68 拇指指间关节水平轴位 T₁WI 图像

（二）矢状位

1. 第 2~5 指矢状位 MR 解剖（图 2-1-1-69、图 2-1-1-70）。

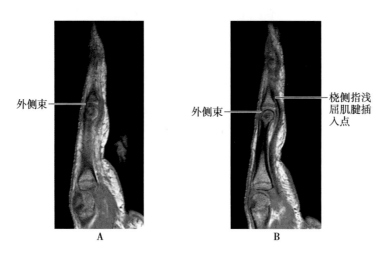

外侧束

外侧束

桡侧指浅屈肌腱插入点

A

B

158

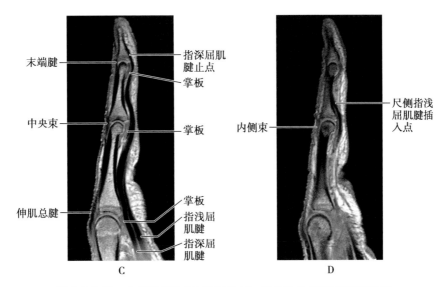

图 2-1-1-69　中指矢状位 T₁WI 图像（A~D 依次为桡侧至尺侧层面）

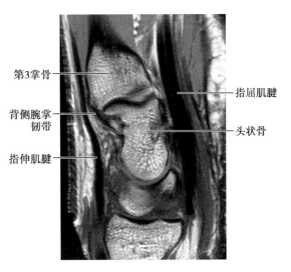

图 2-1-1-70　第 3 腕掌关节水平矢状位 T₁WI 图像

2. 拇指矢状位 MR 解剖（图 2-1-1-71、图 2-1-1-72）。

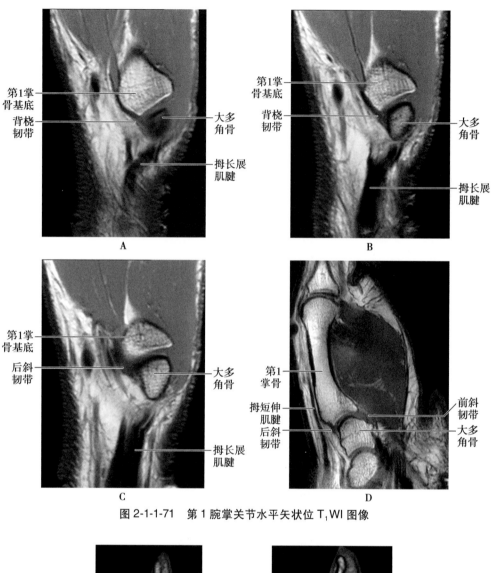

图 2-1-1-71　第 1 腕掌关节水平矢状位 T$_1$WI 图像

图 2-1-1-72　拇指掌指关节和指间关节水平 T$_1$WI 图像

（三）冠状位

1. 第 2~5 指冠状位 MR 解剖（图 2-1-1-73、图 2-1-1-74）。

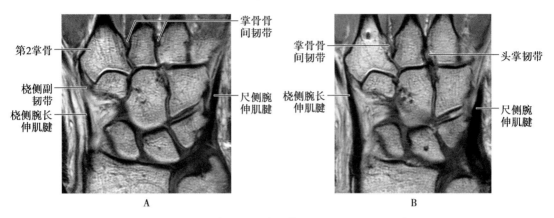

图 2-1-1-73 第 2~5 腕掌关节水平冠状位 T₁WI 图像

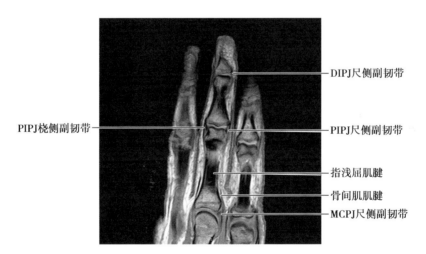

图 2-1-1-74 中指 MCRJ、PIPJ、DIPJ 水平冠状位 T₁WI 图像

MCPJ（metacarpophalangeal joint，MCPJ）：掌指关节；PIPJ（proximal inter-phalangeal joint，PIPJ）：近节指间关节；DIPJ（distal interphalangeal joint，DIPJ）：远节指间关节

2. 拇指冠状位 MR 解剖（图 2-1-1-75、图 2-1-1-76）。

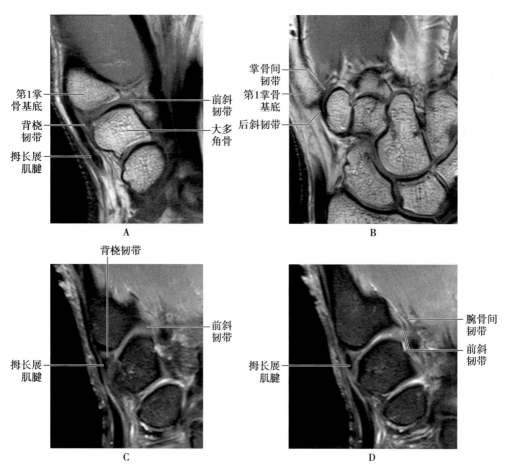

图 2-1-1-75 第 1 腕掌关节水平冠状位 T₁WI 图像

A、B 为 T₁WI 序列，C、D 为 PD-FS 序列局部放大图像，显示第 1 腕掌关节背桡韧带、前斜韧带、腕骨间韧带。拇长展肌腱对背桡韧带有加强作用

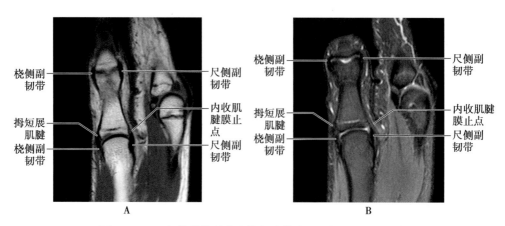

图 2-1-1-76 拇指掌指关节和指间关节水平冠状位 T₁WI 图像

（宫丽华　李文婷　王乃利　白荣杰）

第二节 手及手指影像学检查方法

手和手指创伤和运动损伤在临床上很常见,常用的检查方法包括 X 线片、CT、MRI 和超声检查。

X 线片为手外伤首选检查方法,主要目的是明确是否存在骨折与脱位。但对于隐匿骨折及关节周围附着的软组织结构无法观察,所以,要明确是否存在隐匿骨折或软组织损伤,尤其是肌腱韧带损伤时,只能选择其他检查方法。

CT 和于 X 线检查类似,用于显示骨折和脱位,其优势在于对复杂解剖结构显示更为清楚,且可显示细微、隐匿骨折,但对于骨及关节周围的软组织对比仍较差,虽然近年来 CT 技术明显进步,出现了能谱分析和双能量技术,可以对于软组织结构进行补充,但诊断价值上还是不高,新技术可以重建出较为粗大的肌腱,但是对于手指部微小的纤维肌腱来说,还不能实现精确或精细展示,很难显示手指伸肌腱的解剖结构,诊断价值有限。

超声检查可直接观察手指伸肌的解剖结构,能提供重要的病变信息,检查方法简单、快速、经济。超声检查可以动态观察病变,检查时患者可变动体位,超声检查耗时较少,设备便携,更利于运用到急诊当中。当患者手指内有金属异物或空间幽闭症时,超声不失为一种良好的补充性检查方法。但是超声检查也存在较高的漏诊或误诊率,而且操作过程往往受到人为因素的干扰,主观判断较多,重复性不高,需要经验丰富的超声科医生操作,才能得出正确的诊断。

手指肌腱韧带损伤是常见的外伤性病变。MRI 检查具有良好的软组织分辨率和多参数成像的特点,配合使用手指专用线圈,能够提供手指肌腱、韧带等软组织高分辨率的形态学信息,对病变早期发现、早期诊断以及预后具有重要的临床价值。MRI 对手指骨质微细结构的早期发现不如 X 线及 CT 敏感。但是 MRI 具有良好的软组织分辨率,可以根据多参数多平面成像,MRI 可对肌腱韧带的正常解剖及损伤做出非常敏感而准确的诊断,对韧带撕裂、损伤的数量及范围、韧带回缩的程度及是否伴有骨折和软组织损伤等,可做出精确的诊断。

一、X 线检查

X 线检查主要是明确骨质改变和关节对位情况,是首选的影像学检查方法。常用的检查体位包括手(掌骨)后前位、手(掌骨)侧位、手(掌骨)斜位和拇指前后位、拇指侧位、手指(除拇指)后前位及示指侧位、中指侧位、环指侧位、小指侧位。主要是明确是否存在手和手指骨质改变、关节对位、关节炎、发育畸形、肿瘤等病变。

(一)检查前准备

认真核对患者姓名、性别、年龄,明确检查目的和检查部位。去除手和手指可拆卸外物,嘱咐患者保持体位;做好患者局部 X 线的防护,如性腺、甲状腺;陪伴儿童检查的家属也应防护。

(二)检查技术

参数如表 2-1-2-1 所示。

表 2-1-2-1　手 X 线常规体位摄片条件

	中心线	焦片距/cm	照射野	电压/kV	电流×曝光时间/mAs
手（掌骨）后前位	对准第 3 掌骨头，与探测器垂直	100~120	对准手和腕的四周外缘	60±6	4.5
手（掌骨）侧位	对准第 2 掌骨头，与探测器垂直	100~120	对准手和腕的四周外缘	64±6	6.3
手（掌骨）斜位	对准第 3 掌骨头，与探测器垂直	100~120	对准手和腕的四周外缘	60±6	3.2
拇指前后位	对准拇指掌指关节，与探测器垂直	100~120	对准被检拇指的四周外缘	60±6	4.5
拇指侧位	对准拇指掌指关节，与探测器垂直	100~120	对准被检拇指的四周外缘	60±6	4.5
手指（除拇指外）后前位	对准患指的近节指间关节，与探测器垂直	100~120	对准手的四周外缘	60±6	4.5
手指（除拇指外）侧位	对准患指的近节指间关节，与探测器垂直	100~120	对准患指的四周外缘	60±6	4.5

1. 手（掌骨）后前位

（1）体位说明：患者坐于检查床旁，肘部屈曲约 90°，掌心向下紧靠探测器，将第 3 掌骨头放于探测器中心，各手指稍微分开。

（2）图像质量控制：此位置显示所有掌骨、指骨、腕骨、尺骨和桡骨下端的后前位影像，第 3 掌指关节位于照片正中，5 个指骨以适当间隔呈分离状显示。第 2~5 掌骨、指骨呈正位，拇指呈斜位影像。掌骨至指骨远端，骨纹理清晰可见，并能呈现出软组织层次。（图 2-1-2-1）

2. 手（掌骨）侧位

（1）体位说明：患者坐于检查床旁，肘部屈曲约 90°，小指和第 5 掌骨紧靠探测器，使手掌与探测器垂直，拇指前伸。

（2）图像质量控制：此位置显示手、手腕及前臂远端约 3cm 范围内的影像。第 2~5 掌骨重叠，呈侧位显示，拇指与其分离，呈正位显示。第 2~5 指掌指关节位于图片正中。全部掌、指骨骨纹理清楚，软组织层次可辨。（图 2-1-2-2）

3. 手（掌骨）斜位（掌下斜位）

（1）体位说明：患者坐于检查床旁，肘部屈曲约 90°，掌心向下紧靠探测器，将第 3

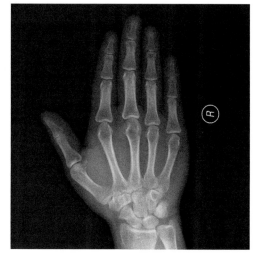

图 2-1-2-1　手（掌骨）后前位 X 线标准图像

掌骨头放于探测器中心。然后手外旋,手掌和探测器呈约45°,各手指均匀分开,稍弯曲。

（2）图像质量控制:此位置显示手部各骨的斜位影像。第2~4掌骨互相分开,第4掌骨和第5掌骨可能稍有重叠。第3掌指关节位于图片正中。全部掌、指骨骨纹理清楚,软组织层次可辨。（图2-1-2-3）

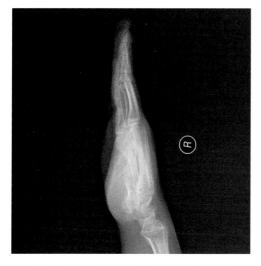

图2-1-2-2　手(掌骨)侧位X线标准图像

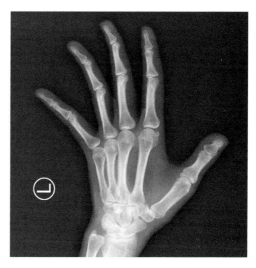

图2-1-2-3　手(掌骨)斜位(掌下斜位)X线标准图像

4. 拇指前后位

（1）体位说明:患者坐于检查床旁,前臂伸直,手和前臂极度内旋,使拇指背面紧贴探测器。其他四指伸直,也可用对侧手将其扳住,避免与拇指重叠。

（2）图像质量控制:此位置显示拇指指骨和第1掌骨的前后位影像,但腕掌关节常被遮蔽,显示不清。（图2-1-2-4）

5. 拇指侧位

（1）体位说明:患者坐于检查床旁,前臂伸直,拇指外侧缘紧靠探测器,拇指背面与探测器垂直,其余四指握拳,可以支持手掌,避免抖动。

（2）图像质量控制:此位置侧位显示拇指指骨和第1掌骨、大多角骨(有重叠)及其相关关节。指间关节和掌指关节应开放。（图2-1-2-5）

6. 手指(除拇指外)后前位

（1）体位说明:患者坐于检查床旁,肘部屈曲约90°。掌心向下,手掌紧靠探测器,近节指间关节放于探测器中心。

（2）图像质量控制:此位置显示近、中、远节指骨和掌骨、腕骨及前臂远端3cm范围内的后前位影像。（图2-1-2-6）

7. 手指(除拇指外)侧位

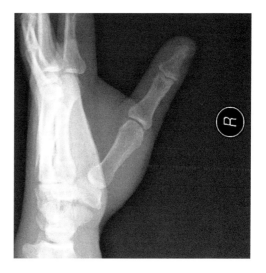

图2-1-2-4　拇指前后位X线标准图像

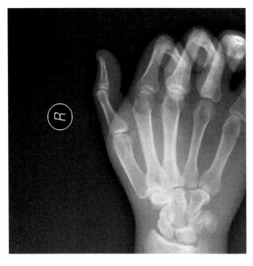

图 2-1-2-5　拇指侧位 X 线标准图像

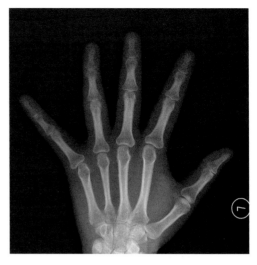

图 2-1-2-6　手指（除拇指外）后前位 X 线标准图像

（1）体位说明：患者坐于检查床旁，前臂伸直，手部和腕部呈侧位，小指和第 5 掌骨尺侧紧靠探测器。患指伸直，其余四指握拳，以免重叠。中指、环指不易伸直，可用木棒或棉垫顶住指尖，使中指、环指尽量伸直。

（2）图像质量控制：此位置显示示指、中指、环指、小指的近节、中节、远节指骨及掌骨远端的侧位图像。（图 2-1-2-7）

二、CT 检查

多排探测器 CT 成像速度快，并且可以进行多平面重建、曲面重建和三维重建，可以提高对复杂性骨折、X 线难以显示的细微骨折的检出，对骨折和关节移位情况的显示也更为直观，但是对韧带、肌腱、软骨等软组织结构损伤的诊断价值有限。

（一）检查前准备

认真核对患者姓名、性别、年龄，明确检查目的和检查部位。去除手部可拆卸外物（如夹板、石膏、支具等外固定物及手表、手环、戒指等饰品），嘱咐患者保持体位；做好患者局部 X 线的防护，如性腺、甲状腺；陪伴儿童检查的家属也应防护。

（二）检查体位

患者俯卧于检查床上，身体置于床面中间，前臂向前伸直、掌心向下，头先进。

（三）检查技术

1. 检查方位　后前位定位片进行横断面连续扫描。

2. 扫描范围　视临床要求及病变范围而定，常规扫描范围包括腕关节至指尖。

3. 层厚、层间距　一般采用螺旋采集，根据临床需要层厚 1~6mm，采用 5mm 容积扫描，矩阵 256×256，如需 2D 或 3D 重建，层厚一般为 1~2mm，重建层厚可适当重叠。

4. kV、mAs 等　电压 120kV，50mA 左右，一般机器可自动选择（Care kV、Care Dose），有助于减少辐射剂量。

（四）图像重建/重组方法

1. 重建算法　软组织标准算法及骨算法重建。

2. 重建方法　多平面重建（MPR）、骨三维容积再现重建（VR）、最大密度投影（MIP）；

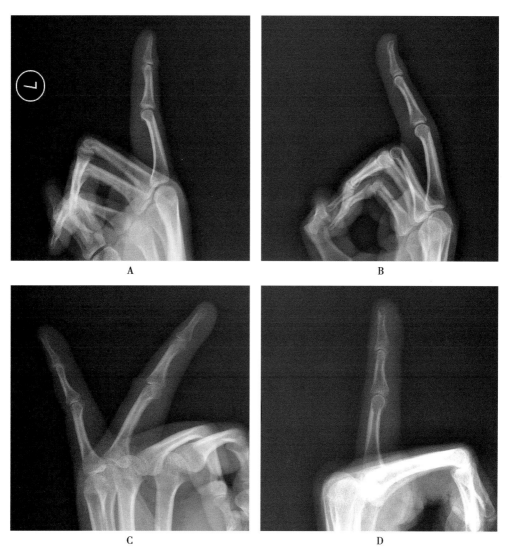

图 2-1-2-7　手指(除拇指外)侧位 X 线标准图像

A. 示指侧位 X 线标准图像;B. 中指侧位 X 线标准图像;C. 环指、小指侧位 X 线标准图像;D. 小指侧位 X 线标准图像

重建轴位应垂直于患指(指骨或掌骨),并应将患指图像尽量放大(图 2-1-2-8);重建的矢状面平行于患指并垂直于掌指关节(图 2-1-2-9),冠状面平行于掌指关节(图 2-1-2-10)。3D 图像需要 360°采集,一般间隔 10°重建 36 幅。

(五)图像质量要求

1. 窗宽、窗位　常规骨窗及软组织窗图像,软组织窗:窗宽 300～500HU,窗位 40～60HU;骨窗:窗宽 1 000～1 500HU,窗位 250～450HU。有时根据局部病变与组织结构的实际情况可选择合适的调窗技术。

2. 显示结构和内容基本要求　清晰显示正常腕关节的骨解剖及周边软组织,没有运动伪影。

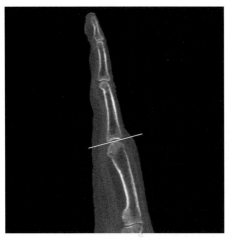
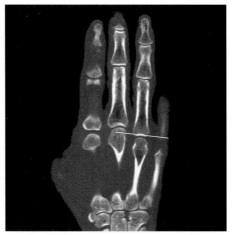

图 2-1-2-8 CT 轴位重建定位线

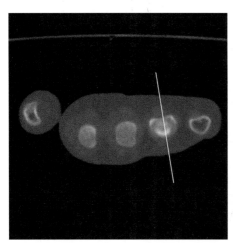
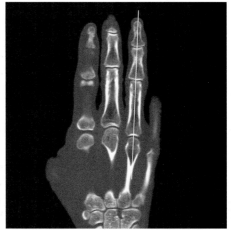

图 2-1-2-9 CT 矢状位重建定位线

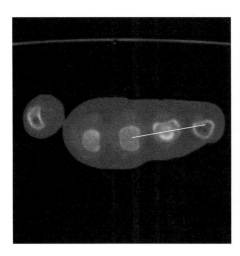
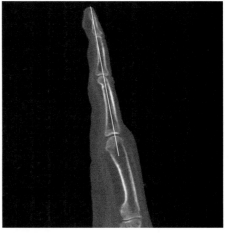

图 2-1-2-10 CT 冠状位重建定位线

三、超声

超声检查具有价廉、便携、可实时动态检查且没有电离辐射的优点。超声是诊断手部关节和软组织病变常用的检查方法,特别是对滑膜炎、腱鞘炎、扳机指、肌腱断裂和其他肌腱疾病、关节炎、尺侧副韧带损伤显示较好。

进行手部超声检查时,患者应将手掌和手指平放于检查台,手指伸直、分开,手腕自然平伸。

使用高频线阵探头检查肌腱时,需要将探头直接垂直置于每条肌腱表面,沿横断面及肌腱长轴评价每条肌腱。值得注意的是,超声检查肌腱时,探头需与肌腱垂直,否则会由于反射声波发散导致各向异性,从而造成误诊。发现异常时,应在纵向-肌腱长轴方向进行检查,有利于对肌腱止点、运动动态运动和肌腱形态进行检查。

在检查掌指关节矢状束时,应在掌指关节屈曲和背伸时进行检查,以便更好地观察矢状束的形态及损伤情况。

拇长伸肌腱在远节指骨基底部的止点有着与其他手指相似的伸肌腱帽结构。应在纵向-手指长轴方向对拇指掌指关节尺侧副韧带进行检查。拇指内收肌腱膜覆盖于尺侧副韧带之上,表现为尺侧副韧带上的薄层高回声带。指间关节屈曲有助于对内收肌腱膜的显示。在检查时,拇指内收肌会压迫尺侧副韧带,造成拇指掌指关节尺侧间隙增宽。

手指滑车系统中,A1 滑车最为重要,应予以重点检查。A1、A3、A5 滑车在掌指关节、近节指间关节、远节指间关节显示为覆盖于屈肌腱的环形高回声。A1 滑车最厚,但厚度应小于 0.5mm。A2 滑车最长,且最坚固。在远节指骨基底部,滑车与掌板互相融合。在动态观察时,屈肌腱应在滑车下顺滑、无阻力的滑动,滑动式滑车应无形态改变。在怀疑屈肌腱"弓弦样"畸形时,应嘱患者指间关节弯曲,并对抗阻力发力,以便更容易地显示屈肌腱抬起的情况,此征象提示 A2 或 A4 滑车损伤。

对掌指关节和指间关节的检查,应在掌侧、背侧和有症状的尺侧、桡侧方向进行检查。在掌侧应检查关节囊近端隐窝、低回声的关节软骨、关节间隙、骨骼边缘、伸肌腱和矢状束。在掌侧应检查关节囊近端隐窝、掌板、低回声的关节软骨、关节间隙、骨骼边缘、屈肌腱和滑车。在桡侧或尺侧应检查对应的侧副韧带。主要侧副韧带与关节长轴方向一致,在屈曲时拉伸;附属侧副韧带由关节背侧至掌侧斜行走行,掌侧与掌板融合,在关节背伸时拉伸。除拇指、示指桡侧、小指尺侧掌指关节,超声对掌指关节的观察十分有限。

四、MRI 检查

MRI 检查具有较好的软组织分辨率,并且可以多平面重建,已成为腕关节运动损伤主要的检查方法。高分辨 MRI 不仅可以显示软组织结构包括韧带、TFCC、肌腱及神经血管的异常,还可以显示隐匿性骨折、早期骨病变的骨髓改变。

(一) 检查前准备

对于有心脏起搏器、动脉夹、人工耳蜗、置入性药泵等体内铁磁性植入物或电子设备的患者有禁忌,但有些器械生产厂家产品说明书上明确器械植入物可以安全进行 MRI 检查(注意场强大小)。MRI 检查对于妊娠 3 个月内的孕妇及胎儿的影响还未完全了解,但须注意可能存在的生物效应,综合临床权衡风险与获益。

去除随身携带及可拆卸的金属外物、磁卡、手表、手机等,特别是手部所佩戴的戒指、手环、手表等饰物,使用耳机或耳塞降低检查噪音,使用合适垫子使患者保持舒适体位。告知患者较长时间检查可能,幽闭恐惧症患者需要特别对待,必要时放弃,检查中要不时通过监测器观察患者状态。

（二）检查技术

1. 线圈　首选手指显微线圈,也可选用腕关节线圈、头线圈等小孔径固定线圈。

2. 体位　患者俯卧位,手指尽量伸直、掌心向下,头先进。

3. 成像方位及范围　手部 MRI 检查常规包括冠状位、矢状位及横轴位,冠状位定位线在横轴面平行于掌指关节,矢状位定位线在横轴面垂直于掌指关节关节,横轴位定位线在矢状面垂直于患指长轴;在怀疑有拇指尺侧副韧带损伤时,可加做斜冠状位扫描。（图 2-1-2-11～图 2-1-2-17）

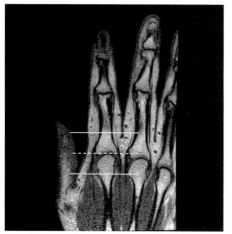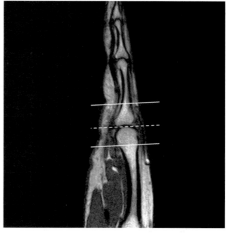

图 2-1-2-11　第 2～5 指 MRI 轴位扫描定位线（以示指掌指关节为例）

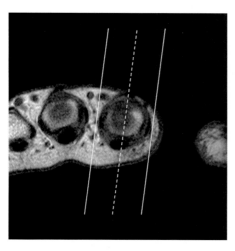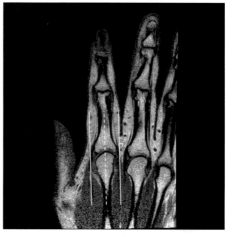

图 2-1-2-12　第 2～5 指 MRI 矢状位扫描定位线

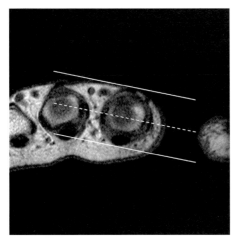
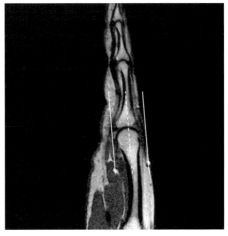

图 2-1-2-13 第 2~5 指 MRI 冠状位扫描定位线

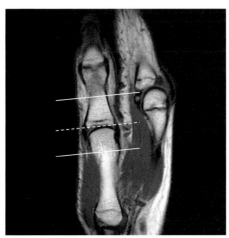
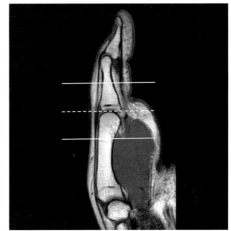

图 2-1-2-14 拇指 MRI 轴位扫描定位线

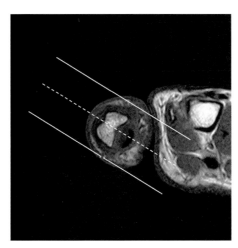
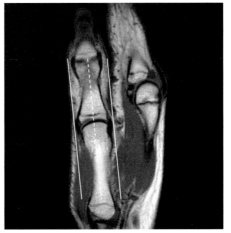

图 2-1-2-15 拇指 MRI 矢状位扫描定位线

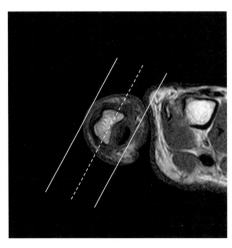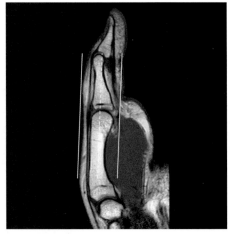

图 2-1-2-16　拇指 MRI 冠状位扫描定位线

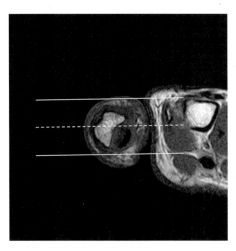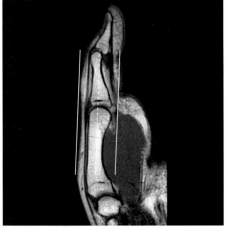

图 2-1-2-17　拇指 MRI 斜冠状位扫描定位线

4. 序列及参数　手指 MRI 检查常规序列及具体参数见表 2-1-2-2,实际应用中可根据 MRI 机器及实际情况在一定范围内优化变动。

表 2-1-2-2　手指 MRI 检查常规序列及推荐参数

序列	TR/ms	TE/ms	FOV/mm	层厚/mm	层间距/mm	激励次数	矩阵	压脂
冠状位 PD-FS	2 500	35	90×90	2~3	0.2	2~4	256×256	FS
矢状位 PD-FS	2 600	35	90×90	2~3	0.2	2~4	256×256	FS
轴位 PD-FS	2 600	35	80×80	2~3	0.2	2~4	256×256	FS
冠状位 T_1WI	326	15	90×90	2~3	0.2	2~4	256×256	无

5. 图像质量控制　清晰显示正常手部的骨及韧带、肌腱的软组织结构,没有运动伪影。

（李亚雄　殷玉明）

第三节 手及手指影像读片项目列表

手和手指损伤最常用的检查方法包括 X 线、CT 和 MRI 检查,而 X 线和 CT 侧重观察骨质结构、关节对位情况等,MRI 则是对手部软组织结构和早期的骨质改变等显示最佳,因此,MRI 现已广泛应用于手和手指的创伤和运动损伤的诊断中,尤其是在韧带肌腱等细微解剖结构损伤的早期发现、早期诊断和治疗后的随访中,具有重要的临床应用价值。

一、X 线

(一)关节

在标准后前位和侧位 X 线片上,掌骨和各指指骨应位于同一条直线上,各关节间隙均匀,对位正常,关节面无骨质破坏。在一些慢性肌腱损伤的患者,容易出现一些畸形,如"天鹅颈"畸形、"钮孔样"畸形等。应警惕常见的累及手指关节的病变,如类风湿性关节炎等。

(二)骨

应注意观察 10 块掌骨、18 块指骨的形态是否正常,边缘是否光整,是否存在骨皮质的不连续,关节面是否存在硬化,关节面下有无囊变;片内所示的桡骨远端、尺骨远端是否存在骨质异常。第 5 掌骨远端骨折在临床上较为常见,在常规后前位不易观察,如怀疑此处骨折,应常规拍摄斜位 X 线片。应熟悉常见的累及掌骨、腕骨的骨肿瘤病变,如内生软骨瘤等。

(三)软组织

是否存在软组织肿胀,掌骨周围正常的脂肪垫或脂肪线是否发生移位、模糊、消失。

二、CT

CT 与 X 线观察项目相似,可以进行多平面重建,检测骨质的细微改变以及软组织的改变。

(一)关节

掌骨、指骨对位是否正常、是否有掌侧、背侧或尺侧、桡侧脱位,关节间隙是否存在增宽或狭窄,是否存在掌指关节、指间关节畸形;有无关节积液。

(二)骨

包括掌骨 10 块、指骨 18 块,各骨的形态是否正常,边缘是否光整,是否存在骨皮质的不连续,是否有异常密度增高,关节面是否光滑,关节面下有无囊变;片内所示的腕骨及尺桡骨远端是否存在骨质异常。

(三)软组织

是否存在软组织肿胀、密度改变。

三、超声

肌腱需在纵轴位和横轴位评价,由于正常肌腱由成束的 I 型胶原组成,且方向主要与长轴方向平行,因此在肌腱纵轴位表现为多条平行线状回声,横轴位呈多发点状回声。

在检查掌指关节矢状束时,应在掌指关节屈曲和背伸时进行检查,以便更好地观察矢状束的形态及损伤情况。

手指滑车显示为覆盖于屈肌腱的环形高回声。在动态观察时,屈肌腱应在滑车下顺滑、无阻力的滑动,滑动式滑车应无形态改变。

对掌指关节和指间关节的检查,在掌侧应检查关节囊近端隐窝、低回声的关节软骨、关节间隙、骨骼边缘、伸肌腱和矢状束。在掌侧应检查关节囊近端隐窝、掌板、低回声的关节软骨、关节间隙、骨骼边缘、屈肌腱和滑车。在桡侧或尺侧应检查对应的侧副韧带。

四、MRI

当 X 线或 CT 不能确定病变、显示不清或怀疑存在韧带、肌腱损伤时,可行 MRI 检查,重点观察掌指关节、近端指间关节、远端指间关节对位情况,骨质改变,韧带结构,屈肌腱和伸肌腱,以及掌板、矢状束、滑车等结构。这些结构虽有各自最佳显示平面,但往往需要结合三个扫描方位及连续多层面观察以综合评估。

(一) 骨与关节

观察远端掌指关节、近端指间关节、远端指间关节以及腕掌关节的对位是否发生异常,骨质信号是否存在异常,是否存在骨髓水肿、隐匿性骨折、骨质硬化、囊变等改变。

(二) 侧韧带

尺侧副韧带起始于第 1 掌骨背侧结节,倾斜走行至第 1 掌骨掌侧远端并插入近节指骨基底部。桡侧副韧带从背侧起始于掌骨头,斜行由掌侧插入近节指骨的远端结节。尺侧副韧带的稳固主要依靠内收肌腱膜,内收肌腱膜覆盖在尺侧副韧带表面,从背侧连接伸肌腱帽。正常尺侧副韧带表现为较厚的均匀带状低信号,厚度为 2.0mm,而内收肌腱膜则呈较薄的低信号区。T_1WI 和 PD-FS 序列的冠状位显示尺侧副韧带最清楚。正常桡侧副韧带则表现为相较尺侧稍薄的均匀条状带低信号,其厚度为 1.5mm。

(三) 掌板

掌板(volar plate)是位于掌指关节、近节指间关节、远节指间关节,近似四边形的致密纤维结构,远端为纤维软骨成分,近端为膜性成分,较薄且较有弹性。在 MR 图像上,掌板在矢状位观察最佳,表现为条形或略呈三角形的低信号,远端相对较厚为纤维成分,近端较薄为膜性成分。掌板膜性成分的近端与掌骨或指骨的掌侧骨膜互相融合,近端掌指关节水平掌板两侧延伸形成"缰绳韧带",这两个结构在 MR 图像上不易观察。

(四) 肌腱及附属结构

1. 伸肌总腱和矢状束、中央束、末端腱　在不同的关节水平,伸肌腱的结构及影像表现有所不同。掌指关节水平,正常伸肌总腱行走在掌指关节背侧时形成伸肌腱帽。在 MR 图像上,伸肌总腱本身表现为掌指关节背侧连续走行的条状低信号,在轴位、矢状位显示最佳,伸肌腱帽表现为菲薄的带状低信号,在轴位显示最佳。近节指间关节水平,中央束近端起于伸肌总腱,远端止于中节指骨背侧基底部,在 MR 图像上表现为走行在近节指骨背侧的细条带状低信号影,在矢状位显示最好;远节指间关节水平,末端腱由联合腱汇合而成,起于中节指骨远端,止于远节指骨背侧基底部。末端腱止点 MR 图像表现为低信号结构,在远节指间关节矢状位显示最佳。

矢状束是掌指关节的特有稳定结构,可分为桡侧束和尺侧束,在掌指关节水平起到固定、稳定伸肌腱的作用,MR 图像表现为条带状低信号,在轴位显示最佳。

2. 指深屈肌腱和指浅屈肌腱　每根手指都包括两条伸肌腱:指浅屈肌腱(the flexor digitorum superficialis,FDS)和指深屈肌腱(the flexor digitorum profundus,FDP)。指浅屈肌腱止于中节指骨的中部,主要功能为屈曲近节指间关节。指浅屈肌腱在掌骨远端水平分成两束,在近节指间关节水平,这两束交叉合并,其间形成一环状裂孔容纳指深屈肌腱穿行,然后指浅屈肌腱的这两束分别插入中节指骨中部的侧缘,其间的环状孔隙叫做腱裂孔。指深屈肌腱穿出腱裂孔后走行于指浅屈肌腱掌侧,止于远节指骨基底部掌侧。指深屈肌腱的功能主要为屈曲远节指间关节,同时也可以屈曲掌指关节的活动和近节指间关节的活动。由于手指肌腱本身多层平行排列的肌纤维结构和肌腱含水分极少,因此,正常手指指深屈肌腱和指浅屈肌腱在 MRI 各个序列上都表现为均匀一致的低信号。

3. 滑车系统　滑车为局部增厚的屈肌腱鞘结构,由 5 个环形滑车(A1~A5)和 3 个十字形滑车(C1~C3)组成。手指屈肌环状滑车在矢状位上表现为局部增厚的低信号结构,轴位图像可以直观地看到滑车插入到骨端,因此最易显示环状滑车。

(五) 腕掌关节韧带

背侧腕掌关节韧带较厚,位于腕掌关节背侧,连接远排腕骨和掌骨基底部,可在矢状 MR 图像进行观察。掌侧腕掌关节韧带位于腕掌关节掌侧,与背侧腕掌关节韧带对称排列,掌侧腕掌关节韧带较薄,与关节囊融为一体,MR 图像不能显示。

豆掌韧带为一细长纤维结构,在所有序列均呈低信号,起自豆状骨,穿过钩骨钩尺侧凹陷,止于第 4、5 掌骨基底部,在轴位 MR 图像钩骨钩水平可以很方便地找到该结构。

腕掌关节桡侧副韧带起自大多角骨的背侧,止于第 2 掌骨桡背侧,约桡侧腕长伸肌腱止点近端 3mm 处。尺侧副韧带起自钩骨背侧,止于第 5 掌骨尺背侧,约尺侧腕伸肌腱止点近端 2mm 处。头掌韧带起源于头状骨远端尺侧,止于第三掌骨基底部。腕掌关节桡侧副韧带、尺侧副韧带、头掌韧带在 MR 图像上不易辨认,在 MR 关节造影图像中可辨别韧带的一部分,在造影剂的衬托下,呈线状低信号。

背侧和掌侧掌骨间韧带分别位于掌骨基底部的背侧和掌侧,在轴位 MR 图像上表现为连接掌骨基底部之间的线状低信号,掌侧略厚,背侧略薄。骨间掌骨间韧带呈“V”形走行于掌骨之间,与腕掌关节垂直分布,因此在轴位 MR 图像观察最佳,呈线状低信号,有时可呈较宽、较松散的线状低信号。

拇指的腕掌关节韧带,对关节其稳定作用的主要有 4 条,即前斜韧带、后斜韧带、背桡韧带和掌骨间韧带。前斜韧带起源于大多角骨的掌侧结节,矢向走行连接第 1 掌骨的掌骨喙突,以对角线的形式由近桡侧跨过拇指腕掌关节至远尺侧;后斜韧带由大多角骨背侧结节起源,斜行至第 1 掌骨基底部背桡侧结节;背桡韧带起源于人多角骨背侧结节,冠向走行连接第 1 掌骨基底部;掌骨间韧带起源于第 2 掌骨桡侧基底部,横向走行,连接第 1 掌骨尺侧基底部。这 4 条韧带在 MR 图像上均表现为连续的线状低信号,前斜韧带、背桡韧带和掌骨间韧带在冠状位显示较好,后斜韧带在矢状位观察最佳。

(钱占华　袁慧书)

第四节　临　床　查　体

临床查体是手部疾病准确诊断的重要依据。全面系统的查体需要遵循一定的顺序。手部的体格检查分为八个部分，包括视诊、触诊、活动度检查（主动/被动）、关节稳定性评估、肌肉和肌腱评估、屈肌（内在/外在）和伸肌（内在/外在）的评估、神经评估、血管评估。此外，部分手部病损还具有一些特征性的检查。

一、视诊

视诊的检查内容包括：皮肤颜色、畸形、肌肉萎缩、营养变化（出汗、毛发生长）、肿胀、伤口，以及瘢痕。检查时需要双侧进行对比。

皮肤感染时，表现为局部红肿。肢体动脉血供不足时，皮肤颜色苍白；而回流受阻时，皮肤颜色暗紫。创伤造成的皮下血肿，早期表现为紫色或蓝色斑块，逐渐呈现绿色，之后表现为黄色。有些皮肤的色素肿瘤会在皮肤上产生黑斑或在甲床上产生黑线。

畸形检查包括观察手指异常的成角和旋转。掌、指骨骨折可以表现为手指成角和旋转畸形。成角畸形相对容易判断，存在旋转畸形时，患者握拳可以观察到手指的交叉畸形。除了创伤，其他导致畸形的问题包括骨关节炎和软组织炎症。骨关节炎、类风湿关节炎、银屑病关节炎、狼疮和硬皮病等均可以造成骨关节的变形。此外，肿瘤的包块也能够产生畸形。

通过仔细检查手部可以发现肌肉萎缩。广泛的肌肉萎缩提示肢体废用，而某些肌肉群的萎缩可能是特定的神经疾患。例如，严重的腕管综合征可以出现大鱼际肌萎缩。肘管综合征导致骨间肌萎缩，严重者出现掌骨间显著凹陷。局部注射类固醇可引起局部皮下脂肪萎缩。

手的营养变化代表植物神经系统的异常。毛发过度生长或出汗量改变（通常增加）是常见的表现。

肿胀多见于疾病或创伤，需要两侧肢体进行比较来确定。局部肿胀是近期外伤或炎症的可靠线索。弥漫性肿胀可能由感染引起。肢体广泛肿胀提示淋巴或静脉阻塞。前臂的绷带或石膏也容易造成手指肿胀。手背部皮下组织疏松，可以容纳较多体液，因此即便创伤或感染位于手掌侧，也是手背部首先出现肿胀。

视诊时应注意手部伤口的长度和方向。神经、动脉或肌腱的损伤可以根据伤口的位置来初步判断。第4或第5掌指关节背侧的短斜型创口常由拳击伤引起。腕掌侧的横行切割伤可能导致桡动脉、尺动脉、正中神经、尺神经和屈侧肌腱的损伤。对伤口的检查还应包括是否存在点状刺伤或片状擦伤，这可能是造成局部感染的原因。

二、触诊

触诊主要用于检查以下异常，包括：包块、温度异常、压痛、捻发音、咔嗒声或弹响，以及关节积液。

肿物或感染表现为局部包块或肿胀，可以通过触诊明确。此外，触诊还可以发现肿大的淋巴结。皮温的异常可能由感染、炎症或血管疾患导致。触诊对于外伤的诊断非常重要，用指端按压腕和手部检查压痛点是明确损伤部位的重要手段。指屈肌腱腱鞘炎的患者手指屈伸时,在掌指关节掌侧水平,可以触及弹响和压痛。

三、活动度检查

活动度包括被动和主动活动度,二者都需要进行记录。被动运动是指握住患者的手指或手腕,在患者没有进行任何肌肉收缩的情况下进行的关节活动。主动运动是指受试者的肌肉主动收缩产生的运动。被动活动度能够提供由于骨骼伤病或软组织挛缩导致关节异常的信息。主动活动度能够提供有关肌腱连续性、神经功能和肌肉力量的信息。各手指关节均行独立检测,除了被动和主动的活动范围,还要注意观察运动是否会引起疼痛和关节不稳定。

四、关节稳定性评估

关节稳定性测试,检查者用双手握住关节的近端和远端,然后被动地活动关节,对稳定关节的韧带施加应力。关节的稳定性检查应在手指关节分别处于屈曲和伸直位时进行,当关节处于不同的位置时,关节的稳定性存在差异。例如,掌指关节的侧副韧带在屈曲时张力更高,因此关节被动屈曲时韧带紧张,该体位能够更准确地反映韧带的强度。拇指常见的韧带损伤是掌指关节尺侧侧副韧带损伤(猎场看守者拇指),当侧副韧带应力试验(侧方开口试验)阳性时,可以明确诊断。

腕关节稳定性的检查非常重要。腕骨间韧带损伤后,造成的腕关节不稳定常导致异常的应力负荷分布,最终进展为关节炎。腕骨间的剪切应力试验和一些特殊的稳定性检查试验,有助于明确诊断。

五、肌肉和肌腱评估

手和腕部的肌肉和肌腱运动单元可以分为手内在肌和手外在肌。肌肉的起点和止点均位于手部的肌肉,称为手内在肌;肌肉和肌腱单元的起点和止点分别位于前臂和手的肌肉,称为手外在肌,其中屈曲手指的外在肌为手外在屈肌,伸直手指的外在肌为手外在伸肌。评估时,需要对单个肌肉和肌腱进行详细的检查和评估。对肌肉和肌腱的评估应包括肌腱的完整性和肌肉的力量,其中肌肉的力量按照肌力分级进行测量。

六、屈肌和伸肌的评估

1. 手外在屈肌　拇长屈肌腱止于拇指远端指骨掌侧的基部,通过拇指指间关节的主动屈曲来进行检查。指深屈肌腱分别止于 2~5 指远节指骨基底的掌侧,通过主动屈曲手指的远侧指间关节来进行检查。指浅屈肌腱止于 2~5 指中节指骨基底的掌侧,检查时,其他手指固定于伸直位,主动屈曲检查手指的近侧指间关节。尺侧腕屈肌和桡侧腕屈肌检查时,嘱受试者主动屈曲腕关节,然后触摸相应的肌腱或肌肉收缩。

2. 手外在伸肌　手外在伸肌的肌腱走行于腕关节背侧的伸肌支持带深面,共构成 6 个腕背侧间室,从桡侧至尺侧依次排列。

(1) 第一腕背间室:包括拇长展肌(APL)和拇短伸肌(EPB)的肌腱,前者止于第 1 掌骨基底的背侧,后者止于拇指近节指骨基底的背侧。嘱受试者主动外展拇指,检查者可以触及腕桡侧绷紧的肌腱。

（2）第二腕背间室:包括桡侧腕长伸肌（ECRL）和桡侧腕短伸肌（ECRB）的肌腱。二者分别止于第2和第3掌骨基底背侧。嘱受试者握拳,背伸腕关节,检查者可触及腕背侧绷紧的肌腱。

（3）第三腕背间室:拇长伸肌（EPL）腱绕过桡骨的Lister结节,止于拇指远节指骨基底背侧。检查时,受试者手平放在桌面上,主动将拇指抬起离开桌面,可以观察和触及绷起的肌腱。

（4）第四腕背间室:包括指总伸肌（EDC）和指固有伸肌（EIP）肌腱。嘱受试者主动伸直手指,可以通过掌指关节的背伸来评估指总伸肌。嘱受试者屈曲其他手指,仅伸直示指,可以对示指固有伸肌进行评估。

（5）第五腕背间室:该间室内容物为小指固有伸肌腱（EDM）。嘱受试者屈曲其他手指,仅伸直小指,可以对小指固有伸肌进行评估。

（6）第六腕背间室:该间室内容物为尺侧腕伸肌（ECU）腱,该肌腱止于第5掌骨基底的尺背侧。检查时,嘱受试者将腕关节背伸尺偏,可以触及尺骨头远端紧绷的肌腱。

3. 手内在肌　手内在肌包括鱼际肌、拇收肌（AdP）、蚓状肌、骨间肌,以及小鱼际肌。

（1）鱼际肌:鱼际肌是位于第1掌骨掌侧的肌肉,包括拇短展肌（APB）、拇对掌肌（OP）和拇短屈肌（FPB）。这些肌肉使拇指能够完成对掌动作。检查时,嘱受试者将拇指和小指的指端对捏;也可以将手背平放在桌子上,拇指指端垂直桌面,与手掌呈90°来进行评估。鱼际肌通常由正中神经的运动支支配（除拇短屈肌深头外）。

（2）拇收肌:拇收肌位于手掌的深层,由尺神经支配。检查时,嘱受试者拇指和示指对捏来测试拇指内收。当拇收肌无力时,拇指指间关节会屈曲来进行代偿（Froment征）。

（3）骨间肌和蚓状肌:骨间肌和蚓状肌作用于手指,主要作用是屈曲掌指关节和伸直指间关节,同时骨间肌还能够外展和内收手指。尺神经支配掌侧和背侧的骨间肌。夹纸试验是检查骨间肌常用的试验。检查第1背侧骨间肌,嘱受试者桡偏示指,检查虎口背侧的肌肉是否收缩。

（4）小鱼际肌:小鱼际肌包括小指外展肌（ADM）、小指短屈肌（FDM）和小指对掌肌（ODM）。嘱受试者外展小指时,可以触及小鱼际肌的收缩,并可见小鱼际部位皮肤的凹陷。

七、神经评估

周围神经需要检查运动和感觉功能。手部的运动功能需要评估桡神经、正中神经和尺神经。伸直拇指指间关节是检查桡神经运动功能的可靠方式。拇指掌侧外展用于检查正中神经返支功能,拇指指间关节和示指远侧指间关节的屈曲（OK征）试验用于检查正中神经骨间前支。受试者交叉手指,需要骨间肌收缩,能够评估尺神经的运动功能。除了运动功能外,同时还应测量肌力。

感觉功能检查需要熟悉神经的解剖。桡神经感觉的绝对支配区位于虎口背侧;正中神经感觉的绝对支配区位于拇指和示指的指腹;尺神经感觉的绝对支配区位于小指的指腹。指神经的感觉功能应分别检查每个手指指腹的桡侧和尺侧。

除了常规触觉的检查外,感觉功能评估的手段还包括:静态和动态两点辨别觉检查、Semmes-Weinstein 单丝测试和温度测试等。两点辨别觉检查时,用卡尺的两尖端,纵向在指腹上测量患者能够区分两点的最小距离。

八、血管评估

手和手指的血供通过视诊和触诊来进行评估。动脉供血障碍时表现为相应区域呈白色或浅灰色,静脉回流障碍时表现为充血的紫蓝色。其他的异常表现包括皮温降低和肢体肿胀。此外,毛细血管反流试验也是评估血运的重要手段。压迫指腹或指甲时,局部颜色变浅,解除压迫时,该区域在 2 秒内颜色恢复。毛细血管反流的时间过短为静脉回流障碍,时间过长多为动脉供血不足。

Allen 试验用于检查腕部桡动脉或尺动脉的功能。嘱受试者握拳,排空手部血液,检查者按压腕部的桡动脉和尺动脉。受试者伸直手指,检查者解除对其中一根血管的压迫,如果该血管功能正常,手掌和手指的颜色应该在 2~5 秒内恢复。重复试验,检查另一根血管的功能。若存在尺动脉血栓形成、桡动脉损伤,以及糖尿病造成的血管疾病等,均可能导致 Allen 试验阳性。

九、特殊检查

1. 研磨试验(Grind 试验)　该试验用于检查拇指腕掌关节。检查者分别握持受试者的大多角骨和第 1 掌骨,检查者对第 1 掌骨施加轴向应力(向近端加压),并将第 1 掌骨向左右旋转。阳性表现包括明显的疼痛、摩擦感和掌骨基底向桡背侧半脱位。

2. Finkelstein 试验　该试验用于诊断 DeQuervain 腱鞘炎,即桡骨茎突狭窄性腱鞘炎(拇长展肌和拇短伸肌)。嘱受试者用 2~5 指将拇指握于掌心,检查者将腕关节尺偏,此时拇长展肌腱和拇短伸肌的张力显著增加。如果这些肌腱发炎,患者会报告第一背侧室区域不适。

3. 指深屈肌腱试验　该试验用于检查指深屈肌腱的连续性,每个手指都需要单独测试。检查者将受试者的远侧指间关节和近侧指间关节完全伸直,按压手指中节,嘱受试者主动屈曲远侧指间关节。若远侧指间关节主动屈曲正常,证实该指深屈肌腱完整,肌腹和相应的运动神经功能正常。

4. 指浅屈肌腱试验　该试验用于检查指浅屈肌腱的连续性,每个手指都需要单独测试。受试者手掌向上放置于桌面,手指完全伸直。固定其他手指保持伸直位,排除指深屈肌的干扰。由于指深屈肌为一块肌肉,若其中一根指深屈肌腱被固定,其他的指深屈肌腱也无法滑动。因此,其他手指固定后,仅指浅屈肌能够发挥屈指的作用。嘱受试者屈曲被检查的手指,若近侧指间关节能够正常屈曲,证实该指浅屈肌腱完整,肌腹和相应的运动神经功能正常。

5. Bunnel 手内在肌挛缩试验　该试验用于检测手内在肌是否存在挛缩。若掌指关节伸直时,近侧指间关节不能被动屈曲,而掌指关节屈曲时,近侧指间关节能够被动屈曲,则表明存在手内在肌挛缩。

6. 手外在肌挛缩试验　该试验用于检测手外在肌是否存在挛缩。若掌指关节伸直时,近侧指间关节能够被动屈曲,而掌指关节屈曲时,指间关节被动屈曲明显受限,则指伸肌挛缩或肌腱粘连。

7. 猎场看守人(Gamekeeper)试验 该试验用于检查拇指掌指关节尺侧侧副韧带。检查者固定受试者的第 1 掌骨,另一只手握住受试者的拇指近节。分别在受试者拇指掌指伸直位和屈曲 30°位时,被动桡偏拇指的掌指关节,若存在显著的拇指桡偏,则表明尺侧侧副韧带断裂。

8. 侧方开口试验 该试验用于检查指间关节或掌指关节的侧副韧带损伤。固定关节近端,将关节远端的指骨向侧方偏斜,若成角大于 20°为阳性,表明该侧的侧副韧带完全断裂,关节不稳定。

9. 梅干试验(Prune Test) 该试验用于检查手指的感觉神经功能。将手指置入水中 5~10 分钟。无毛发的皮肤,感觉神经功能正常时,皮肤将起皱;若无皮肤皱褶,则表明感觉神经功能异常。该试验尤其适合儿童或无法正常表述的患者。

10. Tinel 征 检查者用两个手指在患者神经走行的部位进行叩击,若出现向远端放射的过电感或麻痛感,则为 Tinel 征阳性。该检查显示神经的受损部位,或神经在恢复过程中的进展情况。

11. Phalen 试验 该试验用于诊断腕部正中神经卡压。受试者腕关节最大程度屈曲 2 分钟,若出现正中神经分布区域的感觉异常,则为阳性,表明正中神经在腕部存在卡压或损伤。

12. Froment 征 该试验用于诊断尺神经损伤。受试者两只手的拇指指腹和示指中节侧方之间同时捏持一张纸,检查者将纸张抽出,受试者进行对抗。若尺神经功能正常,第 1 背骨间肌和拇收肌能够在拇指指间关节伸直的情况下牢固地夹持纸张。若拇内收肌和第 1 背侧骨间肌肌力不足,则受试者将会屈曲拇指指间关节来进行代偿。Froment 征也被称为 Bunnel"O"型征。

13. Jeanne 征 当尺神经损伤,拇收肌功能障碍时,拇指不能进行正常的拇示指侧捏和指腹对捏。当拇指和示指侧捏和对捏时,受试者表现为拇指掌指关节过伸畸形。

14. Wartenberg 征 该征为尺神经损伤后的特征性表现。嘱受试者手指于伸直位将小指与环指并拢,小指无法完成,并向尺侧偏斜。

15. 阈值试验 Semmes-Weinstein 单丝进行 von-Frey 压力测试,该试验检测单根神经纤维的受体功能。其在确定早期神经损伤方面,较神经分布密度测试(两点辨别觉)更敏感。阈值测试的另一个方式是变幅振动计。

16. 神经分布密度(两点辨别觉) 该检查测试了多个神经纤维支配的重叠受体。指腹正常的两点辨别绝≤6mm。

17. Allen 试验 Allen 试验在手腕上测试,可用于检查手部的尺动脉和桡动脉的血流。Allen 试验也可以用于评估手指指动脉的血供。

(宫丽华 杨勇)

参 考 文 献

1. Adam Greenspan,Javier Beltran. 实用骨科影像学[M]. 白荣杰,殷玉明,娄路馨,等译. 北京:科学出版社,2018.

2. 丁文龙,刘学政.系统解剖学[M].9 版.北京:人民卫生出版社,2018.

3. 白荣杰,钱占华,张慧博,等.手指伸肌和侧韧带正常结构及损伤的 MRI 表现[J].中华放射学杂志,2014, 48(1):13-16.

4. 刘悦,张恒,白荣杰.手指屈肌结构损伤的影像学研究进展[J].中华全科医师杂志,2018,17(2):152-155.

5. 李亚雄,叶薇,白荣杰,等.手指肌腱韧带的磁共振成像技术及临床应用[J].中华医学杂志,2017,97(11): 847-851.

6. 叶薇,白荣杰.手指肌腱韧带损伤的 MRI 研究进展[J].国际医学放射学杂志,2014,37(3):254-257.

7. 叶薇,詹惠荔,白荣杰,等.拇指掌指关节侧韧带正常解剖及损伤的 MRI 表现[J].中华医学杂志,2015,95 (17):1295-1299.

8. 白荣杰,詹惠荔,刘悦,等.手指屈肌结构正常解剖及损伤的磁共振表现[J].中华医学杂志,2017,97(33): 2604-2608.

9. Rong Jie Bai,Hui Bo Zhang,Hui Li Zhan,et al. Sports Injury Related Fingers and Thumb Deformity Due to Tendon or Ligament Rupture[J].Chinese Medical Journal.2018,131(9):1051-1058.

10. Gupta P,Lenchik L,Wuertzer S D,et al. High-Resolution 3-T MRI of the Fingers:Review of Anatomy and Common Tendon and Ligament Injuries[J]. American Journal of Roentgenology,2015,204(3):W314-W323.

11. Sahu A,Pang CL,Lynch J,et al. A review of radiological imaging in the hand and wrist[J]. Orthopaedics and Trauma,2014,28(3):172-186.

12. Clavero JA,Golano P,Farinas O,et al. Extensor mechanism of the fingers:MR imaging-anatomic correlation [J]. Radiographics,2003,23(3):593-611.

13. Clavero JA,Alomar X,Monill JM,et al. MR Imaging of Ligament and Tendon Injuries of the Fingers[J]. Radiographics,2002(2):237-56.

14. Theumann NH,Pfirrmann CW,Drape JL,et al. MR imaging of the metacarpophalangeal joints of the fingers:part 1. Conventional MR imaging and MR arthrographic findings in cadavers[J]. Radiology,2002,222(2): 437-445.

15. Hirschmann A,Sutter R,Schweizer A,et al. MRI of the thumb:anatomy and spectrum of findings in asymptomatic volunteers[J]. AJR Am J Roentgenol,2014,202(4):819-827.

16. Rawat U,Pierce JL,Evans S,et al. High-resolution MR Imaging and US Anatomy of the Thumb[J]. Radiographics,2016,36(6):1701-1716.

17. Bayat A,Shaaban H,Giakas G,et al. The pully system of the thumb:anatomic and biomechanical study[J]. J Hand Surg Am,2002,27(4):628-635.

18. Chang EY,Chen KC,Chung CB. MR imaging findings of trigger thumb[J]. Skeletal Radiol,2015,44(8):1201-1207.

19. Schubert MF,Shah VS,Craig CL,et al. Varied anatomy of the thumb pulley system:implications for successful trigger thumb release[J]. J Hand Surg Am,2012,37(11):2278-2285.

20. Dzwierzynski WW,Matloub HS,Yan JG,et al. Anatomy of the intermetacarpal ligaments of the carpometacarpal joints of the fingers[J]. Journal of Hand Surgery,1997,22(5):931-934.

21. Theumann NH,Pfirrmann CW,Chung CB,et al. Ligamentous and tendinous anatomy of the intermetacarpal and common carpometacarpal joints:evaluation with MR imaging and MR arthrography[J]. J Comput Assist Tomogr,2002,26(1):145-152.

22. Hirschmann A,Sutter R,Schweizer A,et al. The carpometacarpal joint of the thumb:MR appearance in asymp-

tomatic volunteers[J]. Skeletal Radiol,2013,42(8):1105-1112.

23. Michael DW,Barry GH,Sarah ES,et al. Avulsion Injuries of the Hand and Wrist[J]. Radio Graphics,2020,40 (1):163-180.

24. Juliann G,Christopher C. Soft Tissue Injuries of the Finger and Thumb[J]. Semin Ultrasound CT MR,2018,39 (4):397-410.

25. Laistler E,Dymerska B,Sieg J,et al. In vivo MRI of the human finger at 7T[J]. Magn Reson Med,2018,79 (1):588-592.

26. Nakamura K,Patterson RM,Viegas SF. The ligament and skeletal anatomy of the second through fifth carpo-metacarpal joints and adjacent structures[J]. Journal of Hand Surgery,2001,26(6):1016-1029.

第二章　拇指指间关节及掌指关节损伤

第一节　概　　述

手指是人体上最灵活的结构,人类生活的方方面面都依赖于手指的感觉和运动来完成。拇指作为手指中的第一指,有着不可取代的作用,其解剖结构独特而精细。拇指外伤会导致不同程度的拇指功能障碍或丧失。

拇指侧副韧带位于掌指关节、指间关节的桡侧和尺侧,主要起到维持关节动态稳定性的功能。侧副韧带包含固有侧副韧带(proper collateral ligament)和附属侧副韧带(accessory collateral ligament)。固有侧副韧带起自掌骨/近节指骨远端背外侧,止于近节指骨/远节指骨基底部的掌侧及外侧。附属侧副韧带与固有韧带起始部位相同,止于掌板及籽骨。固有侧副韧带在关节屈曲时紧张,而附属侧副韧带在关节背伸时紧张。

拇指掌指关节的稳定结构包括侧副韧带、掌板及肌肉肌腱结构,侧副韧带、掌板、背侧关节囊提供静态稳定性,而拇指的外在肌和内在肌提供动态稳定性。拇指内收肌腱插入近节指骨和掌板-籽骨复合体,部分纤维形成内收肌腱膜,覆盖在尺侧副韧带表面,维持掌指关节尺侧副韧带的稳固。

拇指矢状束位于拇指掌指关节背侧,可分为桡侧份和尺侧份,以拇长伸肌腱为分界,起到稳定拇指掌指关节和拇长伸肌腱、拇短伸肌腱的作用。与其他手指矢状束的起源稍有不同,拇指矢状束的桡侧份起自拇短展肌腱、A1 滑车和掌板的汇合处,尺侧份起自拇收肌腱、A1 滑车和掌板的汇合处。矢状束的桡侧份较宽、较薄,尺侧份较窄、较厚,共同构成“U”形结构,包绕于拇指掌指关节。

掌板位于拇指掌指关节和指间关节的掌侧,掌指关节掌板位于第 1 掌指关节的两块籽骨之间、拇长屈肌腱深层,远端连接于拇指近节指骨,近端连接于第 1 掌骨。

X 线与 CT 主要用于骨折、关节脱位等病变的诊断,在软组织损伤的诊断上具有一定的局限性,难以应用在拇指肌腱、韧带及滑车等损伤的诊断。而 MRI 因其良好的软组织对比度,成为显示拇指软组织结构及其损伤情况的首选影像检查方法。

（白荣杰）

第二节　侧副韧带损伤

侧副韧带是维持拇指掌指关节和指间关节重要的稳定结构,手部韧带损伤以拇指掌指关节尺侧副韧带损伤最常见,桡侧副韧带损伤占拇指侧副韧带损伤的 10% ~ 42%。指间关节侧副韧带损伤不常见。在拇指掌指关节的尺侧,拇指内收肌腱位置靠掌侧,当尺侧副韧带完全断裂并向近端回缩时,可移位至内收肌腱膜的背侧,导致 Stener 损伤;而在拇指掌指关节的桡侧,拇短展肌腱位于掌指关节的背侧,完全覆盖桡侧副韧带,因此桡侧副韧带完全断裂时不会形成 Stener 损伤。

【病因】

本病常由于外伤所致,引起侧副韧带损伤的暴力有侧方暴力、轴向拉力及扭转暴力,临床常见最常见的损伤暴力为侧方暴力。拇指遭受外展(桡偏)外力作用或拇指外展时跌倒会导致尺侧副韧带损伤,桡侧副韧带损伤是由突然朝向尺侧方向(内收)的外力或拇指被动内收导致的。

【临床表现】

指间关节侧副韧带损伤多见于运动员或喜好运动的年轻人,特别是篮球运动员。侧副韧带损伤临床主要表现为损伤的关节处肿胀、疼痛,急性期可见瘀斑,掌指关节侧偏或关节失稳,活动时有错位感,伸屈功能受限,损伤部压痛,侧方应力试验阳性,关节间隙不等、分离、半脱位、指骨撕脱性骨折块分离及嵌入关节等。体格检查时,需在掌指关节完全伸直以及 30°屈曲位评估关节的活动度以及侧方不稳定。

桡侧副韧带损伤的患者慢性期可表现为第 1 掌骨向背桡侧突出,患者抓取物体、拧瓶盖、转动钥匙或门把手、写字时产生疼痛或力量减弱。

【分类和分级】

侧副韧带损伤可分为桡侧副韧带损伤和尺侧副韧带损伤,根据韧带撕裂的程度可分为 3 级:
- Ⅰ级:侧副韧带部分撕裂、没有松弛。
- Ⅱ级:侧副韧带松弛度增加,但应力试验时有固定终点。
- Ⅲ级:侧副韧带完全断裂,应力试验时没有终点。

另外,临床上将指间关节侧副韧带损伤分为如下 4 种类型:
- Ⅰ型:侧副韧带不完全断裂或松弛,伤后仅出现指间关节肿胀及侧方压痛,无明显的被动侧方活动不稳定。
- Ⅱ型:侧副韧带完全断裂,断裂部位可在韧带中部或起止点处,伤后指间关节侧方明显不稳定,侧方应力试验阳性。
- Ⅲ型:侧副韧带撕脱性断裂,包括起止点处的韧带撕脱、指骨的撕脱性骨折或掌板损伤。
- Ⅳ型:陈旧性的侧副韧带完全断裂,关节明显侧方不稳定,多数由治疗不当或患者不重视而未治疗的急性断裂迁延而来,断裂的侧副韧带愈合不良或不愈合,韧带张力下降导致关节不稳定。

【影像学表现】

1. X 线 后前位及侧位 X 线片可显示撕脱骨折、掌指关节或指间关节的半脱位、侧方移位。由于 68%～86%的掌指关节桡侧副韧带慢性损伤会表现近节指骨掌侧半脱位,因此 X 线显示的掌侧半脱位有助于诊断桡侧副韧带慢性损伤。应力位 X 线也有助于评价掌指关节的不稳定。

2. MRI 检查　是显示侧副韧带损伤最佳的影像学检查方法。

拇指桡侧副韧带损伤时,MRI 表现为 T_1WI 示拇指桡侧副韧带纤维增粗、不连续、模糊不清,PD-FS 显示损伤的韧带呈明显高信号改变,关节周围少量积液、骨髓水肿,其周围软组织内可见片状不规则高信号,为软组织内水肿所致(图 2-2-2-1、ER2-2-2-1)。

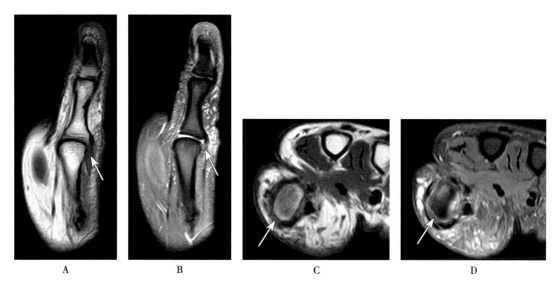

图 2-2-2-1　拇指掌指关节水平桡侧副韧带损伤的 MRI 表现

A. 拇指冠状位 T_1WI;B. 冠状位 PD-FS;C. 拇指掌指关节水平轴位 T_1WI;D. 轴位 PD-FS 序列图像显示,掌指关节水平桡侧副韧带近端纤维增粗模糊、信号增高(箭),周围软组织水肿

ER2-2-2-1　右手拇指掌指关节桡侧
副韧带撕裂

拇指尺侧副韧带损伤时,MRI 表现为拇指尺侧副韧带远端可见片状高信号,韧带纤维增粗或不连续,相邻指骨基底部骨髓水肿,周围软组织水肿。

【治疗】

1. 指间关节侧副韧带损伤　当韧带为部位损伤,关节稳定性好,侧方开口试验阴性时,指托或石膏固定 3~4 周。当韧带完全断裂,侧方开口试验阳性时,需要手术治疗。开放手术行侧副韧带修复。

2. 掌指关节侧副韧带损伤　当韧带为部位损伤,关节稳定性好,侧方开口试验阴性时,拇指掌侧 T 型支具或石膏固定 3~4 周。当韧带完全断裂,侧方开口试验阳性时,需要手术治疗。开放手术行侧副韧带修复。

(钱占华　白荣杰)

第三节　猎人指与 Stener 损伤

拇指掌指关节尺侧副韧带损伤,又称为"猎人指"或"滑雪指",是指尺侧副韧带撕裂伴或不伴相应拇指韧带附着点撕脱性骨折,其中以尺侧副韧带的远端止点处损伤最常见。也有学者习惯将"猎人指"指代拇指掌指关节尺侧副韧带慢性损伤,而"滑雪指"则指代急性尺侧副韧带损伤。正常的尺侧副韧带表面为拇指内收肌腱膜所覆盖,当尺侧副韧带完全断裂时,韧带向近端回缩并移位至拇指内收肌腱膜的表面,该损伤称为"Stener 损伤",随着韧带撕脱分离,这种损伤将难以愈合,需要经过手术治疗,否则增生的瘢痕组织会引起慢性韧带功能不稳定。

【病因】

拇指掌指关节尺侧副韧带损伤通常是由于暴力导致拇指掌指关节过度外展引起的,或是桡侧外力突然直接作用于拇指的尺侧,常见于滑雪运动和自行车交通事故。

【临床表现】

本病患者表现为拇指掌指关节尺侧疼痛、肿胀、瘀斑、活动受限,患者通常主诉拇指-示指夹握力量减弱。触诊时拇指掌指关节尺侧触及团块样结构,提示可能为 Stener 损伤。体格检查需在掌指关节屈曲 30°位及完全伸直时,给予拇指外翻应力,掌指关节尺侧松弛度>30°、与对侧掌指关节相比的松弛度增加 15°以上或关节松弛而没有固定终点,提示尺侧副韧带完全断裂。

【分类和分级】

拇指掌指关节尺侧副韧带损伤可以发生于近端连接部、远端连接部、实质内,以远端损伤最常见,又可以分为移位或非移位的全层厚撕裂,即 Stener 损伤和非 Stener 损伤。前者是指尺侧副韧带近端回缩至内收肌腱膜表面,后者是指撕裂的尺侧副韧带仍位于内收肌腱膜深层。

【影像学表现】

1. X 线及 CT 检查　可以显示可能存在的近节指骨基底部尺侧撕脱骨折,有时可见两个小骨折块(two-fleck sign)的表现,即近节指骨基底部尺侧可见位置稍远的内收肌腱膜撕脱部位的小骨折片以及稍近侧的尺侧副韧带撕脱部位的骨折片。当撕脱骨折移位大于 5mm或骨折累及掌指关节面 25% 以上时,需进行手术治疗。应力位 X 线片可以显示拇指掌指关节不稳定或尺侧关节间隙增宽。

2. MRI 检查　是检测韧带损伤的主要检查方法,可以显示韧带损伤及周围软组织和骨质的信号改变,在拇指冠状位显示最佳。非 Stener 损伤在 MRI 上表现为掌指关节水平的尺侧副韧带不连续、韧带增粗、位于内收肌腱膜之下(图 2-2-3-1)。Stener 损伤表现为尺侧副韧带不连续、并向近端回缩移位至内收肌腱膜表面,内收肌腱膜周围积液、软组织水肿(图 2-2-3-2、图 2-2-3-3)。另外,有学者将 Stener 损伤描述为"悠悠球"(yo-yo on a string),即悠悠球的线代表内收肌腱膜,而悠悠球代表断裂并向近端回缩呈球状的尺侧副韧带(图 2-2-3-2)。慢性期,损伤的韧带可表现为增厚、纤维化。(ER2-2-3-1~ER2-2-3-3)

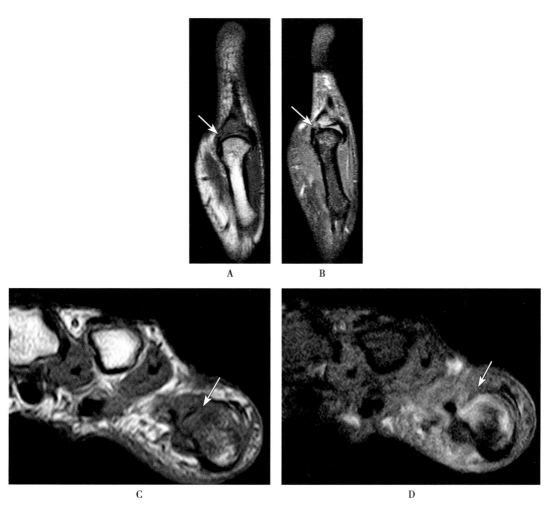

图 2-2-3-1 拇指掌指关节尺侧副韧带非 Stener 损伤

A.拇指掌指关节水平冠状位 T_1WI;B.冠状位 PD-FS 序列图像显示,拇指掌指关节尺侧副韧带远侧附着端局部纤维不连续、信号增高(箭),韧带未发生明显回缩和移位,此外,可见近节指骨基底部骨髓水肿及邻近软组织水肿;C.拇指轴位 T_1WI;D.轴位 PD-FS 序列图像显示,尺侧副韧带损伤处纤维增粗、结构模糊(箭)

ER2-2-3-1 左手拇指掌指关节尺侧副韧带损伤

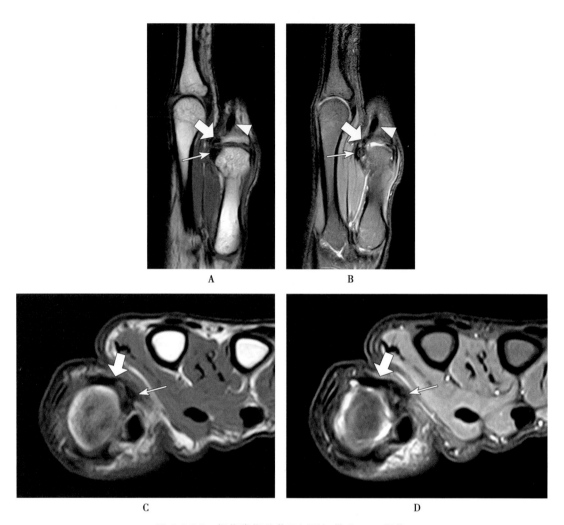

A　　　　　　　　B

C　　　　　　　　D

图 2-2-3-2　拇指掌指关节尺侧副韧带 Stener 损伤

A. 冠状位 T_1WI；B. 冠状位 PD-FS；C. 拇指轴位 T_1WI；D. 轴位 PD-FS，拇指掌指关节尺侧副韧带远侧
附着端中断，断端卷曲呈团状（细白箭），位于内收肌腱膜（粗白箭）背侧，在冠状位呈"悠悠球征"。
三角箭头所示为拇长屈肌腱

ER2-2-3-2　右手拇指掌指关节尺侧
副韧带损伤（Stener 损伤）

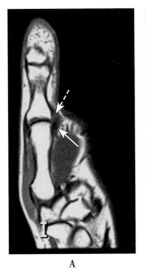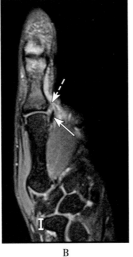

A   B

图 2-2-3-3 拇指掌指关节尺侧副韧带 Stener 损伤

A.拇指冠状位 T_1WI;B.冠状位 PD-FS 序列图像显示拇指掌指关节尺侧副韧带(箭)远端纤维不连续、信号增高,并向近端回缩、移位至内收肌腱膜(虚箭)表面,内收肌腱膜及邻近软组织水肿

ER2-2-3-3 右手拇指掌指关节尺侧副韧带损伤

【治疗】

Stener 损伤为陈旧的掌指关节尺侧侧副韧带损伤,该类损伤由于韧带断端回缩,并且被拇收肌腱膜阻挡,尺侧侧副韧带无自行愈合的可能,需要行切开修复术。该类损伤大多数情况下尺侧侧副韧带从近节指骨基底处断裂,需要行韧带的止点重建。若韧带回缩明显,无法直接修复时,可以切取掌长肌腱移植,行尺侧侧副韧带功能重建。对于出现掌指关节骨关节炎的患者,可以考虑关节融合。

(叶薇 白荣杰)

第四节 矢状束损伤

拇指掌指关节矢状束的主要作用是在拇指屈曲时将伸肌腱固定于掌指关节背侧面,在拇指过伸时防止伸肌腱呈弦弓状改变,其中桡侧束对维持肌腱的稳定性具有重要作用。拇指矢状束损伤在临床上较为罕见,文献中的相关报道也很少见。

【病因】

拇指矢状束的裂伤可与拇指掌指关节水平的拇长伸肌腱和拇短伸肌腱裂伤伴随发生。拇指矢状束的闭合性损伤可能与掌指关节侧韧带损伤有关,单独发生的矢状束闭合性损伤尚未见相关文献报道。另外,矢状束损伤也可见于类风湿性关节炎。

【临床表现】

患者表现为拇指掌指关节背侧疼痛、软组织肿胀,拇指的伸肌腱不稳定。

【分类和分级】

Rayan 和 Murray 根据拇长伸肌腱不稳定的程度,将矢状束的闭合性损伤分为 3 种类型:
- Ⅰ型:拇长伸肌腱仍保持稳定。
- Ⅱ型:拇长伸肌腱半脱位,但仍与第 1 掌骨头相接触。
- Ⅲ型:拇长伸肌腱向掌侧移位。

【影像学表现】

MRI 检查　是主要的检查方法,轴位图像诊断意义最大。当出现矢状束开放或闭合性损伤时,除了纤维不连续、局部水肿、积液之外(图 2-2-4-1),可伴发掌指关节侧副韧带损伤及拇长伸肌腱的半脱位或脱位,特别是在拇指掌指关节屈曲状态下,矢状束的损伤会造成拇长伸肌腱脱位。(ER2-2-4-1)

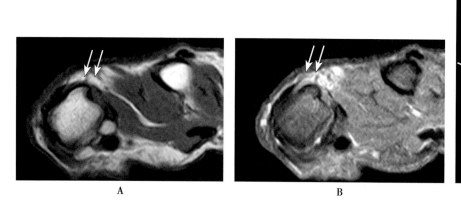

图 2-2-4-1　拇指掌指关节尺侧矢状束损伤(Ⅰ型)
A.轴位 T₁WI;B.轴位 PD-FS;C.斜冠状位 PD-FS,拇指掌指关节尺侧矢状束断裂,断端向桡侧、背侧移位(细白箭),矢状束周围软组织及邻近近节指骨基底部水肿,拇长伸肌腱未见移位

ER2-2-4-1　右手拇指掌指关节尺侧
矢状束损伤

【治疗】

1. 保守治疗　矢状束部分损伤,无伸肌腱滑脱的病例,可以行伸直位拇指掌侧 T 托固定 3~4 周。

2. 手术治疗　新鲜的矢状束完全断裂,伸肌腱滑脱病例,行切开复位,矢状束修复术。陈旧的矢状束损伤伴伸肌腱滑脱时,可以切取部分拇长伸肌腱腱束,行矢状束功能重建。

(叶薇　白荣杰)

第五节　滑车损伤

拇指滑车结构的损伤不常见,但损伤后会导致拇指力量及功能的严重损害。

【病因】

滑车结构的损伤常见于攀岩者,或继发于皮质激素注射后,也可见于"扳机指"松解导致的医源性损伤。

【临床表现】

拇指滑车结构的急性断裂会导致拇指损伤部位疼痛、力弱、活动度减小,抓取物体时出现弹响,拇指表现为弓弦畸形。

【影像学表现】

MRI 检查　矢状位及轴位有助于显示滑车的损伤及周围伴随改变(图 2-2-5-1),诊断滑

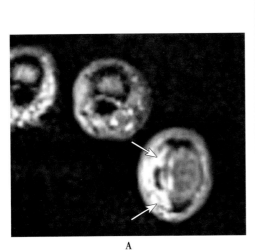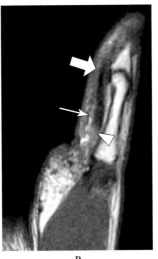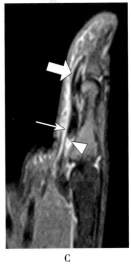

图 2-2-5-1　女性,59 岁,右手拇指拇长屈肌腱断裂、滑车损伤

A. 轴位 PD-FS;B. 矢状位 T_1WI;C. 矢状位 PD-FS,显示拇指 A2 滑车(粗白箭)、Ao 滑车(细白箭)撕裂,拇长屈肌腱呈"弦弓征";注意拇长屈肌腱近端断裂、回缩(白箭头)

车损伤包括直接征象和间接征象。直接征象为横断面示滑车断裂或矢状面滑车显示不清。间接征象可表现为拇长屈肌腱的"弦弓征"(bowstringing sign),即矢状位上拇长屈肌腱与邻近指骨掌侧面之间的距离增加。

【治疗】

1. 保守治疗　对于拇指没有表现为弓弦畸形或滑车部分撕裂的患者,可采取保守治疗。

2. 手术治疗　若保守治疗失败、伴有弓弦畸形或活动受限,需要手术进行滑车功能重建。可以进行斜行滑车的原位重建或利用掌长肌腱进行重建。

（钱占华　白荣杰）

参 考 文 献

1. Pedowitz R, Chung CB, Resnick D. Magnetic Resonance Imaging in Orthopedic Sports Medicine[M]. New York: Springer-Verlag, 2008.

2. Chung CB, Steinbach LS. MRI of upper extremity: shoulder, elbow, wrist and hand[M]. Philadelphia: Lippincott Williams & Wilkins, 2010.

3. 叶薇, 詹惠荔, 白荣杰, 等. 拇指掌指关节侧韧带正常解剖及损伤的 MRI 表现[J]. 中华医学杂志, 2015, 95(17): 1295-1299.

4. Edelstein DM, Kardashian G, Lee SK. Radial collateral ligament injuries of the thumb[J]. J Hand Surg Am, 2008, 33(5): 760-770.

5. Madan SS, Pai DR, Kaur A, et al. Injury to ulnar collateral ligament of thumb[J]. Orthop Surg, 2014, 6(1): 1-7.

6. Rongjie Bai, Huibo Zhang, Huili Zhan, et al. Sports injury related fingers and thumb deformity due to tendon or ligament rupture[J]. Chinese Medical Journal, 2018, 131(9): 1051-1058.

7. 白荣杰, 钱占华, 张慧博, 等. 手指伸肌和侧韧带正常结构及损伤的 MRI 表现[J]. 中华放射学杂志, 2014, 48(1): 13-16.

8. Clavero JA, Alomar X, Monill JM, et al. MR imaging of ligament and tendon injuries of the fingers[J]. Radiographics, 2002, 22(2): 237-256.

9. Schroeder NS, Goldfard CA. Thumb ulnar collateral and radial collateral ligament injuries[J]. Clin Sports Med, 2015, 34(1): 117-126.

10. Spaeth HJ, Abrams RA, Bock GW, et al. Gamekeeper thumb: differentiation of nondisplaced and displaced tears of the ulnar collateral ligament with MR imaging. Work in progress[J]. Radiology, 1993, 188: 553-556.

11. Hinke DH, Erickson SJ, Chamoy L, et al. Ulnar collateral ligament of the thumb: MR findings in cadavers, volunteers, and patients with ligamentous injury(gamekeeper's thumb)[J]. AJR Am J Roentgenol, 1994, 163(6): 1431-1434.

12. Haramati N, Hiller N, Dowdle J, et al. MRI of the stener lesion[J]. Skeletal Radiol, 1995, 24: 515-518.

13. Lisle DA, Shepherd GJ, Cowderoy GA, et al. MR imaging of traumatic and overuse injuries of the wrist and hand in athletes[J]. Magn Reson Imaging Clin N Am, 2009, 17(4): 639-654.

14. Peterson JJ, Bancroft LW. Injuries of the fingers and thumb in the athlete[J]. Clin Sports Med, 2006, 25(3): 527-542.

15. Cockenpot E, Lefebvre G, Demondion X, et al. Imaging of sports-related hand and wrist injuries: sports imaging series[J]. Radiology, 2016, 279(3): 674-692.

16. Scalcione LR, Pathria MN, Chung CB. The athlete's hand: ligament and tendon injury[J]. Semin Musculoskelet Radiol, 2012, 16(4): 338-349.

17. Wieschhoff GG,Sheehan SE,Wortman JR,et al. Traumatic finger injuries:what the orthopedic surgeon wants to know[J]. Radiographics,2016,36(4):1106-1128.

18. Jaibaji M,Rayan GM,Chung KW. Functional anatomy of the thumb sagittal band[J]. J Hand Surg Am,2008,33(6):879-884.

19. Schneider AD,Srinivas M,Hijji FY,et al. Anatomic considerations and reconstruction of thumb flexor pulley system[J]. Tech Hand Up Extrem Surg,2019,23(4):191-195.

20. Wilson SM,Roulot E,Viet DL. Closed rupture of the thumb flexor tendon pulleys[J]. J Hand Surg Br,2005,30(6):621-623.

21. Chang EY,Chen KC,Chung CB. MR imaging findings of trigger thumb[J]. Skeletal Radiol,2015,44(8):1201-1207.

第三章 第2~5手指韧带损伤

第一节 概 述

示指、中指、环指、小指的韧带结构包括侧韧带和掌板,对关节主要起到稳定的作用。掌指关节的主要支持结构虽与其他指间关节相似,但掌指关节的骨性解剖使得掌指关节还可以进行桡偏、尺偏以及某些旋转运动。

侧韧带是掌指关节(metacarpophalangeal joint,MCPJ)、近节指间关节(proximal interphalangeal joint,PIPJ)、远节指间关节(distal interphalangeal joint,DIPJ)的主要稳定结构。每个关节的桡侧和尺侧各有一条侧韧带,每条侧韧带又可分为两束,分别为固有侧副韧带(proper collateral ligament)和附属侧副韧带(accessory collateral ligament)。

掌板(volar plate)是一个增厚的纤维软骨结构,存在于掌指关节、近节指间关节、远节指间关节的掌侧,与近节、中节、远节指骨基底部的掌侧紧密相连,两侧与侧韧带相连,掌指关节的掌板与掌深横韧带和矢状束相连。掌板主要是防止手指关节的过度背伸。

近节指间关节是手指损伤中最常累及的关节。从临床角度上,可以将近节指间关节的损伤分为冠状面不稳定和矢状面不稳定。冠状面不稳定主要指韧带的损伤,包括韧带扭伤、韧带部分撕裂伴关节不稳定以及韧带完全断裂伴关节脱位,后者通常与掌板从中节指骨基底部完全或部分撕脱有关。矢状面不稳定主要是由近节指间关节过伸或旋转纵向外力导致,常引起掌板的损伤。

(宫丽华)

第二节 侧副韧带损伤

据报道,大约60%的侧副韧带损伤位于拇指,而第2~5指的侧副韧带损伤只占39%。在Delaere等人的一项研究中发现,第4、5指更可能发生桡侧副韧带损伤,第2指更可能发生尺侧副韧带损伤,而中指尺侧副韧带和桡侧副韧带损伤发生的概率大致相同。掌指关节的侧副韧带损伤更常累及桡侧副韧带,而尺侧副韧带的损伤更常见于近节指间关节。侧副韧带损伤伴有掌板的损伤可能会导致关节的侧方脱位。

另外,小指掌指关节尺侧副韧带远端止点处撕裂伴有同水平的矢状束撕裂,又被称为"类Stener"病变,表现为断裂的尺侧副韧带向近端回缩,通过撕裂的矢状束,移位于矢状束表面。

【病因】

手指相应关节的侧副韧带损伤通常由于该关节伸展时遭受内收或外展作用力所致,指间关节侧副韧带损伤是由手指过伸、旋转或侧方暴力引起的。掌指关节侧韧带损伤的机制是掌指关节屈曲时侧向偏移导致的。

【临床表现】

侧韧带损伤的患者常表现局部疼痛、肿胀,抓取物体时相应受损的关节可能会表现不稳定,主要是侧方活动不稳。急性期的体格检查有助于提示患者是否需要手术治疗,例如掌指关节在完全背伸时明显松弛、没有明确的终点,提示存在侧副韧带完全撕裂,需要进行手术治疗。

【分类和分级】

指间关节侧副韧带损伤可以分成三种类型:

- Ⅰ型:韧带扭伤,关节仍保持稳定。
- Ⅱ型:韧带部分撕裂,关节侧方不稳定。
- Ⅲ型:韧带完全断裂,关节不稳定或脱位。

【影像学表现】

1. X 线 对于韧带损伤的诊断,要注意外力的方向,是桡侧外力还是尺侧外力。X 线可显示可能并存的关节侧方移位以及撕脱骨折。

2. MRI 检查 是诊断手指侧副韧带损伤的主要检查方法,冠状位液体敏感序列图像显示最清晰。侧副韧带扭伤的 MRI 表现包括韧带保持连续,周围软组织水肿。韧带撕裂表现为韧带纤维不连续,被液性高信号填充(图 2-3-2-1、图 2-3-2-2)。侧韧带撕裂常位于近侧附着端,MRI 诊断急性韧带完全撕裂的标准包括韧带不连续、分离、T_2WI 信号增高伴局部韧带增厚(提示水肿或出血)或关节积液溢出至关节周围软组织。有时还可观察到韧带周围脂肪界面消失、关节积液外渗至周围软组织。韧带慢性撕裂表现为由于瘢痕组织形成导致的韧带增厚,或表现为韧带变薄、拉长、张力减低呈波浪状。(ER2-3-2-1)

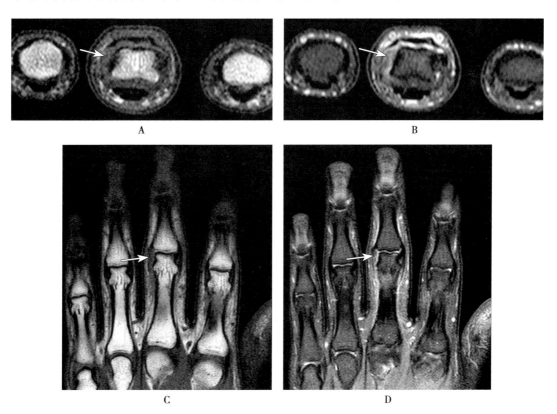

A

B

C

D

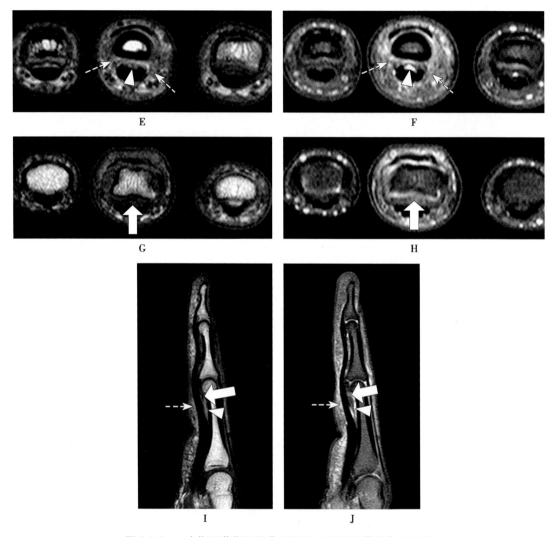

图 2-3-2-1　中指近节指间关节(PIPJ)尺侧副韧带损伤(Ⅱ型)

A. 轴位 T_1WI(PIPJ 水平);B. 轴位 PD-FS(PIPJ 水平);C. 冠状位 T_1WI;D. 冠状位 PD-FS;E. 轴位 T_1WI(C1 滑车水平);F. 轴位 PD-FS(C1 滑车水平);G. 轴位 T_1WI(掌板近端水平);H. 轴位 PD-FS(掌板近端水平);I. 矢状位 T_1WI;J. 矢状位 PD-FS 序列图像显示左手中指 PIPJ 尺侧副韧带(细白箭)增粗,纤维部分中断,呈等 T_1WI、高 PD-FS 信号,韧带周围组织水肿(A、B、C、D),同时可见 C1 滑车水平指深屈肌腱-指骨间隙增宽伴少量积液(白箭头),C1 滑车纤维模糊,呈等 T_1WI、高 PD-FS 信号(虚线箭头)(E、F、I、J),掌板近端附着端 PD-FS 信号不均匀增高,提示掌板Ⅰ型损伤(粗白箭)(G、H、I、J)

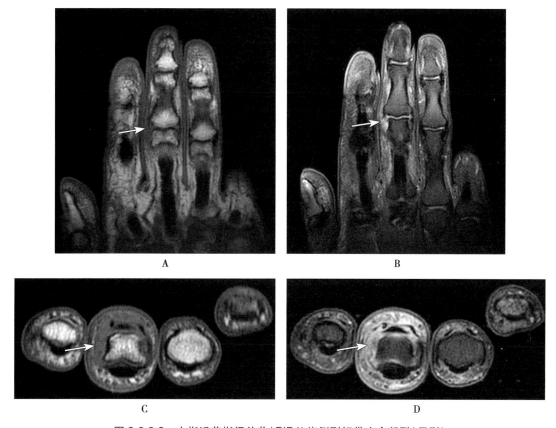

图 2-3-2-2 中指近节指间关节 (PIPJ) 桡侧副韧带完全断裂 (Ⅲ型)

A. 冠状位 T_1WI ; B. 冠状位 PD-FS , 桡侧副韧带 (细白箭) 纤维断裂 , 断端呈飘带样改变 ; C. 轴位 T_1WI ;
D. 轴位 PD-FS , 桡侧副韧带 (细白箭) 纤维增粗、模糊、信号增高 , 邻近软组织水肿

ER2-3-2-1 右手中指近节指间关节
桡侧副韧带断裂

【治疗】

1. 保守治疗 当指间关节侧副韧带为部位损伤，关节稳定性好，侧方开口试验阴性时，指托或石膏固定 3~4 周。

2. 手术治疗 当韧带完全断裂，侧方开口试验阳性时，需要手术治疗，行切开复位，侧副韧带修复术。多数侧副韧带断裂的部位位于韧带和指骨的交界部位，需要进行韧带的止点重建。对于陈旧的侧副韧带损伤，直接修复困难时，可以切取掌长肌腱移植，重建侧副韧带。

（钱占华 都继成 宫丽华）

第三节 掌 板 撕 裂

掌板损伤可单独发生,也可合并其他损伤,如侧副韧带撕裂。掌板损伤最常见于近节指间关节,最常见的损伤类型是远端附着端的撕脱,常伴有中节指骨基底部的撕脱骨折,并导致受累关节疼痛、稳定性降低。如果不予治疗,近节指间关节掌板损伤会造成慢性关节屈曲或过伸畸形。掌指关节的掌板损伤可见于近端或远端附着端,可在短时间内造成掌板掌骨头附着端移位、关节失稳产生的背伸或屈曲受限及掌板碎片产生的关节嵌顿。远节指间关节掌板损伤可发生于近端或远端附着端,可造成不可复性关节失稳、脱位及关节慢性疼痛。

【病因】

掌板损伤一般由于关节过伸或旋转纵向压力所致,多见于篮球、橄榄球等球类运动,关节突然过伸导致掌板撕脱,伴或不伴撕脱骨折。

【临床表现】

掌板损伤的临床表现因受累关节不同而有所区别,常表现为相应关节掌侧面的疼痛、压痛。近节指间关节的掌板损伤会表现为近节指间关节掌侧的压痛、触痛、肿胀,手指通常呈轻度屈曲姿势。

愈合不良或未经治疗的掌板损伤可导致慢性肿胀、关节僵硬、疼痛、屈曲挛缩、"天鹅颈"畸形和创伤后关节炎。在掌板附着处形成的瘢痕组织可能会影响关节的屈曲。

【分类和分级】

近节指间关节过度背伸导致的损伤会引起关节不同程度的背侧移位,根据关节不稳定的程度可以将损伤分成 3 种类型:

- Ⅰ型:关节过伸导致掌板从中节指骨基底部撕脱,或少见地从位于近节指骨的近端插入点处撕脱;如果不及时治疗,前者会导致近节指间关节过伸,从而引起"天鹅颈"畸形(swan-neck deformity),后者会导致近节指间关节屈曲畸形,从而引起"伪钮孔状"畸形(pseudoboutonnière deformity)(图 2-3-3-1)。
- Ⅱ型:关节周围软组织广泛受累,掌板撕脱(图 2-3-3-2)。该型损伤与Ⅰ型损伤相比,关节稳定性明显减小,这是由于伸肌结构的牵拉可能会导致中节指骨向背侧半脱位甚至脱位。
- Ⅲ型:掌板损伤伴有累及中节指骨基底部掌侧的骨折-移位。该型损伤根据骨折块的大小以及对关节稳定性的影响,又可进一步分为稳定性损伤和不稳定性损伤,前者是指骨折累及少于40%的中节指骨基底部关节面,而且侧韧带仍连接于中节指骨;后者是指超过40%的关节面受累,而且掌板和侧韧带连接于掌侧的骨折片上,中节指骨有向背侧脱位的趋势。

【影像学表现】

1. X线 急性掌板损伤最常见于近节指间关节,侧位 X 线片可显示中节指骨掌侧基底部撕脱骨折,并评估骨折块累及关节面的范围;另外,可伴近节指间关节脱位或半脱位,以背侧脱位多见。骨折片移位和旋转程度是掌板损伤需评价的重要方面。掌板损伤也可仅造成单独的软组织损伤,导致关节周围软组织肿胀,而无其他影像学异常。

2. MRI 检查 有助于判断纤维软骨性掌板的损伤、累及范围,有助于判断有无合并侧副韧带或其他关节囊结构的损伤,矢状位 MRI 显示病变最清晰(图 2-3-3-1、图 2-3-3-2)。近节指间关节掌板的 I 型损伤 MRI 表现包括掌板的信号不均匀,轮廓不规则、增厚,掌板撕脱时可见撕脱部位不连续,慢性损伤时可表现为掌板内的钙化或骨化。值得注意的是,掌板远端插入部正常情况下可见一滑膜隐窝,不要误诊为掌板的远端撕脱。(ER2-3-3-1)

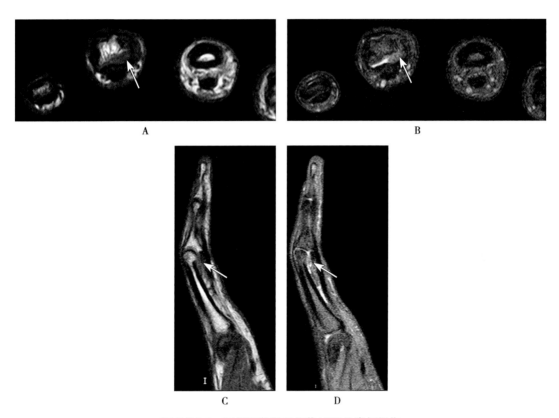

图 2-3-3-1　环指近节指间关节(PIPJ)掌板损伤

A. 环指近节指间关节水平轴位 T₁WI;B. 轴位 PD-FS;C. 矢状位 T₁WI;D. 矢状位 PD-FS 序列图像,显示 PIPJ 掌板近端止点处结构模糊、PD-FS 信号增高(箭),近节指间关节屈曲畸形

图 2-3-3-2　示指近节指间关节(PIPJ)掌板损伤（II型）

A. 轴位 PD-FS;B. 矢状位 T₁WI;C. 矢状位 PD-FS,显示 PIPJ 掌板结构模糊、PD-FS 信号增高(细白箭),近端止点撕脱(箭头),掌板-近节指骨间隙内积液(粗白箭)

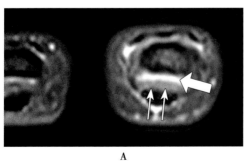

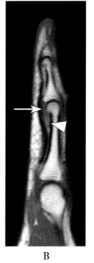

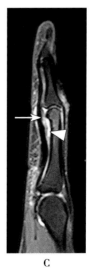

ER2-3-3-1　右手环指近节指间关节
掌板、桡侧副韧带、A3 滑车损伤

近节指间关节掌板慢性损伤,在 X 线片可表现为近节指间关节过伸、远节指间关节过屈的"天鹅颈"畸形,也可仅表现为近节指间关节过伸,或由于近节指间关节的挛缩造成"伪钮孔状"畸形,此外,在近节指间关节掌板的近端附着部也可能见到钙化。MRI 可显示掌板瘢痕,在脂肪抑制 T_2 加权序列显示为等信号。当掌板残留未愈合的损伤时,一般表现为掌板附着端的线状高信号。

另外,近节指间关节掌板损伤导致的"伪钮孔状"畸形需要与真正的"钮孔状"畸形相鉴别,前者的中央束保持正常,主要是由掌板撕裂导致的,有近节指间关节过伸损伤的病史。

【治疗】

1. 保守治疗　掌板裂伤对指间关节的的稳定性影响较小,对于单纯掌板裂伤或带有撕脱骨折块的掌板撕脱骨折,多数情况下行指间关节背侧阻挡支具固定 3~4 周即可修复。

2. 手术治疗　掌板撕裂后,嵌顿于关节内,影响关节活动,则需要切开复位,并同时行掌板修复。若撕脱骨折块较大,并伴有指间关节半脱位时,需要切开复位内固定骨折和脱位。

(都继成　宫丽华)

参 考 文 献

1. Pedowitz R,Chung CB,Resnick D. Magnetic Resonance Imaging in Orthopedic Sports Medicine[M]. New York:Springer-Verlag,2008.

2. Chung CB,Steinbach LS. MRI of upper extremity:shoulder,elbow,wrist and hand[M]. Philadelphia:Lippincott Williams & Wilkins,2010.

3. Clavero JA,Alomar X,Monill JM,et al. MR imaging of ligament and tendon injuries of the fingers[J]. Radiographics,2002,22(2):237-256.

4. Gupta P,Lenchik L,Wuertzer SD,et al. High-resolution 3-T MRI of the fingers:review of anatomy and common tendon and ligament injuries[J]. AJR Am J Roentgenol,2015,204(3):W314-W323.

5. Scalcione LR,Pathria MN,Chung CB. The athlete's hand:ligament and tendon injury[J]. Semin Musculoskelet Radiol,2012,16(4):338-349.

6. Wieschhoff GG,Sheehan SE,Wortman JR,et al. Traumatic finger injuries:what the orthopedic surgeon wants to know[J]. Radiographics,2016,36(4):1106-1128.

第四章　第2~5手指肌腱损伤

第一节　概　　述

示指、中指、环指、小指的肌腱主要包括伸肌腱、屈肌腱和固定屈肌腱的滑车系统。肌腱损伤是手指损伤中第二常见的损伤，损伤可分为开放性损伤或闭合性损伤、锐性损伤或钝性损伤、创伤性损伤或退变性损伤以及背侧损伤或掌侧损伤等。

在临床工作中，使用MRI诊断手指肌腱病变较多。MRI可以明确损伤的位置、受累肌腱的数目、肌腱回缩的范围及是否存在其他相关病变。开放或闭合性损伤均可造成手指伸肌腱、屈肌腱的损伤。闭合性损伤导致的常见损伤类型包括槌状指畸形（mallet finger deformity）、钮孔状畸形（boutonniere deformity）、掌指关节水平伸肌腱脱位和远节指骨伸肌腱撕脱骨折。滑车系统亦在本节进行讨论。

在不同的关节水平，伸肌腱的结构有所不同。掌指关节水平，伸肌结构包括伸肌总腱、桡侧和尺侧矢状束，稍远处的横行纤维和斜行纤维。正常伸肌总腱走行在掌指关节背侧时形成腱帽，在MR图像上表现为掌指关节背侧连续走行带状低信号，在轴位、矢状位显示最佳。矢状束环绕掌指关节走行，背侧分为深、浅两层，指伸肌腱在其间走行，掌侧止于掌板及掌深横韧带，在掌指关节水平维持伸肌腱的稳定。近节指间关节水平，中央束近端起于伸肌总腱，远端止于中节指骨背侧基底部，在MR图像上表现为走行在近节指骨背侧的细条带状低信号影，在矢状位显示最清晰。远节指间关节水平，末端腱由联合腱汇合而成，起于中节指骨远端，止于远节指骨背侧基底部，末端腱止点MR图像上表现为低信号，在矢状位显示最佳。

每根手指都包括两条屈肌腱分别为指浅屈肌腱（flexor digitorum superficialis，FDS）和指深屈肌腱（flexor digitorum profundus，FDP）。指浅屈肌腱在掌骨远端水平分成两束，在近节指间关节水平，这两束交叉合并，其间形成一环状裂孔容纳指深屈肌腱穿行，然后指浅屈肌腱的这两束分别插入中节指骨中部的侧缘，其间的环状孔隙叫腱裂孔，指浅屈肌腱的主要功能为屈曲近节指间关节。指深屈肌腱穿出腱裂孔后走行于指浅屈肌腱掌侧，止于远节指骨基底部掌侧，指深屈肌腱的功能主要为屈曲远节指间关节，同时也可以屈曲掌指关节的活动和近节指间关节的活动。

滑车为局部增厚的屈肌腱鞘结构，第2~5指由5个环形滑车（A1~A5）和3个十字滑车（C1~C3）组成。环形滑车的生物力学作用是防止手指屈曲过程中肌腱偏移，十字滑车作用是环形滑车屈曲时给予必要弹性，以保持屈肌腱鞘的完整性。

（白荣杰）

第二节　掌指关节水平伸肌腱损伤——伸肌总腱和矢状束损伤

因伸肌腱结构较薄且位置表浅,伸肌腱的开放或闭合性损伤较为常见。伸肌总腱的损伤常见于掌指关节水平的开放性损伤,如握拳击打硬物时的直接损伤,最常见于第2掌指关节,常会同时导致伸肌总腱和矢状束(sagittal band)的损伤,并进一步导致伸肌总腱的脱位或半脱位。这种直接外力损伤可能会导致伸肌总腱的部分或完全性撕裂,并常伴有掌指关节囊的损伤。由于掌指关节囊损伤,可能导致掌指关节的感染性关节炎。

伸肌帽是将伸肌腱稳定与掌指关节背侧的一个支持带系统,主要包括矢状束、横行纤维和斜行纤维,其中矢状束是伸肌帽结构中最重要的结构。矢状束是掌指关节特有的稳定结构,可分为桡侧束和尺侧束,与掌板共同构成一圆柱形结构环绕掌骨头和掌指关节,起到固定、稳定伸肌腱的作用,并维持伸肌腱的正常牵引功能。矢状束可分为浅层和深层,深层覆盖掌指关节背侧的关节囊。矢状束损伤会导致伸肌腱不稳定。由于桡侧束的纤维较尺侧束更薄、更长,因此矢状束的损伤以桡侧束较常见,而中指由于有很薄且长的桡侧束,且掌骨头更突出,因此中指最常发生矢状束损伤。

【病因】

伸肌帽的创伤性损伤可以由直接打击以及掌指关节的突然被动屈曲所致,掌指关节水平的外翻或内翻应力也会导致伸肌帽的损伤,同时可能伴有矢状束的损伤。伸肌腱脱位通常与矢状束的损伤有关,由于该损伤常见于拳击运动员,因此也被称为"拳击指"(boxer's knuckle)。

另外,矢状束损伤可发生于退行性改变、创伤、自发性断裂以及先天病变,其中最常见的是由于类风湿性关节炎导致的退行性改变引起的矢状束损伤,创伤性及自发性病变常见于成年人,累及单个手指,先天性病变常累及多个手指且见于儿童。

【临床表现】

矢状束创伤性损伤最常见于中指的桡侧束,临床表现为掌指关节背侧疼痛、软组织肿胀,桡侧束损伤后导致的伸肌腱向尺侧半脱位或脱位,以及掌指关节主动伸展受限。当掌指关节主动屈曲或做紧握动作时可见疼痛加重以及伸肌腱不稳定。

【分类和分级】

矢状束损伤可分为3种类型:
- Ⅰ型:不伴撕裂或不稳定的矢状束挫伤。
- Ⅱ型:矢状束撕裂伴伸肌总腱半脱位。
- Ⅲ型:矢状束撕裂伴伸肌总腱脱位至掌骨间沟。

【影像学表现】

MRI 检查　可以显示伸肌总腱和矢状束损伤。正常矢状束在 T_2WI 表现为线状低信号,桡侧束或尺侧束的撕裂均表现为正常 T_2WI 低信号结构的连续性中断,信号增高,并可见背侧软组织的水肿,以 MRI 轴位图像显示病变最清晰(图 2-4-2-1)。在某些矢状束部分或完全撕裂的病例中,可见因矢状束的固定作用消失,导致伸肌总腱向健侧移位(图 2-4-2-2)。例如,当桡侧矢状束损伤时,在轴位 MRI 上就可见伸肌总腱向尺侧移位。腕掌关节屈曲位成像,可以将伸肌总腱移位显示地更为清晰。(ER2-4-2-1)

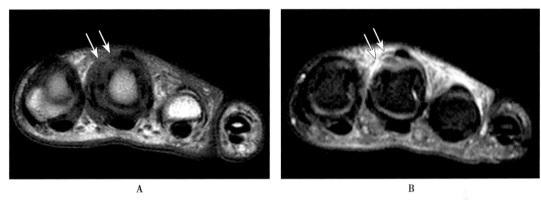

图 2-4-2-1 男性,29 岁,左手中指掌指关节(MCPJ)桡侧矢状束损伤
A. 轴位 T_1WI;B. 轴位 PD-FS,显示左手中指掌指关节桡侧矢状束断裂(白箭),中指 MCPJ 背侧软组织增厚,结构模糊、弥漫水肿,伸肌总腱略向尺侧移位

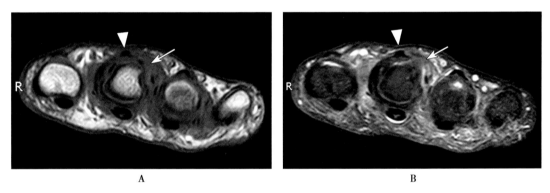

图 2-4-2-2 男性,41 岁,左手中指 MCPJ 尺侧矢状束损伤伴伸肌总腱移位
A. 轴位 T_1WI;B. 轴位 PD-FS,显示中指 MCPJ 尺侧矢状束断裂(白箭),伸肌总腱向桡侧移位(白箭头),环指掌指关节周围软组织弥漫水肿

ER2-4-2-1 左手中指掌指关节桡侧束断裂

【治疗】

1. 保守治疗 矢状束部分损伤,无伸肌腱滑脱的病例,可以行伸直位掌侧 T 托固定 3~4 周。

2. 手术治疗　伸肌腱损伤需要手术修复。新鲜的矢状束完全断裂，伸肌腱滑脱病例，行切开复位，矢状束修复术。陈旧的矢状束损伤伴伸肌腱滑脱时，可以切取部分伸肌腱腱束，行矢状束功能重建。

（钱占华　白荣杰）

第三节　近节指间关节伸肌腱损伤——中央束损伤与钮孔状畸形

中央束起于伸肌总腱，止于中节指骨背侧基底部。中央束撕裂或中央束中节指骨止点撕脱骨折，慢性期会导致内、外侧束（lateral band）回缩并向外侧和掌侧移位，并进一步导致近节指间关节屈曲、远节关节过伸，即"钮孔状畸形"（boutonniere deformity）。如果此种畸形长期存在，会导致近节及远节指间关节活动度逐渐消失。

【病因】

中央束损伤可能是由直接外力作用于中节指骨背侧或突然外力导致近节指间关节被动屈曲或掌侧脱位所致。近节指间关节的掌侧移位或被动屈曲，可能导致中央束止点的急性或慢性损伤，常见于篮球或排球运动员。此外，类风湿性关节炎的患者，由于近节指间关节的滑膜炎、关节囊扩展、中央束和三角韧带的拉长和磨损，从而导致内、外侧束向掌侧移位，也会进一步发展导致"钮孔状畸形"。

【临床表现】

在中央束撕裂急性期时，由于内、外侧束能够代偿一部分关节伸展功能，患者并不会立即表现为"钮孔状畸形"，而是表现为近节指间关节局部肿胀、瘀斑、压痛。如未经治疗，中央束回缩、三角韧带被拉长、近节指间关节的内、外侧束会逐渐向掌侧移位，最终导致近节指间关节屈曲伴远节指间关节过伸，形成"钮孔状畸形"。

【分类和分级】

中央束完全撕裂，根据严重性可分为 3 期：

- 1 期，近节指间关节存在被动性、可校正的屈曲畸形，屈曲角度为 10°~15°，没有明显的功能丧失或有轻微功能丧失。
- 2 期，近节指间关节被动性、可校正的屈曲畸形，屈曲角度为 30°~40°，并且存在早期的关节挛缩。
- 3 期，近节指间关节屈曲大于 40°，关节功能丧失。

"钮孔状畸形"可进一步分为急性或慢性、真性或假性畸形。中节指骨中央束止点撕脱骨折造成的钮孔状畸形，其骨折片的大小，是决定其治疗方式的决定性因素。对于软组织损伤，分期与近节指间关节的挛缩程度和远节指间关节的运动丧失有关：

- 1 期，远节指间关节无疼痛症状，无活动受限，近节指间关节周围软组织轻度肿胀、疼痛轻度不稳定，X 线无异常。
- 2 期，远节指间关节被动过伸，以修正近节指间关节的屈曲。

- 3 期,远节指间关节过伸减弱或消失,近节指间关节挛缩。
- 4 期,近节及远节指间关节固定性挛缩,并出现骨性关节炎。

【影像学表现】

1. X 线 可显示手指钮孔状畸形,即近节指间关节屈曲、远节指间关节伸直,以及中节指骨基底部的撕脱骨折。

2. MRI 检查 是诊断中央束损伤的有效方法,尤其在急性期临床表现不典型时。矢状位或轴位 MRI 是显示中央束损伤的最佳方法,中央束完全撕裂时,可见纤维束连续性中断。MRI 可清楚显示 PIP 关节损伤伴掌板及周围肌腱、韧带损伤。(图 2-4-3-1、图 2-4-3-2、ER2-4-3-1)

此外,"钮孔状畸形"需要与"伪钮孔状畸形"相鉴别,因为二者的病因及治疗方案有所不同。"伪钮孔状"畸形主要与掌板损伤有关,而中央束结构正常。

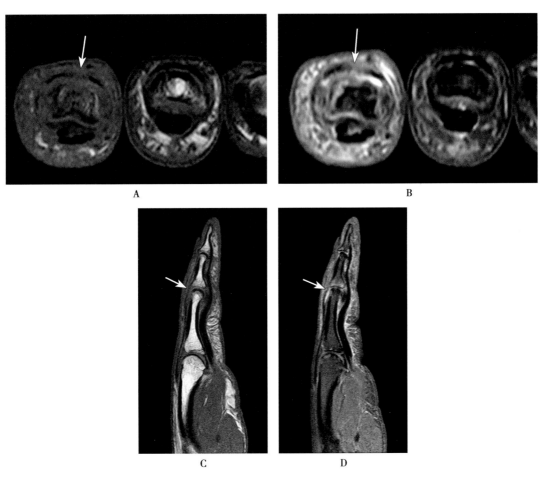

图 2-4-3-1 男性,35 岁,左手示指中央束断裂、断端回缩

A. 轴位 T_1WI;B. 轴位 PD-FS,显示示指中节指骨基底部中央束附着端空虚、结构欠清(细白箭);C. 矢状位 T_1WI;D. 矢状位 PD-FS,显示中央束中节指骨基底部附着端断裂(细白箭),断端回缩

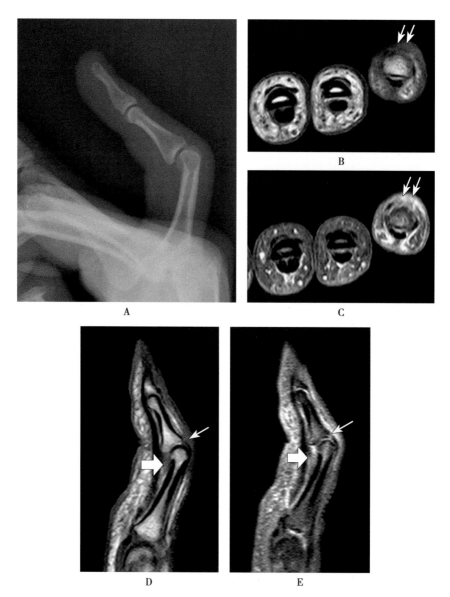

图 2-4-3-2　女性,28 岁,左手小指中央束损伤伴钮孔状畸形

A. 小指 X 线侧位片,显示小指近节指间关节屈曲、被迫体位,关节周围软组织肿胀,未见骨折;B. 轴位 T_1WI;C. 轴位 PD-FS,显示小指中节指骨基底部中央束附着端空虚、结构欠清(细白箭),并可见近节指间关节(PIPJ)周围软组织水肿;D. 矢状位 T_1WI;E. 矢状位 PD-FS,显示中央束中节指骨基底部附着端断裂(细白箭),PIPJ 屈曲、半脱位,远节指间关节(DIPJ)背伸,呈"钮孔状畸形",同时可见 PIPJ 掌板损伤(粗白箭)

ER2-4-3-1　左手示指中央束断裂

【治疗】

1. 保守治疗　中央束闭合损伤,可以行伸直位掌侧 T 托固定 4~6 周。
2. 手术治疗　开放的伸肌腱中央束损伤需要手术探查修复。陈旧中央束损伤,未发生钮孔畸形的病例,可以行肌腱移植修复中央束,同时进行肌腱止点重建。陈旧的中央束损伤伴固定的钮孔畸形时,在修复中央束的同时,需要松解复位滑脱的侧腱束,以及松解掌侧挛缩的近侧指间关节。

(钱占华　白荣杰)

第四节　远节指间关节伸肌腱损伤——
末端腱损伤与槌状指畸形

末端腱是远节指间关节背侧的伸肌结构,主要作用是维持远节指间关节的主动背伸。伸直状态下的远节指间关节被动屈曲,可能导致末端腱损伤或伴远节指骨基底部背侧的撕脱骨折,并导致远节指间关节背伸受限。末端腱损伤是运动员最常见的手指闭合性肌腱损伤,中指、环指、小指是最常见的受累部位。闭合性槌状指较开放性损伤常见。

【病因】

此种损伤常见于处于伸直状态下的远节指间关节背侧被锤子或掷出的棒球等击中,外力的直接作用导致远节指间关节被动屈曲,因此又被称为"槌状指"(mallet finger)或"棒球指"(baseball finger),常见于棒球、篮球、排球等运动。伸肌腱的切割伤也可导致槌状指畸形。

【临床表现】

末端腱急性损伤的患者常有手指伸直时指尖被篮球、棒球或排球等撞击的病史。常表现为远节指间关节背侧疼痛、肿胀、压痛、瘀斑,远节指间关节主动伸直受限,静息状态下远节指间关节常保持屈曲的姿势。

末端腱损伤后,患者保持远节指间关节屈曲畸形,加上由于伸肌结构回缩导致近节指间关节过伸,因此末端腱损伤后未予治疗可能会继续发展为"天鹅颈"畸形,尤其是患者伴有韧带松弛时。

【分类和分级】

槌状指可以分成 4 种类型:
- Ⅰ 型:末端腱闭合性损伤伴或不伴远节指骨基底部背侧小的撕脱骨折。
- Ⅱ 型:开放性裂伤位于远节指间关节或位于其近端,末端腱连续性中断。
- Ⅲ 型:开放性深度损伤,皮肤、皮下软组织及肌腱缺损。
- Ⅳ 型:A 型,儿童经远节指骨基底部骺板的骨折;B 型,过屈损伤伴有骨折累及 20% ~ 50% 的关节面;C 型,过伸损伤伴有骨折累及 >50% 的关节面,远节指骨向掌侧半脱位。

当末端腱撕裂伴有远节指骨基底部撕脱骨折时,X线显示的撕脱骨折可分为3种类型:

- Ⅰ型:远节指骨基底部背侧小的撕脱骨折。
- Ⅱ型:较大的撕脱骨折块,累及关节面的1/3以上。
- Ⅲ型:大的撕脱骨折块,可能伴有远节指骨残余部分向掌侧半脱位。

【影像学表现】

1. X线　可以显示远节指骨基底部背侧的撕脱骨折;伴远节指骨基底部撕脱骨折的槌状指,应重点描述骨折片大小、关节面受累的百分比、骨折片移位程度及是否存在远节指骨向掌侧移位。当骨折累及关节面1/3以上时,需进行手术治疗。另外,对骨折片与母体骨之间距离>3mm的骨折也应特别注意。

2. MRI检查　一般情况下,X线片足以诊断槌状指,MRI可用于进一步确定肌腱回缩的程度及撕裂的状态。矢状位和轴位MRI成像是诊断本病的最佳方法,表现为末端腱回缩、连续性中断、信号异常增高(图2-4-4-1、图2-4-4-2)。如伴末节指骨撕脱骨折(图2-4-4-3)时,应当结合X线片或CT进行诊断。(ER2-4-4-1)

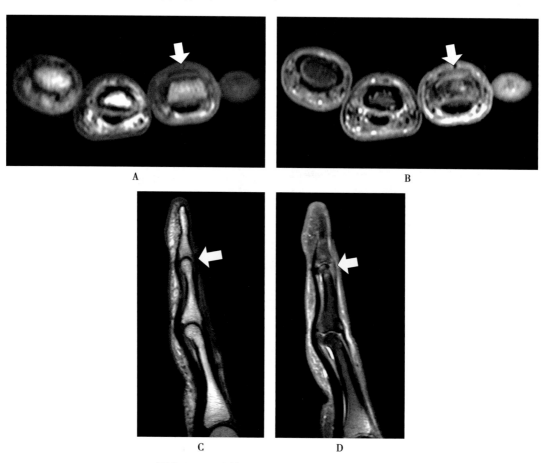

图2-4-4-1　女性,32岁,右手环指末端腱损伤

A. 轴位 T_1WI;B. 轴位 PD-FS;C. 矢状位 T_1WI;D. 矢状位 PD-FS,显示末端腱粗细不均、PD-FS 信号不均增高(粗白箭),远节指间关节对位尚可

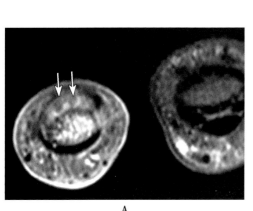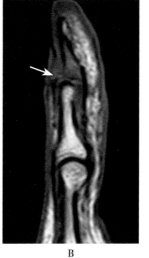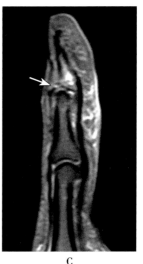

图 2-4-4-2　女性,34 岁,右手小指末端腱损伤,槌状指畸形

A.轴位 T_1WI;B.矢状位 T_1WI;C.矢状位 PD-FS,显示末端腱远节指骨基底部附着端断裂(白箭),远节指间关节(DIPJ)向掌侧脱位,呈"槌状指"畸形,远节指骨基底部骨髓水肿

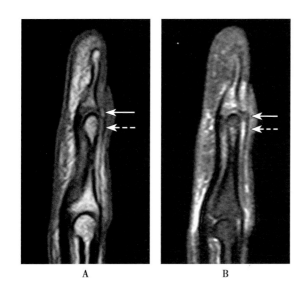

图 2-4-4-3　女性,25 岁,左手环指末端腱损伤伴远节指骨基底部撕脱骨折

A.矢状位 T_1WI;B.矢状位 PD-FS,显示左手环指远节指骨背侧撕脱骨折(实线箭头),在 T_1WI 表现为游离于远节指骨基底部背侧的小块状等信号,PD-FS 表现为低信号,连接于游离骨片的末端腱增粗(虚线信号),远节指骨骨髓水肿

ER2-4-4-1　左手环指末端腱损伤

【治疗】

1. 保守治疗　末端腱的闭合损伤,可以行伸直位掌侧指托固定 6~8 周。

2. 手术治疗　开放的伸肌腱末端腱损伤需要手术探查修复。陈旧中央束损伤,可以将伸肌腱末端腱瘢痕部分切除,紧缩缝合以调整末端腱的张力。陈旧的中央束损伤伴固定的锤状指畸形时,在紧缩缝合末端腱的同时,需要松解远侧指间关节掌侧的挛缩结构。伴有骨折的骨性锤状指,根据骨折块的直径,可以选择闭合复位或切开复位,克氏针固定。

（钱占华　白荣杰）

第五节　指深屈肌腱损伤与球状指

屈肌腱最常见的损伤包括撕脱伤和裂伤,前者通常为闭合性损伤。屈曲状态下的远节指间关节被动背伸,可能造成指深屈肌腱(flexor digitorum profundus,FDP)在远节指骨基底部掌侧的止点处损伤或伴有远节指骨掌侧基底部撕脱骨折,即"球状指"(Jersey finger)。环指是指深屈肌腱损伤最常累及的手指,占损伤的 75% 以上。

【病因】

指深屈肌腱止点损伤的典型受伤机制为远节指间关节主动屈曲状态下,突然被动过伸致 FDP 在远节指骨基底部止点处的撕脱。常见于橄榄球运动中,一名运动员用力抓住另一名运动员的球衣,使得屈曲状态下的远节指间关节被动背伸、远节指骨被牵拉,导致指深屈肌腱止点处损伤,因此又被称为"球状指"(Jersey finger)或"橄榄球指"(rugby finger)。接触性的体育或娱乐活动为此种损伤的主要原因,也可见于软组织切割伤。

【临床表现】

患者临床表现为手指掌侧屈肌腱走行区,尤其是损伤关节的掌侧局部疼痛、肿胀、远节指间关节屈曲受限而近节指间关节和掌指关节屈曲正常。急性期常没有典型的畸形,而且肿胀和疼痛也可能掩盖远节指间关节不能主动屈曲这一表现。

体格检查时,检查单纯指深屈肌腱损伤时,需将伤指和其他手指的掌指关节和指间关节固定,然后检查远节指间关节的主动屈曲功能。

【分类和分级】

Leddy 和 Packer 等人将指深屈肌腱撕脱分为 5 种类型,该种分型有助于指导临床治疗:
- Ⅰ型:FDP 的断裂位于其远节指骨的插入点处,断端回缩至掌部。
- Ⅱ型:FDP 断裂并回缩至近节指间关节水平。
- Ⅲ型:远节指骨的撕脱性骨折,撕脱骨片与 FDP 回缩至 A4 滑车水平并嵌于此处。
- Ⅳ型:远节指骨撕脱骨折伴 FDP 损伤,撕脱骨折片不与 FDP 相连,FDP 回缩至掌部,此型损伤很少见。
- Ⅴ型:复杂性损伤,FDP 损伤伴远节指骨其他类型骨折,伴关节外撕脱骨折(5a 型)或关节内骨折(5b 型)。

【影像学表现】

1. X 线　可显示远节指骨基底部掌侧的撕脱骨折,但是对软组织损伤的显示不及 MRI 检查。

2. MRI 检查　表现为指深屈肌腱信号增高,连续性不佳或连续性中断,肌腱断端之间距离增加及肌腱近端回缩(图 2-4-5-1),并且 MRI 可以评价肌腱回缩的程度、回缩的平面、肌腱的残端,例如,指深屈肌腱撕脱后回缩至掌部,冠状位 MR 图像可清晰显示回缩至掌部呈迂曲条状的指深屈肌腱,矢状位可测量肌腱回缩的程度,横轴位可显示指浅屈肌腱是否受累。此外,MRI 还可显示可能伴随的其他软组织异常,例如急性期屈肌腱鞘积液以及周围软组织水肿等改变。(ER2-4-5-1)

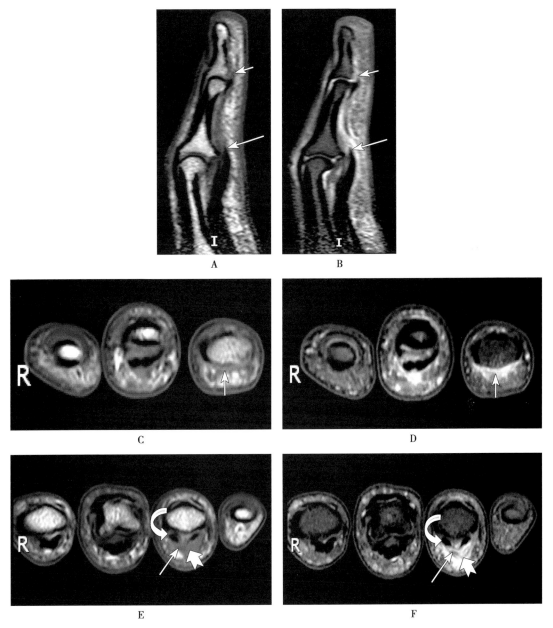

图 2-4-5-1　女性,36 岁,右手环指指深屈肌腱(FDP)完全断裂、回缩
A. 矢状位 T_1WI;B. 矢状位 PD-FS 显示右手环指指深屈肌腱(FDP)完全断裂、回缩,并可见远端(短箭)和近端(长箭)肌腱中断形成的间隙和肌腱的断端;C. 轴位 T_1WI(DIPJ 水平);D. 轴位 PD-FS(DIPJ 水平)显示 FDP 在远节指骨掌侧附着端正常肌腱信号消失(短箭);FDP 附着端处 T_1WI 序列呈略低信号,PD-FS 序列呈高信号;E. 轴位 T_1WI(PIPJ 水平);F. 轴位 PD-FS(PIPJ 水平)显示 FDP 完全断裂回缩,近端回缩至近节指间关节水平。PIPJ 水平可见 FDP 撕裂部分(燕尾箭头)和 FDP 残端(长箭),FDP 撕裂部分在 T_1WI 序列呈略低信号,PD-FS 序列呈高信号。FDP 残端在各序列均呈低信号改变(长箭)。此外,可见 PIPJ 水平正常的指浅屈肌腱(弯箭)

ER2-4-5-1　右手环指指深屈肌腱断裂、回缩

【治疗】

指深屈肌腱止点撕脱损伤均需要手术治疗。对于不伴有撕脱骨折块的指深屈肌腱止点损伤,需要进行指深屈肌腱止点重建。对于撕脱骨折块较小的指深屈肌腱止点损伤,可以利用钢丝抽出或骨锚进行止点重建;但对于骨折块较大的病例,需要进行骨折的切复内固定,以恢复肌腱止点和远侧指间关节关节面的平整。

（詹惠荔　白荣杰）

第六节　指浅屈肌腱损伤

指浅屈肌腱的损伤可以分为开放性损伤和闭合性损伤。开放性损伤一般都为有皮肤破口的撕裂伤,较闭合性损伤多见。孤立性指浅屈肌腱的闭合性损伤不常见,往往合并指深屈肌腱的损伤,也可能会伴有近节指间关节掌板的损伤。

【病因】

闭合性指浅屈肌腱的损伤机制与指深屈肌腱类似,为手指的近节指间关节主动屈曲时突然受到被动伸展力,以对抗屈曲运动,导致指浅屈肌腱损伤。

【临床表现】

患者临床表现为屈肌腱走行区,尤其是损伤关节的掌侧局部疼痛、肿胀。体格检查时可检查到受累手指的近节指间关节主动屈曲能力受限。

【影像学表现】

1. X 线　对于指浅屈肌腱的闭合性损伤来说,X 线检查可发现损伤部位是否存在骨折及脱位,软组织肿胀等情况。

2. MRI 检查　需评估肌腱的走行是否完整,结合矢状位和轴位图像可以清晰显示肌腱纤维不连续,明确损伤位置、损伤的程度等(图 2-4-6-1),是否伴有骨及软骨异常等情况。一般情况下,指浅屈肌腱损伤的 MRI 表现为肌腱纤维走行不连续,质子压脂序列(PD-FS)损伤部位信号增高,损伤周围可见软组织水肿。部分断裂可见肌腱走行部分不连续。完全断裂可见肌腱纤维走行完全中断,肌腱断端之间可见距离增宽,肌腱可以向近端回缩。(ER2-4-6-1)

单独的指浅屈肌腱撕脱伤很少见,一般都合并指深屈肌腱损伤,横轴位有助于评估是否合并指深屈肌腱的损伤。损伤分为单纯肌腱损伤,部分肌腱断裂和完全肌腱断裂。部分或

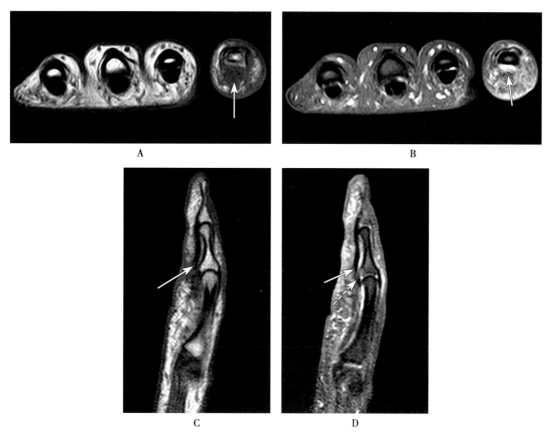

图 2-4-6-1 男性,41岁,左手小指指深屈肌和指浅肌腱同时损伤

A. 轴位 T_1WI;B. 轴位 PD-FS,显示正常屈肌腱的低信号消失、信号增高(实线白箭);C. 矢状位 T_1WI;
D. 矢状位 PD-FS,显示指深屈肌腱(实线白箭)和指浅屈肌腱(虚线白箭)在近节指间关节水平肌纤维不连续、信号增高,断端回缩至近节指骨中部

ER2-4-6-1 左手小指指深屈肌腱、指浅屈肌腱损伤

完全断裂 MRI 表现为肌腱走行部分或完全不连续,形态不规则,信号增高,断端之间距离增加。完全撕裂可见肌腱断端向近端回缩。此外,损伤局部还可见周围软组织水肿及骨髓水肿、撕脱骨折等。

【治疗】

指浅屈肌腱损伤均需要手术治疗。对于开放伤,需要行肌腱探查修复,恢复指浅屈肌腱的连续性。闭合止点损伤的治疗原则同指深屈肌腱止点损伤。对于不伴有撕脱骨折块的指浅屈肌腱止点损伤,需要进行指浅屈肌腱止点重建。对于撕脱骨折块较小的指浅屈肌腱止点损伤,可以利用钢丝抽出或骨锚进行止点重建;但对于骨折块较大的病例,需要进行骨折的切复内固定,以恢复肌腱止点和近侧指间关节关节面的平整。

(詹惠荔　白荣杰)

第七节　滑车损伤

滑车系统(pulley system)为局部增厚的屈肌腱鞘结构,由5个环形滑车(A1~A5)和3个十字滑车(C1~C3)组成,其中A2滑车对维持屈肌腱正常滑动起重要作用。滑车系统部分或全部损伤会导致手指运动能力不同程度的下降。滑车损伤随着攀岩运动的流行逐渐增多,攀岩过程中主要的姿势为手指近节指间关节屈曲,掌指关节和远节指间关节伸展,这导致高强度的负荷集中于A2滑车和A3滑车,导致滑车断裂。滑车损伤常见于A2滑车,其次是A3和A4滑车,A1滑车损伤罕见。

【病因】

滑车损伤可以分急性损伤和慢性损伤。急性损伤主要为运动和创伤所致的滑车局部撕裂和完全断裂。滑车损伤的机制主要为在进行攀岩等运动时,其对屈曲的手指施加了较大负荷,尤其当掌指关节伸直、近节指间关节屈曲而远节指间关节伸直时,A2和A3滑车上施加较大压力,最终导致滑车断裂。攀岩运动所致的滑车撕裂最好发于环指和中指,占所有因此导致手指损伤的30%。完全性滑车断裂又占所有因攀岩运动所致滑车损伤的30%。

慢性病变多见于职业或业余体育运动员长期反复地手指运动导致滑车增厚、指深屈肌腱损伤,导致局部腱鞘炎、肌腱肿胀等。

【临床表现】

临床表现为受累的手指掌侧疼痛、肿胀,以及损伤部位的压痛及屈曲时疼痛加重。慢性病变的患者可以表现为扳机指,即伸展手指过程中出现疼痛性弹响及一过性的手指锁定于屈曲位,这一征象在中年女性中多见。滑车损伤临床诊断较难,由于疼痛和肿胀加之急性损伤可能影响体格检查做出正确诊断,因此滑车损伤的诊断主要依靠影像学检查。

【分类和分级】

MRI可对滑车损伤进行分级,分级有利于确定手术入路和制订治疗方案:

- Ⅰ级损伤:滑车扭伤,可能仅见周围结构的水肿,可以通过非甾体类固醇激素药物治疗。
- Ⅱ级损伤:直接征象可见A4滑车的完全断裂,A2或A3滑车的部分断裂,但此种损伤仅累及单个滑车,间接征象可见弦弓征,被动屈曲矢状位观察效果最佳。
- Ⅲ级损伤:直接征象为A2或A3滑车的完全断裂,轴位显示最佳,间接征象为弦弓征及合并的软组织损伤等。
- Ⅳ级损伤:可见多个滑车断裂,当断裂仅累及单个滑车时合并蚓状肌或侧副韧带损伤。

【影像学表现】

MRI检查　可显示滑车的撕裂和/或断裂,尤其是A2和A4滑车,但对A3和A5滑车检测的敏感性较低。超声也可以对滑车进行诊断分级,并可嘱患者手指屈曲更好地显示弦弓征。

　　MRI 矢状位及轴位有助于显示滑车的损伤及周围伴随改变(图 2-4-7-1),诊断滑车损伤包括直接征象和间接征象。直接征象为横断面示滑车断裂或矢状面滑车显示不清。间接征象可表现为"弦弓征"(bowstringing sign),即矢状位上指屈肌腱与邻近骨的掌侧面之间的距离增加。在矢状面 MR 图像上,近节指骨远端 2/3 水平测量肌腱-骨间距正常为 6~8mm,当存在滑车撕裂时,该距离>2.0cm。"弦弓征"的纵向范围可间接提示滑车的完全撕裂,例如近节指骨基底部至近节指间关节的"弦弓征"可提示 A2 滑车完全撕裂;近节指骨基底部至近节指间关节远端的"弦弓征"可提示 A2 和 A3 滑车的撕裂。但应注意的是,"弦弓征"纵向的范围及程度与滑车损伤的数目以及成像时手指的位置有关,滑车部分撕裂可能不会导致"弦弓征"。此外,间接征象还包括横断面上未能发现滑车结构,这一征象在被动屈曲和多个滑车撕裂时最为明显(图 2-4-7-1);急性期,在损伤的滑车区域的屈肌腱鞘内积液以及滑车的浅层及深层水肿。(ER2-4-7-1)

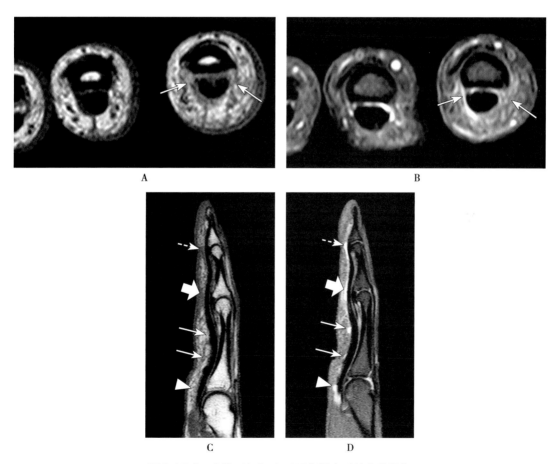

图 2-4-7-1　女性,43 岁,左手示指滑车系统多发损伤

A. 轴位 T_1WI;B. 轴位 PD-FS;C. 矢状位 T_1WI;D. 矢状位 PD-FS,左手示指 A1 滑车(白箭头)、A2 滑车(细白箭)、A3 滑车(粗白箭)、A5 滑车(虚线白箭)多发损伤,轴位显示正常滑车结构消失,轴位、矢状位见滑车区域积液

ER2-4-7-1　左手示指滑车多发损伤

【治疗】

滑车损伤多为开放伤或医源性损伤,若伴有弓弦畸形或活动受限,需要手术进行滑车功能重建。需要重建的滑车包括环形滑车的 A2 和 A4。切取掌长肌腱,环绕中节和近节指骨,分别重建两处滑车。

（詹惠荔　白荣杰）

第八节　肌　腱　撕　裂

肌腱损伤可分为开放性损伤和闭合性损伤。

指屈肌腱裂伤属于开放性损伤,通常是由于手指掌侧的裂伤所致,位于肌腱实质的裂伤较骨性插入点处的撕脱常见。临床上,将第 2~5 指的指屈肌腱分为 5 区,Ⅰ区为从指深屈肌腱(FDP)远端骨性插入点到指浅屈肌腱(FDS)骨性插入点,Ⅱ区为指浅屈肌腱骨性插入点到远侧掌部褶痕,Ⅲ区为 A1 滑车近端到屈肌支持带远端,Ⅳ区为腕管,Ⅴ区为前臂部分。撕裂伤最常见于Ⅱ区,且预后最差,主要原因涉及此区域容易发生粘连,并且手术需要将指深屈肌腱和指浅屈肌腱纳入狭窄的纤维骨性管道内,将损伤的肌腱修复到 A2 滑车内及手术修复导致该区域的血供较差等,因此Ⅱ区又被称为所谓的“无人区”(no-man's-land)。Ⅰ区撕裂伤仅为指深屈肌腱撕裂伤,其余 4 区出现开放性撕裂伤均为指深屈肌腱和指浅屈肌腱合并损伤。屈肌腱发生裂伤后,容易发生回缩。

伸肌腱的位置表浅,因此发生裂伤比指屈肌腱常见,另外,由于伸肌腱周围有多个纤维连接,因此伸肌腱发生裂伤后通常不会像屈肌腱一样向近端回缩。2~5 指伸肌腱的解剖可分为 9 区,奇数区分别位于远节指间关节、近节指间关节、掌指关节和腕关节。

【病因】

指屈肌腱的撕裂常与运动损伤相关,Ⅳ区的损伤常与类风湿性关节炎有关。

指伸肌腱撕裂的原因根据分区稍有不同,Ⅰ区是远节指间关节被动过屈所致,Ⅱ区和Ⅳ区是由于直接创伤导致的部分或完全裂伤,Ⅲ区是近节指间关节被动过屈所致,Ⅴ区可能是由于咬伤导致伸肌腱裂伤或外力直接作用于掌指关节导致的矢状束损伤。

肌腱实质内撕裂常与某些病理过程有关,例如肌腱滑膜炎、类风湿性关节炎或钩骨骨折等。

【临床表现】

肌腱部分撕裂或断裂可发生于肌腱走行区的任何部位,根据损伤部位的不同,可引起一个或两个指间关节屈曲或伸直受限。

【分类和分级】

由于不同区域肌腱损伤的机制、损伤类型以及治疗方式的不同,因此常根据肌腱的解剖位置进行损伤分类。

指屈肌腱裂伤可以根据屈肌腱的分区进行分类,其中损伤位于 Ⅱ 区至 Ⅴ 区时,FDP 和 FDS 均可受累:

- Ⅰ 区损伤:FDP 裂伤位于 FDP 远端插入点至 FDS 远端止点。
- Ⅱ 区损伤:损伤位于 FDS 止点至远侧掌部褶痕(A1 滑车近端)。
- Ⅲ 区损伤:损伤位于 A1 滑车近端至屈肌支持带远端。
- Ⅳ 区损伤:损伤位于腕管。
- Ⅴ 区损伤:损伤位于前臂至屈肌支持带。

手指伸肌腱的损伤同样可以根据分区进行分类,奇数区位于关节区域:

- Ⅰ 区损伤:发生于远节指间关节水平,该型损伤最常见,即末端腱损伤伴或不伴远节指骨基底部的撕脱骨折。
- Ⅱ 区损伤:损伤位于中节指骨水平,三角韧带和/或联合腱损伤。
- Ⅲ 区损伤:损伤位于近节指间关节水平,即中央束损伤,可能伴有中节指骨基底部撕脱骨折或内、外侧束损伤。
- Ⅳ 区损伤:损伤位于近节指骨水平,可导致伸肌帽的损伤。
- Ⅴ 区损伤:损伤位于掌指关节水平,可导致矢状束、伸肌总腱的损伤,引起肌腱的半脱位或脱位。

【影像学表现】

MRI 检查 可评估手指屈肌腱走行是否完整,断端的边缘是否规则及是否伴有邻近的软组织、骨和软骨的损伤。切割伤 MRI 表现为切缘锐利整齐或呈线型切缘,肌腱走行不连续,断端距离增加,肌腱内信号增高。

MRI 轴位图像有助于诊断肌腱完全或部分撕裂,矢状位 MR 图像能够显示完全撕裂时肌腱回缩的位置及程度(图 2-4-5-1、图 2-4-6-1)。对于屈肌腱的裂伤,MRI 轴位图像还有助于区分指深屈肌腱、指浅屈肌腱单独损伤或合并损伤(图 2-4-5-1、图 2-4-6-1、图 2-4-8-1)。肌腱部分撕裂 MRI 表现为肌腱局部不连续、信号增高或肌腱实质内高信号;完全撕裂表现为肌腱连续性中断、断端之间被高信号积液或出血填充,并可伴肌腱不同程度的回缩。伸肌腱完全撕裂的表现与屈肌腱相似,但由于屈肌腱缺乏伸肌腱周围的固定结构,因此发生完全撕裂时,其回缩程度要大于伸肌腱。在某些病例中,由于屈肌腱的弹性回缩、卷曲,MRI 可能会高估其实际的回缩程度。MRI 在诊断肌腱撕裂时的间接征象,包括腱鞘炎、损伤肌腱脱位及滑车系统损伤。

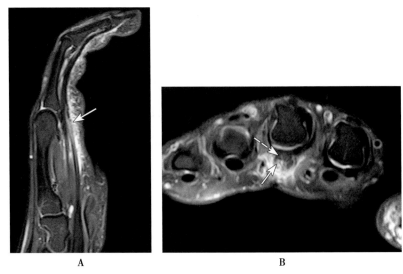

图 2-4-8-1　男性,42 岁,左手中指指浅屈肌腱部分撕裂伴多发滑车损伤

A. 矢状位 PD-FS 序列图像显示指浅屈肌腱(箭)于第 3 掌骨中远段水平局部不连续、信号增高,掌骨水平的屈肌腱鞘内积液;此外,伴有 A1、A2、A3、A5 滑车损伤。B. 轴位 PD-FS 序列图像(第 3 掌指关节水平)可清晰显示指浅屈肌腱尺侧部纤维不连续、信号增高(箭),A1 滑车损伤,指深屈肌腱(虚箭)信号增高,但纤维尚连续

【治疗】

1. 指伸肌腱损伤　指伸肌腱闭合性损伤的治疗仍存在一定的争议,例如新鲜的锤状指(Ⅰ区损伤)和大锤状指(Ⅲ区损伤),文献报道支具固定和手术修复均能够取得较好的效果。若选择保守治理,锤状指需要伸直位掌侧指托固定,大锤状指行伸直位掌侧 T 托固定,常规固定 6~8 周。

伸肌腱开放性损伤均需要进行伸肌腱探查修复。指伸肌腱Ⅰ~Ⅴ区肌腱扁薄,多采用周围缝合的方法进行修复,由于该区域肌腱修复的强度有限,常需辅以克氏针固定指间关节。指伸肌腱Ⅵ~Ⅷ区的修复方式同指屈肌腱,采用中心缝合。

2. 指屈肌腱损伤　屈肌腱损伤均应一期缝合修复。对于有缺损或晚期损伤的病例,可通过肌腱移位和移植进行修复。由于肌腱完全断裂后,肌腱断端会向远、近端回缩,尤其是近端。因此,需要进行切口延长,屈肌腱损伤手指掌侧多采用锯齿状延长切口。

肌腱初步愈合的时间需要 3~4 周,肌腱止点重建初步愈合的时间为 6 周,在上述阶段内,均需要辅以石膏或支具外固定以避免肌腱吻合端张力过大。

(都继成　白荣杰)

第九节　狭窄性腱鞘炎(扳机指)

当滑车增厚缩窄或病变导致指屈肌腱肿胀时,会导致肌腱在腱鞘、滑车与相邻骨构成的纤维-骨管结构内的滑动发生障碍,手指在伸直过程中间歇处于并锁定于屈曲位而无法伸直,就会产生狭窄性腱鞘炎(stenosing tenosynovitis),又称"扳机指"(trigger finger),常与 A1

滑车增厚有关,局部摩擦又会导致肌腱撞击、肌腱肿胀以及腱鞘炎,A1 滑车狭窄性腱鞘炎是最常见的手指肌腱病。扳机指通常是通过临床诊断,大多累及掌指关节,以拇指(又称为"扳机拇")和环指最常受累。

【病因】

大多情况下,扳机指的病因为特发性。另外,如创伤、糖尿病、类风湿性关节炎、腕管综合征、淀粉样变性、代谢性或内分泌紊乱(如肢端肥大症和甲状腺功能减退)、先天性解剖异常(最常累及拇指)等,也可导致狭窄性腱鞘炎。其中,糖尿病患者发生扳机指的概率远大于健康人群,并且可见多发扳机指。其他不典型的病因包括肌腱断裂形成的纤维瘢痕、外生骨疣、腱鞘周围囊肿以及腱鞘肿瘤等。

【临床表现】

典型的扳机指通常是根据病史及临床表现诊断。扳机指有两个好发年龄,一个是 6 岁以下(最常累及拇指),一个是 40 岁以上,尤其是 50 ~ 60 岁的女性最常见,男女比例约为 1∶6。大多患者可以只有一个手指受累,但也有患者可见多个手指受累,此外,右手受累较左手多见。

患者的典型表现为疼痛、不稳定、手指短暂地固定于屈曲位,有时需被动掰动手指才能恢复至手指的伸直位,随着时间进展,甚至会导致继发性关节屈曲挛缩和手指僵硬。此外,屈肌腱病变导致的扳机指在体格检查时,在屈肌腱部位可触及结节,即"Notta 结节"。

【分类和分级】

扳机指的临床分类比较多,大多是根据症状(如疼痛、激发)和/或机械性问题(例如关节固定、挛缩)进行分类,但目前尚无有效、统一的临床分类。有相关影像学文献的研究中采用了 Quinnell 分级,根据扳机指症状的严重程度而分成0~4级:
- 0 级:没有发生扳机指,有轻微捻发音。
- 1 级:掌指关节周围模糊的僵硬感和触痛,没有触发表现。
- 2 级:间歇性触发,但可主动矫正。
- 3 级:持续性触发,通常可以通过另一只手进行矫正。
- 4 级:手指呈锁定状态,固定于屈曲位。

【影像学表现】

由于扳机指的临床表现比较典型,因此骨科相关的文献中并未突出影像学检查的作用,但是影像学有助于显示导致扳机指可能的病因,也有助于评价病变的严重程度、将患者进行分类,从而选择恰当的治疗方式。

1. X 线　一般无阳性表现,但当扳机指的发生与创伤、类风湿性关节炎或外生骨疣等有关时,X 线可显示相应的骨质异常。

2. MRI 检查　轴位及矢状位是主要的观察平面,主要表现为 A1 滑车增厚,局部屈肌腱受压、狭窄;肌腱也可表现为肌腱变性,MRI 表现肌腱肿胀、增粗、信号增高。此外,大约84%的扳机指在组织学上会显示肌腱滑膜的异常,因此,MRI 也可显示相应屈肌腱的腱鞘滑膜炎改变。

【治疗】

1. 保守治疗　对于早期或病情相对较轻的患者可以制动患指并口服非甾体抗炎药。病情进展可以鞘管封闭1~2次。对于先天性腱鞘炎,可以在2岁以内,进行佩戴支具和手法康复治疗。

2. 手术治疗　对于经保守治疗不能缓解症状或手指"绞索",以及超过2岁的先天性腱鞘炎,则考虑手术治疗,进行腱鞘切开肌腱松解。术中切开增厚的A1滑车,彻底松解指屈肌腱。

（都继成　白荣杰）

参 考 文 献

1. Pedowitz R,Chung CB,Resnick D. Magnetic Resonance Imaging in Orthopedic Sports Medicine[M]. New York:Springer-Verlag,2008.

2. Chung CB,Steinbach LS. MRI of upper extremity:shoulder,elbow,wrist and hand[M]. Philadelphia:Lippincott Williams & Wilkins,2010.

3. Rongjie Bai,Huibo Zhang,Huili Zhan,et al. Sports injury related fingers and thumb deformity due to tendon or ligament rupture[J]. Chinese Medical Journal,2018,131(9):1051-1058.

4. 白荣杰,钱占华,张慧博,等.手指伸肌和侧韧带正常结构及损伤的MRI表现[J].中华放射学杂志,2014,48(1):13-16.

5. Clavero JA,Alomar X,Monill JM,et al. MR imaging of ligament and tendon injuries of the fingers[J]. Radiographics,2002,22(2):237-256.

6. 白荣杰,詹惠荔,刘悦,等.手指屈肌结构正常解剖及损伤的磁共振表现[J].中华医学杂志,2017,97(33):2604-2608.

7. Peterson JJ,Bancroft LW. Injuries of the fingers and thumb in the athlete[J]. Clin Sports Med,2006,25(3):527-542.

8. Cockenpot E,Lefebvre G,Demondion X,et al. Imaging of sports-related hand and wrist injuries:sports imaging series[J]. Radiology,2016,279(3):674-692.

9. Gupta P,Lenchik L,Wuertzer SD,et al. High-resolution 3-T MRI of the fingers:review of anatomy and common tendon and ligament injuries[J]. AJR Am J Roentgenol,2015,204(3):W314-W323.

10. Scalcione LR,Pathria MN,Chung CB. The athlete's hand:ligament and tendon injury[J]. Semin Musculoskelet Radiol,2012,16(4):338-349.

11. Wieschhoff GG,Sheehan SE,Wortman JR,et al. Traumatic finger injuries:what the orthopedic surgeon wants to know[J]. Radiographics,2016,36(4):1106-1128.

12. Young CM,Rayan GM. The sagittal band:anatomic and biomechanical study[J]. J Hand Surg Am,2000,25(6):1107-1113.

13. Pfirrmann CW,Theumann NH,Botte MJ,et al. MR imaging of the metacarpophalangeal joints of the fingers:part II. Detection of simulated injuries in cadavers[J]. Radiology,2002,222(3):447-452.

14. Aronowitz ER,Leddy JP. Closed tendon injuries of the hand and wrist in athletes[J]. Clin Sports Med,1998,17(3):449-467.

15. Bencardino JT. MR imaging of tendon lesions of the hand and wrist[J]. Magn Reson Imaging Clin N Am,2004,12(2):333-347.

16. Lapegue F,Andre A,Brun C,et al. Traumatic flexor tendon injuries[J]. Diagn Interv Imaging,2015,96(12):

1279-1292.

17. Makkouk AH,Oetgen MR,Swigart CR,et al. Trigger finger：etiology，evaluation and treatment［J］. Curr Rev Musculoskelet Med,2008,1（2）:92-96.

18. Yang TH,Chen HC,Liu YC,et al. Clinical and pathological correlates of severity classifications in trigger fingers based on computer-aided image analysis［J］. Biomed Eng Online,2014,13:100.

19. Bianchi S,Gitto S,Draghi F. Ultrasound features of trigger finger：review of the literature［J］. J Ultrasound Med, 2019,38（12）:3141-3154.

20. Mifune Y,Inui A,Sakata R,et al. High-resolution ultrasound in the diagnosis of trigger finger and evaluation of response to steroid injection［J］. Skeletal Radiol,2016,45（12）:1661-1667.

21. Chang EY,Chen KC,Chung CB. MR imaging findings of trigger thumb［J］. Skeletal Radiol,2015,44（8）:1201-1207.

第五章　腕掌关节损伤

第一节　概　　述

腕掌关节由远侧列腕骨和1~5掌骨基底部及周围固定结构组成,是各手指稳定与互动的基础,解剖结构复杂,腕掌关节损伤在临床上相对少见。

拇指腕掌关节由大多角骨与第1掌骨底构成独立的鞍状关节,可作屈、伸、收、展以及旋前、旋后运动。第1腕掌关节的稳定性由韧带、周围肌腱以及鱼际肌共同维持。拇指腕掌关节周围主要有5条韧带,分别为前斜韧带(或掌侧韧带)、后斜韧带(或背侧韧带)、背桡韧带(或外侧副韧带、桡侧韧带)、尺侧副韧带、掌骨间韧带。其中前斜韧带、后斜韧带、背桡韧带为囊内韧带;尺侧副韧带、掌骨间韧带为囊外韧带。这些韧带附着在关节周围,对关节起到直接的稳定作用,以往研究认为,前斜韧带是最重要的韧带,但近来研究表明,背桡韧带同样对关节的稳定有重要作用,背桡韧带损伤通常会导致第1腕掌关节背侧不稳定。

第2~5指的腕掌关节是由小多角骨、头状骨、钩骨的远端关节面与相应的示指、中指、环指和小指的掌骨基底部构成,关节的稳定性是由各自关节周围的韧带及肌腱维持,包括6条腕掌韧带、3条掌骨间韧带和4条插入掌骨基底部的肌腱。腕掌韧带包括背侧总腕掌韧带(common carpometacarpal,CCMC)、掌侧CCMC韧带、豆掌韧带、桡侧副韧带、头状骨-第3掌骨韧带(capito-third ligament,CTL)以及尺侧副韧带。虽然第2~5指的掌指关节损伤不常见,但损伤也会严重影响手部功能。

(潘诗农)

第二节　第1腕掌关节不稳定

单纯的第1腕掌关节脱位很少见,占所有手部损伤不足1%。第1腕掌关节的损伤依据作用力的速度及方向,最终会导致一系列韧带损伤。韧带损伤可能是第1腕掌关节主要稳定结构(如前斜韧带和背桡韧带)在关节脱位后发生断裂或前斜韧带在关节扭伤后单独发生的低级别部分撕裂。拇指腕掌关节最常见的韧带损伤是前斜韧带浅层位于第1掌骨上的远侧附着端,并可能会引起症状性不稳定、关节受到的剪切力增大、相邻关节软骨的压力增加,进而会导致腕掌关节的骨性关节炎。其次常见的损伤是背桡韧带,且几乎均发生于大多角骨附着端。

拇指腕掌关节韧带的部分撕裂更常见,并导致不同程度关节半脱位;完全撕裂伴拇指腕掌关节脱位相对少见,且发生于掌骨屈曲状态下轴向负荷时。

【病因】

拇指腕掌关节不稳定通常是由骨关节炎或类风湿性关节炎所致,其他情况包括关节面形态异常、急性创伤以及韧带的特发性或与激素相关的松弛。

急性创伤通常是由于拇指屈曲时遭受轴向外力作用,导致背侧脱位,但也有报道在儿童及成年中可见掌侧脱位;或与第 1 掌骨近端基底部骨折有关。

【临床表现】

患者常表现为鱼际深部的疼痛和局部压痛,拇指内收、腕掌关节不稳定、背侧半脱位。当病变进展、存在腕掌关节的骨性关节炎时,患者可表现为拇指腕掌关节处明显疼痛,尤其是做捏紧或抓紧的动作时,疼痛加重;此外,还有拇指力弱、活动减低、腕掌关节肿胀、捻发音等。

【分类和分级】

拇指腕掌关节韧带撕裂可分为完全撕裂和部分撕裂,有文献将部分撕裂分为 3 级:

- 高级别撕裂,累及韧带 70% 以上的纤维。
- 中度撕裂,累及韧带 30% ~ 70% 的纤维。
- 低级别撕裂,累及韧带 30% 的纤维。

【影像学表现】

1. X 线 拇指腕掌关节损伤的诊断通常是基于临床检查,辅以 X 线检查。X 线检查可以显示拇指掌指关节周围软组织肿胀,有时伴有第 1 掌骨基底部撕脱骨折(Bennett's 骨折)或第 1 掌骨背桡侧半脱位。应力位 X 线片可显示腕掌关节对位异常,从而间接提示存在腕掌关节的韧带损伤。晚期可见第 1 腕掌关节的骨性关节炎改变,包括关节间隙变窄、关节面硬化等。

2. MRI 检查 可显示韧带结构的损伤程度、鉴别韧带撕脱和部分撕裂,其中最常见的损伤是前斜韧带浅层的损伤(约为 90%),通常位于远端插入点处或位于远端插入点近端;其次是背桡韧带损伤(约为 80%),常位于近端插入点。MR 图像上韧带的异常包括形态改变以及信号异常(图 2-5-2-1)。此外,MRI 检查有时还可以显示拇指掌骨及大多角骨的骨膜掀起,韧带周围血肿、水肿或腱鞘囊肿形成,腕掌关节的软骨损伤、隐匿性骨折、关节内骨碎片、骨髓水肿等。在韧带损伤的慢性期,MRI 可表现为韧带增粗、松弛、张力减低,合并腕掌骨性关节炎时,可见腕掌关节的软骨变薄、缺损、关节间隙狭窄、边缘骨赘形成以及关节面下囊肿形成等。(ER2-5-2-1)

另外,值得注意的是,无症状的志愿者在静息位置进行的 MRI 检查显示拇指掌指关节桡侧及背侧半脱位可以是一种正常表现。

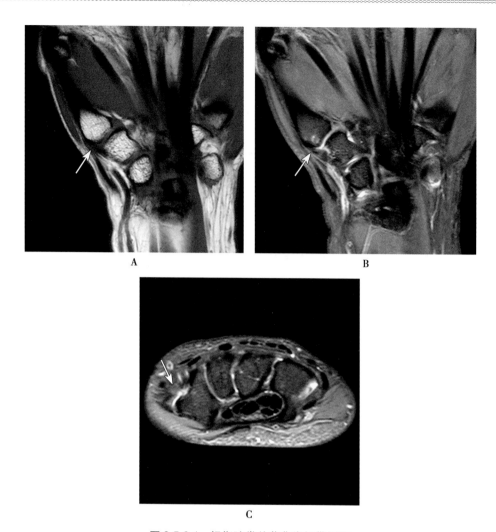

图 2-5-2-1　拇指腕掌关节背桡韧带损伤

A. 冠状位 T_1WI；B. 冠状位 PD-FS；C. 轴位 PD-FS 序列图像，显示左侧拇指腕掌关节背桡韧带纤维增粗、模糊，信号增高（白箭）

ER2-5-2-1　左手第 1 腕掌关节背桡韧带损伤

【治疗】

1. 保守治疗　对于第 1 腕掌关节稳定结构部分损伤，腕掌关节轻度不稳定的患者，可以利用拇人字石膏或支具固定 4~6 周。

2. 手术治疗　第 1 腕掌关节韧带完全损伤，腕掌关节桡背侧脱位，关节不稳定的患者，需要行韧带重建术以稳定腕掌关节。若出现腕掌关节退变表现，则需要行腕掌关节成形或腕掌关节融合等补救性手术。

（张慧博　潘诗农）

第三节　第 2~5 腕掌关节损伤

第 2~5 腕掌关节的创伤性骨折-脱位很少见,占手指和腕部损伤不到 1%,腕掌关节的脱位常伴有其他相关的骨折。损伤最常累及小指,其次为示指、中指和环指,当发生腕掌关节脱位时,最常见于第 1 掌骨向背侧移位。

【病因】

第 2~5 腕掌关节损伤通常是由于强大的扭转力作用于手,高速损伤是腕掌关节脱位最常见的损伤机制,脱位的严重程度受手、腕的位置以及外力作用的强度影响。

【临床表现】

临床表现为相应腕掌关节部位的疼痛、肿胀,发生掌骨脱位时,可表现为受累掌骨明显缩短。

【影像学表现】

2~5 指的腕掌关节脱位在后前位 X 线片及侧位 X 线片通常表现轻微,或因 X 线片上的骨质重叠,因此经常被忽视。CT 可用于显示隐匿性及细微骨折。关于腕掌关节韧带损伤的 MRI 表现目前在文献中鲜有报道。

【治疗】

1. 保守治疗　对于腕掌关节稳定结构部分损伤,腕掌关节轻度不稳定的患者,可以利用尺侧 U 型或腕掌托石膏或支具固定 4~6 周。

2. 手术治疗　腕掌关节韧带完全损伤,腕掌关节脱位,关节不稳定的患者,需要行闭合或切开复位,克氏针固定腕掌关节。若合并掌骨基底或钩骨骨折,则需要同时复位骨折,克氏针或微型钛板跨腕掌关节固定。

（张慧博　潘诗农）

参 考 文 献

1. Pedowitz R,Chung CB,Resnick D. Magnetic Resonance Imaging in Orthopedic Sports Medicine[M]. New York：Springer-Verlag,2008.

2. Chung CB,Steinbach LS. MRI of upper extremity：shoulder,elbow,wrist and hand[M]. Philadelphia：Lippincott Williams & Wilkins,2010.

3. Owing FP,Calandruccio JH,Mauck BM. Thumb ligament injuries in the athlete[J]. Orthop Clin North Am,2016,47(4)：799-807.

4. Connell DA,Pike J,Koulouris G,et al. MR imaging of thumb carpometacarpal joint ligament injuries[J]. J Hand Surg Br,2004,29(1)：46-54.

5. Theumann NH, Pfirrmann CW, Chung CB, et al. Ligamentous and tendinous anatomy of the intermetacarpal and common carpometacarpal joints: evaluation with MR imaging and MR arthrography[J]. J Comput Assist Tomogr, 2002, 26(1): 145-152.

6. Neumann DA, Bielefeld T. The carpometacarpal joint of the thumb: stability, deformity, and therapeutic intervention[J]. J Orthop Sports Phys Ther, 2003, 33(7): 386-399.

7. Hirschmann A, Sutter R, Schweizer A, et al. The carpometacarpal joint of the thumb: MR appearance in asymptomatic volunteers[J]. Skeletal Radiol, 2013, 42(8): 1105-1112.

8. Pundkare GT, Patil AM. Carpometacarpal joint fractur dislocation of second to fifth finger[J]. Clin Orthop Surg, 2015, 7(4): 430-435.

第六章　手和手指常见疾病的术后影像学评价

第一节　概　述

手指常见病变的非手术治疗包括小夹板或支具固定、制动或调整运动和手部活动,使用非甾体抗炎药或关节内注射类固醇对改善功能、缓解疼痛也有一定作用。保守治疗后复查的MRI可见原水肿损伤的结构,信号减低、水肿减轻(图2-6-1-1)。但损伤严重或保守治疗无效时,常需进行手术治疗。

手部骨关节相关手术的主要类型有修复手术(包括软组织修复及骨关节修复)、重建手术(包括软组织重建和骨关节重建)和补救性手术(包括关节融合、关节成形和关节置换)。

1. 修复手术　修复手术主要应用于新鲜手部损伤,可以分为软组织修复和骨关节修复

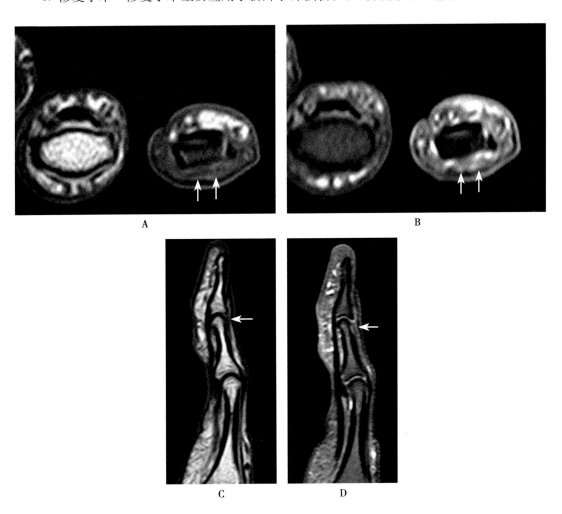

A

B

C

D

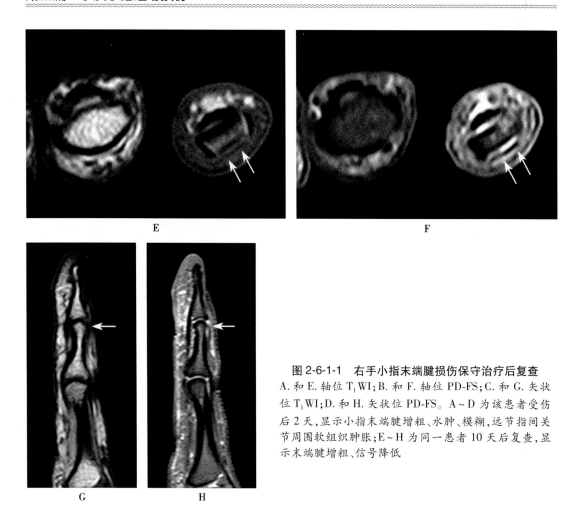

图 2-6-1-1　右手小指末端腱损伤保守治疗后复查
A. 和 E. 轴位 T₁WI；B. 和 F. 轴位 PD-FS；C. 和 G. 矢状位 T₁WI；D. 和 H. 矢状位 PD-FS。A~D 为该患者受伤后 2 天，显示小指末端腱增粗、水肿、模糊，远节指间关节周围软组织肿胀；E~H 为同一患者 10 天后复查，显示末端腱增粗、信号降低

两大类。常见的软组织修复如关节侧副韧带损伤、肌腱损伤等。骨关节修复如掌骨骨折、指骨骨折，以及关节脱位等。

（1）软组织修复：软组织损伤后，主要造成软组织结构断裂、骨关节位置异常等表现。若软组织获得成功修复，骨关节不稳定应该获得彻底的纠正，软组织的连续性也重新恢复。因此，软组织修复术后，主要的影像学评价指标应该包括软组织的连续性恢复和骨关节的稳定。以拇指掌指关节侧副韧带为例，术后影像学评估的指标包括：①掌指关节间隙；②掌骨和近节指骨轴线夹角；③远期的关节退变和固定畸形等。若上述指标在正常范围内，则表明侧副韧带成功修复。

（2）骨关节修复：骨关节损伤后，主要造成骨关节的骨折脱位，因此除手部关节不稳定的相关指标外，还应当增加骨关节复位和愈合的指标。以第 5 腕掌关节骨折脱位为例，术后评价的指标包括：①掌骨骨折和腕掌关节的复位；②内固定物的位置；③骨折部位的愈合情况；④腕掌关节间隙；⑤掌骨间夹角；⑥远期的关节退变和固定畸形等。

2. 重建手术　重建手术主要用于陈旧损伤，尽管软组织或骨关节损伤无法直接进行修复，但未发生骨关节退变，仍可以通过重建手术，恢复正常的解剖关系。重建手术可以分为软组织重建和骨关节重建。常见的软组织重建手术包括桡腕背侧韧带重建舟月韧带、腱固定三韧带重建、远侧桡尺韧带重建等。骨关节重建最常见的手术为舟骨骨折不愈合切复植骨内固定,月骨缺血坏死血运重建等。

（1）软组织重建:软组织重建术后影像学的观察指标与软组织修复的观察指标类似,成功的软组织重建能够纠正腕骨的异常排列,并且远期无关节退变的发生。

（2）骨关节重建:骨关节重建术后,影像学的观察指标主要包括腕关节不稳定的相关指标、骨关节复位和愈合的指标,以及周围关节退变等。

3. 补救性手术　补救性手术主要用于病变或损伤进展至出现骨关节炎阶段的病例。补救性手术包括关节融合、关节成形和关节置换。常见的关节融合包括:第 1 腕掌关节融合、STT 融合、舟头融合、四角融合、桡舟月融合、头月融合、舟月融合和全腕关节融合等。常见的关节成形包括:第 1 和第 5 腕掌关节成形、近排腕骨切除、Darrach 手术和 Sauve-Kapandji 手术等。关节置换包括腕骨的假体置换和全腕关节置换。补救性手术术后影像学的观察指标包括:骨关节的异常排列是否纠正,有无继发的骨关节损伤,以及周围关节远期是否发生退变。

熟悉手部常见病变的手术方式、术后正常影像表现及异常或并发症,为术后治疗的准确评价提供有价值的影像学信息。本章结合具体病例,对各种类型术后影像学评估的要点进行详细的阐述。

（杨　勇）

第二节　掌骨、指骨骨折及关节脱位

掌骨及指骨非移位、稳定的骨折、未累及关节面的骨折可进行保守治疗,当骨折不稳定、移位、成角、严重损伤、粉碎性骨折,需进行手术治疗。

1. 术后正常的影像学表现　骨折术后应达到解剖复位或功能复位,X 线片显示骨折断端对位良好、没有明显移位,累及关节面的骨折应达到关节面对齐;随访的 X 线显示骨折线模糊,断端愈合。关节脱位治疗后的 X 线应表现为关节对位恢复正常(图 2-6-2-1、图 2-6-2-2)。

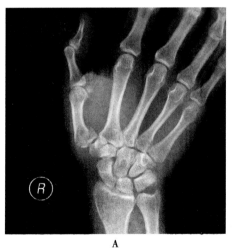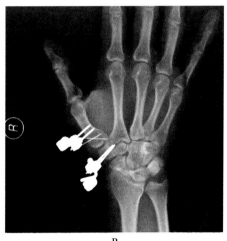

A　　　　　　　　　　　B

图 2-6-2-1　右手第 1 腕掌关节基底部骨折、脱位术后

A.右手正位,显示右手第 1 腕掌骨基底部骨折伴脱位;B.右手正位,显示右手第 1 掌骨基底部、第 1 腕掌关节内固定术后,第 1 掌骨基底部骨折端及第 1 腕掌关节对位正常

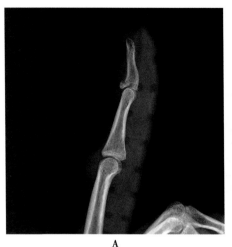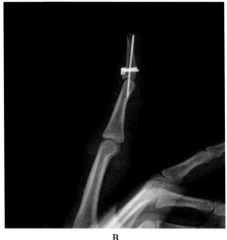

A　　B

图 2-6-2-2　左手示指远节指骨基底部骨折伴末端腱撕裂术后

A. 左手示指侧位,显示左手示指远节指骨基底部骨折,骨折线累及远节指间关节面;B. 左手示指侧位,显示左手示指远节指骨基底部骨折内固定术后,骨折片对位良好,关节面光整

　　2. 术后异常表现或并发症　骨折内固定术后可能发生内固定物松动、骨折不愈合、感染等。此外,近节指间关节背侧脱位进行复位后,侧位 X 线显示"V"字征,即中节指骨基底部背侧与近节指骨头之间发生分离所致,表明仍存在关节不稳定。

（王金娥　杨勇）

第三节　韧带、肌腱损伤

　　常见的韧带损伤是拇指掌指关节尺侧副韧带损伤,可以是单独的尺侧副韧带损伤,也可伴有近节指骨基底部的撕脱骨折,当表现为 Stener 病变时,需进行手术治疗。其他例如"钮孔状畸形""槌状指""球状指"等也都可以伴有相应附着部位的撕脱骨折。当骨折块较大或发生相应的指间关节脱位时,常需置入内固定针加以固定,使指间关节复位,并对肌腱韧带损伤进行手术修复、固定或重建。对于肌腱韧带的慢性损伤所致的手指畸形,也需进行手术修复。

　　1. 术后正常的影像学表现　对于撕脱骨折,内固定后应达到解剖复位或功能复位,断端对位、对线良好。对于由于肌腱韧带损伤导致的关节脱位,X 线应显示关节对位恢复正常。行肌腱韧带缝合、修复后的 MRI 表现为肌腱、韧带连续;对于肌腱断裂重建或移植后的 MRI 表现为肌腱连续、增粗、信号增高,随访 MRI 可见信号减低。（图 2-6-3-1～图 2-6-3-3、ER2-6-3-1）

　　2. 术后异常表现或并发症　行肌腱韧带闭合性损伤修复术后,可能的并发症包括锚钉松动、关节不稳定、术后感染。肌腱韧带断裂进行重建后常见并发症包括肌腱韧带再断裂以及肌腱与周围组织发生粘连,前者在 MR 图像上表现为肌腱韧带不连续,后者表现为术区的腱鞘增厚、肌腱与周围组织之间的异常信号。

230

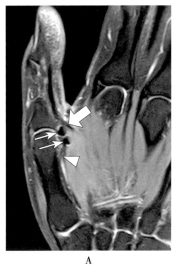
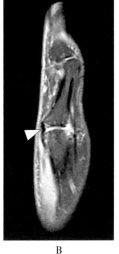

图 2-6-3-1　左手拇指掌指关节（MCPJ）尺侧副韧带重建术后

A. 冠状位 PD-FS；B. 斜矢状位 PD-FS 序列图像，显示重建后的拇指 MCPJ 水平的尺侧副韧带连续性完整，略增粗，信号降低（箭头：重建的尺侧副韧带；粗白箭：内收肌腱膜；细白箭：内固定物伪影）

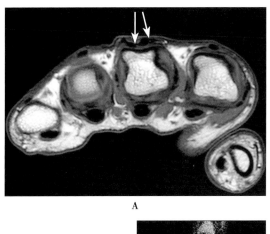
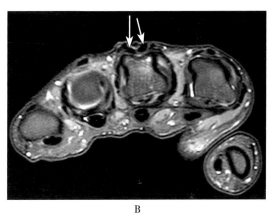
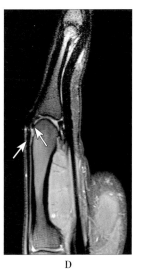

图 2-6-3-2　右手中指伸肌腱重建术后

A. 手指轴位 T_1WI；B. 轴位 PD-FS；C. 中指矢状位 T_1WI；D. 矢状位 PD-FS 序列图像，显示中指伸肌腱走行尚连续、信号均匀，并可见重建的低信号肌腱（箭）

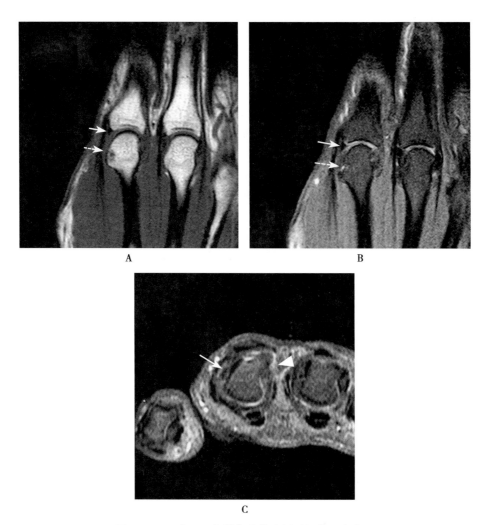

图 2-6-3-3　右手示指掌指关节桡侧副韧带重建术后
A. 右手冠状位 T_1WI；B. 冠状位 PD-FS；C. 轴位 PD-FS 图像，显示右手第 2 掌指关节桡侧副韧带重建术后，重建的桡侧副韧带呈均匀的低信号，连续性完整（白箭），其掌骨远端锚定点呈点状低 T_1、高 T_2 信号（虚线白箭）。注意此患者尺侧矢状束及侧副韧带增粗、模糊，PD-FS 信号增高，为再发损伤（箭头）

ER2-6-3-1　右手中指掌指关节桡侧副韧带重建术后

（王金娥　杨勇）

第四节 腕掌关节损伤

拇指腕掌关节骨性关节炎是手部发生骨性关节炎的常见部位,仅次于远节指间关节,在大于 75 岁的人群中可累及 25% 以上的男性以及 40% 的女性。拇指腕掌关节骨性关节炎的病因是多方面的,可以是由创伤后导致的,如 Bennett 骨折或前斜韧带撕裂,也可以是腕掌关节的韧带活动过度和松弛所致。保守治疗无效时,常需进行手术治疗。

1. 术后正常的影像学表现 ①行拇指掌骨楔形截骨术,术后随访的 X 线片应显示截骨部位发生愈合。②采用大多角骨切除术、桡侧腕屈肌腱填塞术、韧带重建术的患者,在拇指掌骨基底部可见骨性隧道影,并且填塞的肌腱表现为 X 线透亮区填充于大多角骨切除的部位;而行悬吊术的患者,在拇指和示指掌骨基底部均可见骨性隧道影。③腕掌关节植入物、关节成形术后应表现为植入物在位,没有半脱位或脱位,周围骨质没有侵蚀破坏改变。④腕掌关节融合术后随访的 X 线应显示拇指掌骨与大多角骨之间可见骨性连接,腕掌关节间隙消失、融合(图 2-6-4-1)。

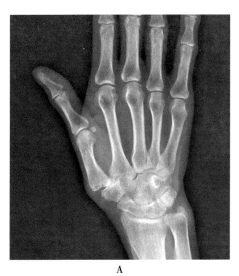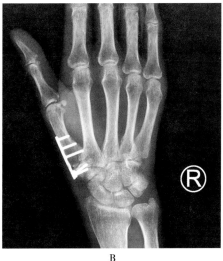

A   B

图 2-6-4-1 右手第 1 腕掌关节融合术后
A.右手正位,显示右手第 1 腕掌关节骨性关节炎伴脱位;B.右手正位,显示右手第 1 腕掌关节融合术后,第 1 腕掌关节对位正常,关节间隙消失

2. 术后异常表现或并发症 ①拇指腕掌关节术后感染比较少见,影像上表现为关节间隙狭窄或消失、关节侵蚀破坏、骨膜反应、关节周围软组织肿胀等。②拇指掌骨的桡侧半脱位可见于关节成形术后,表现为拇指掌骨相对舟骨向近端及桡侧移位,第 1 掌骨与第 2 掌骨距离增大。③对于行拇指掌骨截骨术和腕掌关节融合术,可能会发生不愈合现象。④进行肌腱填塞或悬吊术后有可能发生骨折,见于拇指掌骨基底部大的骨隧道周围,也有报道示指掌骨由于缝合固定部位的张力作用而发生骨折。⑤术后还可能会发生内固定物松动或关节成形术的移植物发生移位或脱位。对于硅胶移植物,由于发生并发症的概率很高,现在已不再采用,常见的并发症包括移植物脱位、移植骨断裂以及与硅胶相关的异物反应,即术区软组织的炎性改变、骨质溶解侵蚀破坏以及软骨下囊变等。

(王金娥 杨勇)

参 考 文 献

1. MacMahon PJ, Murphy DT, Zoga AC, et al. Postoperative imaging of the elbow, wrist, and hand[J]. Semin Musculoskeletal Radiol, 2011, 15(4):340-356.

2. Pedowitz R, Chung CB, Resnick D. Magnetic Resonance Imaging in Orthopedic Sports Medicine[M]. New York: Springer-Verlag, 2008.

3. Wieschhoff GG, Sheehan SE, Wortman JR, et al. Traumatic finger injuries: what the orthopedic surgeon wants to know[J]. Radiographics, 2016, 36(4):1106-1128.

4. McMurtry JT, Isaacs J. Extensor tendons injuries[J]. Clin Sports Med, 2015, 34(1):167-180.

5. Drape JL, Silbermann-Hoffman O, Houvet P, et al. Complications of flexor tendon repair in the hand: MR imaging assessment[J]. Radiology, 1996, 198(1):219-224.

6. Melville DM, Taljanovic MS, Scalcione LR, et al. Imaging and management of thumb carpometacarpal joint osteoarthritis[J]. Skeletal Radiol, 2015, 44(2):165-177.

7. Khorashadi L, Ha AS, Chew FS. Radiologic guide to surgical treatment of first carpometacarpal joint osteoarthritis[J]. AJR Am J Roentgenol, 2012, 198(5):1152-1160.

中英文名词对照索引

T

W

X

Y

Z

登录中华临床影像库步骤

公众号登录 >>

扫描二维码
关注"临床影像库"公众号

点击"影像库"菜单
进入中华临床影像库首页

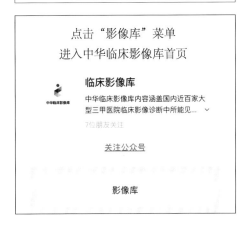

网站登录 >>

输入网址 medbooks.ipmph.com/yx
进入中华临床影像库首页

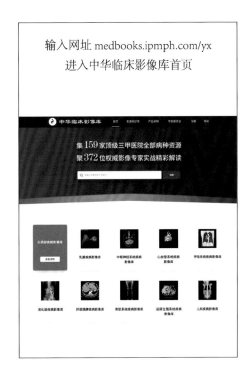

进入中华临床影像库首页

注册或登录

PC 端点击首页"兑换"按钮
移动端在首页菜单中选择"兑换"按钮

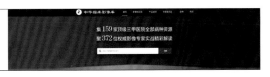

输入兑换码,点击"激活"按钮
开通中华临床影像库的使用权限

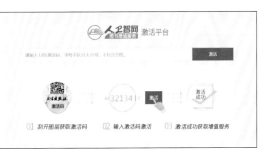